主编 徐克成

副主编 牛立志

肿瘤消融新技术

不可逆性电穿孔

New Technique of Cancer Ablation Irreversible Electroporation

上海科学技术文献出版社

主　　编　徐克成

副 主 编　牛立志

编 写 者（按姓氏拼音排序）

陈继冰　范清宇　李家亮　李　伟

李晓祥　李尹雄　李　钊　梁　冰

刘丽宝　吕有勇　牛立志　谭翠翠

王　峰　徐克成　杨大明　曾健滢

张志凯

特邀编审　蔡　平

学术秘书　张志凯

序　言

世界卫生组织宣称：癌症是可以控制的慢性病。对于进展性实质性肿瘤，消融是最常用的控制手段之一。

自20世纪70年代的无水酒精注射治疗“小肝癌”；到90年代射频消融和稍后微波消融的应用；再到21世纪初氩氦冷冻消融在中国的快速推广，使我国临床微创消融治疗肿瘤进展神速。无论在治疗例数和病种，还是各家报道的疗效，均处于世界前列。在影像技术引导下的各种微创消融技术，使不能手术切除的肿瘤，包括肝癌、肺癌以及胰腺癌，获得减瘤甚至完全效应的机会，这在延续患者生命和改善患者生存质量，促使癌症成为“慢性病”方面，发挥了重要作用。以肝癌为例，虽然手术切除仍然是金标准治疗，但在巴塞罗那临床分期和国内的治疗规范中，消融已作为一项主流治疗手段。作为临床医师，总是期望不断引进和应用新的治疗技术。纵观目前应用的各种消融技术（包括射频、冷冻和微波）有其各自的特点，且有相应的适应证，很难定论某种方法能取代另一种方法。选择哪种技术，主要取决于肿瘤类型、大小、位置及其患者的具体状况，以及术者的经验。

不可逆性电穿孔是一项新的肿瘤消融技术，系采用高电压短脉冲引起胞膜发生纳米级穿孔，导致细胞凋亡，因此被认为是一种“分子消融”（molecular ablation）。从目前报道的资料看，该技术具有消融区界限清晰、能保存被消融区的重要结构、不受大血管血流的热/冷吸除作用（heat/cold-sink effect）影响以及消融时间短等优点，而上述特点正是已有的消融技术所欠缺的。因此，在临床上引进该技术，对于改善肿瘤消融效果，弥补现用的各种技术的不足，具有重大意义。

本书对不可逆性电穿孔技术做了较全面的介绍，汇集了见诸于文献的动物实验和临床研究成果，让我们看到了这项技术在治疗肝癌、胰腺癌等实体肿瘤的安全性和有效性。相信在未来研究中，该技术若能进一步得到完善，其前景是十分令人鼓舞的。

我与本书主编徐克成教授是相知相识多年的朋友，他敢于创新、勇于接受新事物，一直让我十分欣佩。2007年，他主编的《肿瘤冷冻治疗学》（上海科技教育出版社出版），是国内正式出版的第一本同类著作；2012年，他主编的英文版《Modern Cryosurgery for Cancer》（New York: World Scientific），是全世界第一本将冷冻消融作为微创技术全面介绍的专著，受到国际学术界关注。这次他主编的《肿瘤消融新技术——不可逆性电穿孔》，是国内首次介绍该项新技术的专著，相信该书将为促进纳米刀技术尽快在中国获得应用，并最终让我们的患者受益，作出贡献。

我有幸先睹了本书初稿。感谢以徐克成为首的编著组为本书的出版问世作出的努力与历史性贡献。对于这样一本体现当今消融技术最新发展的书籍，我荣幸地向广大医界同仁及读者郑重推荐。

中国科学院院士 吴孟超

2014年8月

前　言

近 20 年来，肿瘤治疗最重要的进展是影像引导下消融技术的应用。从达尔文进化论的观点看，癌症是一个失控的进化过程，也是基因、细胞和身体所处的生物界的一个基本属性，更是生命活动的一种方式。基因并非真空密封在染色体上，而是暴露于有害环境，后者直接或间接地导致 DNA 损伤或突变；已形成的癌细胞通过自然选择不断演化，更加“恶化”，并对施加的“强力”治疗产生抗性（引自麦尔·格里夫斯著. 癌症：进化的遗产. 上海：上海世纪出版集团. 2010 年 12 月出版）。

任何创伤性刺激（包括大手术、辐射）、毒物（包括化疗药物），改变内环境稳定，均可给 DNA 带来选择压力，促进新的突变发生，并在某种程度上，“协助”癌症发展。因此，正确的治疗策略应该是尽量减少通过自然选择积累新突变的可能。消融是在超声或 CT 等影像技术引导下进行，“微”创，非“毒”性，带给机体的“压力”甚小，这也许就是为什么近年来消融治疗获得快速发展的深层次原因。

自 20 世纪 80 年代起，我们相继应用酒精注射和射频消融治疗肝癌；21 世纪初，我们（最早之一）引进并应用氩氦冷冻系统，从肝癌消融开始，发展到对肺癌、胰腺癌、肾癌以及各种软组织肿瘤的治疗，迄今已积累了 8000 多例次的经验，在治疗各种实质性肿瘤，尤其在不能手术切除的肿瘤方面，取得了令人鼓舞的效果。

但是，如同热消融（射频、微波）一样，冷冻消融也有其固有的缺陷，包括冷冻区边缘的温度永远是非“致死性”，为了保证消融彻底，冷冻范围必须扩大；大血管内“热”血流的缓冲，阻碍了血管周围区的冷消融作用；穿越冷冻区的重要结构例如神经，难免不受损伤……这些缺陷，阻碍了目前常规应用消融技术的发展。

不可逆性电穿孔（IRE）技术的问世和应用，好似给消融领域送来了及时雨。它是一种非产热性技术，产生的消融区与非消融区之间界限清晰；消融效果不受血流“热吸除”影响；能保存消融区内大血管、神经、支气管、大胆管、胃肠壁以及输尿管等细胞成分少的重要结构；消融时间短；引起细胞死亡的机制是凋亡，而非坏死等等。这些特点恰恰弥补了包括冷冻在内的消融技术的不足。

目前，IRE系统产品：纳米刀已被美国、欧盟等国家和地区批准进入临床应用。可以预期，这将会给实质性肿瘤（包括早期肿瘤），或因患者年龄或合并疾病等因素不能耐受手术者，或因肿瘤大小、位置等因素不能被手术切除的，也难以被目前常规消融技术消融的患者，提供了全新的治疗手段，从而提高肿瘤的效应率，使患者生存受益。

早在21世纪初我们就关注到IRE这项技术。近年来，随着有关研究结果纷纷见诸于各种相关杂志和专业会议，IRE迅速受到全球肿瘤学界、放射学界异乎寻常的重视。为了将这项技术尽快地应用于我国，我们组织本院及院外的相关专家，复习文献，并结合自己的实验研究，编写了本书，供同道参考。

迄今可供参考的IRE的专著甚少。不可逆性电穿孔是从可逆性电穿孔发展而来，两者的研究横跨几个世纪，涉及分子学、细胞学、生理学、生物化学、物理学、化学和工程学。对IRE研究历史和细胞层面实验的介绍，我们主要参阅了Rubinsky B主编的《Irrerversible Electroporation》（Springer，2010）；Kee ST等主编的《Clinical Aspects of Electroporation》（Springer，2011），对本书的编写起了重要的作用，提供了不少资料；本书应用的大量图片，主要引自公开发表的文献；第四军医大学唐都医院李伟和李钊博士在IRE的基础研究中已做了大量工作，他们应邀为本书撰写了“脉冲电场对免疫功能的影响”和“不可逆性电穿孔（IRE）对神经功能的影响”章节；在此对提供资料的国内外学者深表谢意！

中国科学院院士吴孟超教授审阅了本书，并为之作序。吴院士是中国肝外科创始人之一，在肝癌外科治疗上取得举世公认的成就，但他对非手术的消融治疗，也十分重视。他为包括热消融和冷消融技术在中国的应用，做过重大贡献。如今，他对IRE又给予极大关注，必将再次推动纳米刀这项新技术在中国的推广和应用。对吴院士的支持，我们致以衷心感谢！

但我们对IRE，尤其对纳米刀设备，尚缺乏自己的临床实践经验，因此本书的编写难免是“本本主义”，对该技术的介绍和评价，肯定不尽完善。我们的目的仅仅是抛砖引玉。不当之处，恳请读者不吝赐教，以便再版时修正。

最后，要向著名的资深医学编辑蔡平女士表

示谢忱，没有她深厚的文字素养和医学功底，没有她高超的编辑水平和对书稿夜以继日逐字逐句的审定，本书不可能如此快速地以靓丽的面目与读者见面。

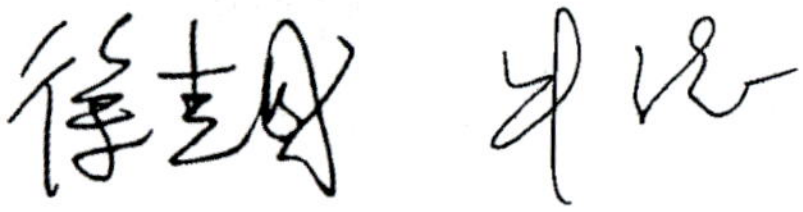

2014 年 8 月

目　录

1 不可逆性电穿孔的历史与基础

1.1 IRE 在医学中的研究历史

- ◎ 与电穿孔相关的研究始于 18 世纪，其时并未确定电穿孔可以增加胞膜的通透性；20 世纪中期，可逆性电穿孔应用于体外（DNA 电转移）和体内（电基因疗法和电化学疗法）研究；20 世纪 60 年代，不可逆性电穿孔（IRE）技术在商业上被用于液体和食物的杀菌
- ◎ 21 世纪初，不可逆性电穿孔（也称纳米刀）技术，开始作为消融方法应用于医疗领域，并证明，IRE 对细胞的破坏机制并非基于热损伤；与其他物理消融法相比，它具有能保留细胞外重要的基质结构（包括血管、神经）的特点
- ◎ 近年，科学家对 IRE 作了大量研究和临床试验，主要针对肝癌、胰腺癌、前列腺肿瘤、肾肿瘤和肺癌等的消融，初步结果令人欣慰
- ◎ IRE 研究还涉及心房颤动和血管疾病，如血管再狭窄和动脉粥样硬化的治疗
- ◎ 2012 年，IRE 技术被美国食品及药物管理局（FDA）批准用于软组织消融治疗

细胞暴露于高电场短脉冲下，胞膜对离子和大分子的通透性增加，形成纳米级孔隙，即所谓“电穿孔”。在某些情况下（如极大的电场下），这种胞膜通透性增加是永久性的，是为不可逆性电穿孔（irreversible electroporation，IRE）。

IRE 可诱导靶细胞死亡，而不会产生过热现象。近年，IRE 已作为一种外科治疗手段——微创消融技术，用于消融希冀清除的组织。

现对电穿孔在医学中的研究过程作一历史性回顾。

18～19 世纪

早在 1754 年出版的 Nollet 撰写的《Recherches sur les causes particulieres des phenomenes electriques》一书中，作者就描述了组织的不可逆性电穿孔现象[1]。在电场的实验中，Nollet 注意到人类和动物身上出现电火花的地方，有红色斑点形成。后来，Reilly[2] 也观察到同样的现象。虽然焦耳热效应不能被排除，但那些红色斑点很有可能是 IRE 损伤毛细血管而造成的。

1898 年 Fuller[3] 在一份“美国肯塔基州路易斯维尔市俄亥俄河的水质净化调查报告”中，提及有一个实验发现高压排水管对水样品有一定的杀菌作用，而温度并未显著升高，他认为可能是电解作用。这实际上是第一次显示电穿孔的液体灭菌作用。

19 世纪末，电用于治疗的消息经常见诸于医学文献，但多数是基于热效应或电化学原理，而非应用短强脉冲。Rockwell[4] 在他的书中报道“在莱顿瓶排放中发现红细胞改变形状并且失去色彩”。这可能是 IRE 引起的溶血。莱顿瓶是一种原始的电容器，被用来积聚静电发生器产生的电荷，能产生高电压和强短脉冲，引起悬液中细胞的电穿孔。

总之，在 20 世纪之前已有学者观察到 IRE 现象，但尚未从胞膜通透性增加或胞膜破裂这一角度去解释这种现象。

20 世纪前半叶

在 20 世纪初期，学者所观察到的电场对组织的作用，事后看来，就是电穿孔。在 1913 年，Jex-Blake[5] 曾回顾了电力和光的致命性影响。并指出，工业电力意外中的烧伤与热效应相关，但来自光的电击伤似乎并非总是源于热效应；他们观察到光作用于皮肤上，引起红色电花斑，并在几天内消失，认为这些斑点是由于光诱发的电场击穿毛细血管壁（电穿孔），导致红细胞从毛细血管外渗到皮肤的表层。作者还引用了 18 世纪的一篇文章，指出电击可引起动物“心衰竭”，再给予一次电击后，“心衰竭”恢复。此处的“心衰竭”实际上是心脏纤维性颤动，当时尚无此命名。现今电穿孔技术已成功地应用于心脏除颤治疗。

1936 年，McKinley[6] 从自己的观察以及其他研究人员进行的实验中得出结论：高频电场（10 ~ 100 MHz）对生物组织造成的损伤不仅是因为热效应，尤其是对神经组织。他提出这种与电场相关联的特殊“手段”可作为一种微创消融方法，对某些特定的组织实施选择性治疗。但从他对感应电流影响的描述，仍认为主要是一种热效应，尚未考虑到是电穿孔在起作用。尽管如此，他的研究提示电场对生物细胞的作用，除了热效应外，还有其他的破坏机制。

1925 年，Fricke[7] 根据胞膜作为薄诱电层而起作用的假设，解释活细胞中出现的介电击穿（dielectric breakdown）现象，即雪崩击穿：当介电层处于足够强的电场内，一部分束缚电荷就会被释放、加速，然后在碰撞的过程中这些电荷可以释放额外的电子，导致电导率迅速增加，且在某些情况下，造成介电物质的永久性物理性损坏。现今，众多学者认为电穿孔并非因为电子雪崩造成的介电层破裂，然而，过度的跨膜电压造成胞膜破裂的这一概念有助于理解一些与电穿孔相关的实验观察。

20 世纪上半叶学者对生物材料的电场影响进行观察，与 IRE 的现象是一致的。人们公认：胞膜是介电层，在电场中可以被不可逆地击穿，产生不可逆性损坏；电力诱导生物材料损害，除了可以通过热效应，还可通过非热性机制。

20 世纪 50~70 年代

在此期间，有关神经的不可逆性电穿孔和可逆性电穿孔的报道纷纷问世。1956 年，Frankenhaeuser 和 Widen[8] 发现当电脉冲作用于神经节，脉冲振幅达到正常阈值的 10 倍、脉冲持续时间从不到 1 毫秒增至超过 100 毫秒时，正常神经传导行为发生改变，他们将这一现象解释为阳极裂解性激发（anode break excitation），并写道：“可得出的结论是，当强电冲击在很大程度上损伤神经节后……这些节点或多或少会被灭活”；他们还写道：“由强电击引起的效应在相当程度上是可逆的。”事实上，他们的研究包含了可逆性和不可逆性电穿孔。

在 1950 ~ 1960 年间，Stampfli 和 Huxley 等合作，进行了一系列有关青蛙神经膜的不可逆性与可逆性电穿孔的研究。Stampfli 和 Willi[9]

在一篇题为“膜电破坏后郎飞结的膜电位”的论文中写道：“我们已经证实 Frankenhaeuser 和 Widen 的观察，显示髓神经的阳极裂解性激发能通过强的正脉冲引出。如果膜电位由 70 mV 增加到 110 mV，即对应于约 500 kV/cm 的电压梯度穿过膜结构，可导致膜电阻和膜电位的崩溃。若仅有一个短脉冲穿过膜结构，该膜被击穿后可立即恢复；如果一个强达 10 V 的正脉冲穿过膜结构，将会对膜造成不可逆的破坏。”在进一步对青蛙神经纤维的绝缘郎飞结的研究中，Stampfli 在一篇题为“郎飞结兴奋性膜的可逆性电穿孔”的报告中指出，可诱导约 120 ~ 140 mV 膜电位（对应跨膜电压梯度大约是 50 kV/cm）的 5 秒脉冲可击穿膜结构。在某些情况下这种击穿是不可逆的，而有些情况下又是可逆的；若在最初胞膜击穿发生时电场已经被中止，膜击穿便是可逆的。

IRE 技术很快在生物医药与食品加工领域获得发展。在食品工业中，IRE 被称为脉冲电场处理（pulsed electric field processing），或电质壁分离（electroplasmolysis），目的是导致组织胞膜裂解，达到杀菌效果。事实上，早在 1898 年就有报道非热效应性电场杀菌，这种效应一直沿用至今。但在当时，人们显然不是很清楚杀菌作用除了热或电化学原因外，尚有其他机制。反对和支持电场非热效应的论文均有发表。

1961 年，Doevenspeck[10] 描述了使用电脉冲非热性处理动物肉类的装置，类似于不可逆性电穿孔。在此装置中，使用的是碳电极电脉冲放电。虽然作者未强调胞膜破裂，也未提供电脉冲特定值，但所报告的结果显然是胞膜的非热性消融。Doevenspeck 承认，可以使温度微升至 30 ℃的电脉冲的非热效应具有灭活微生物的效果。

Sale 和 Hamilton 发表了 3 篇开创性的论文，为 IRE 领域构建了基础。第一篇论文表明高电场直流电脉冲可以杀死细胞但不产生热效应。他们使用 12 ~ 20 微秒的短直流电脉冲作用于多种类型的细菌与两种酵母，发现非热性杀菌效应与细胞生长的阶段、pH、电解或加热无关。他们总结发现，影响细胞杀伤的参数主要是电场强度，其次是电场作用时间。完全消融细胞需要相当强大的电场，例如对酵母菌需 6 kV/cm，对大肠埃希菌需 16 kV/cm[11]。

在第二篇论文中，Hamilton 和 Sale[12] 阐明了电场脉冲杀死细胞的机制，认为膜作为一个半渗透屏障，其功能的不可逆性丧失是细胞死亡的原因。他们运用光谱学检测培养基中泄漏的大肠埃希菌的细胞内容物，证实胞膜的完整性受到损害。他们进一步显示膜损伤导致红细胞和原生质体的裂解，认为“电场导致作为细菌细胞及其环境之间半透膜的胞膜功能发生不可逆损伤，是细胞死亡的原因”。在电子显微镜下，作者发现大肠埃希菌与红细胞的胞膜并未出现完全的裂解，从而认为直流电脉冲造成的损害被限制在还未被识别的特定区域。

Sale 和 Hamilton[13] 的第三篇相关论文显示诱导各种生物体细胞溶解的电场强度从 3.1 ~ 17 kV/cm，相当于诱导跨膜电压 0.7 ~ 1.15 V。在这之后，他们认为由外电场诱导的跨膜电位可能导致膜结构的构象变化，进而造成其半透过性能损失。为了计算诱导跨膜电压，Sale 与 Hamilton 采用了一个细胞导电球，推导出通过悬浮的球体的导电量的方程（施万方程）。

20 世纪 60 年代末，电脉冲对胞膜的透化作用（permeabilizing effect）已众所周知。这一透化作用可通过非热效应导致细胞裂解而发生，也可引起胞膜的可逆性穿孔。大部分研究是在神经元或与食品加工相关领域展开。

20 世纪 70~80 年代

在此期间，可逆性电穿孔研究取得了关键性进展——专注于开发新用途和阐明其机制，进而成为生物技术和医学的主流研究对象。

1972 年 Neumann 和 Rosenheck [14] 在一篇论文中指出：18 ~ 24 kV/cm 与约 150 微秒长的电脉冲可引起牛骨髓嗜铬颗粒性胞膜的可逆性通透性增加。该实验在 0 ℃的环境下进行，实验过程中温度仅上升 6 ℃，因此认为这种可逆性通透性增加不是由热引发的。

1974 年，Zimmerman 与他的研究小组 [15] 报告了细胞电穿孔所需的电参数，及其与胞膜破裂的依赖性。他们发现当脉冲长度达到 50 ~ 100 微秒且电场强度在 2.6 ~ 2.8 kV/cm 时，细胞外液中胞内内容物含量将达到最高值。引起胞膜破裂的临界膜电位差被认为约 1 V。作者还发现这些参数在人与牛的红细胞之间存在差异，提示在不同组织中引发不可逆性电穿孔的条件不一定相同。

1977 年，Kinosita 和 Tsong[16] 研究了电脉冲引起的胞膜通透性改变与半径在几埃大小的孔隙形成的相关性；在经典的红细胞渗透试验中，他们发现这些孔隙的大小是可以变化的，且最终可重新闭合；这些渗透性增加的细胞可作为化学物质的储池，进而转运到全身循环系统。他们还发现，细胞重新密封需要的时间与温度有一定关系，37 ℃时通透性增加的胞膜能够迅速恢复其对阳离子的透过性，而在 3 ℃时即使在 20 小时后细胞仍保持高渗透性。这表明在使用可逆性电穿孔参数条件下，降低温度可获得与 IRE 相类似的效应。

1978 年，Belov[17] 发表了一篇与 IRE 相关的论文，这可能是专注研究活体组织 IRE 的第一个案例。他认为手术电凝固实际上具有“高峰值 / 平均电压比”（“high ratio of peak to mean voltages”）的脉冲造成的胞膜破裂。事实上，早在 1938 年 Tatrinov 发表的论文中已提及高峰值 / 平均电压比可使胞膜破裂。Belov 在青蛙的腿部肌肉上施以 500 个 8.5 kV/cm 长为 1 微秒的脉冲，以及 1000 个 7.5 kV/cm 长 2 微秒的脉冲，发现均可破坏组织胞膜而不产生热效应。

1982 年两大重要发现将可逆性电穿孔推到现代生物技术和医学的最前沿：（1）采用可逆性电穿孔进行细胞融合；（2）采用可逆性电穿孔将基因导入细胞。Ramos 和 Teissie[18] 曾对细胞融合做了一个回顾。Neumann 和他的合作者 [19] 在一篇经典论文中，首创术语“电穿孔”，用以描述膜破裂，并介绍了可逆性电穿孔在基因插入细胞中的应用；他们还对电穿孔过程中孔隙形成做了经典热力学分析，研究可逆性电穿孔而导致对不可逆性电穿孔的认识。

20 世纪 80 年代中期，电穿孔的研究主要以细胞为对象。直到 1987 ~ 1989 年间，电穿孔方面的研究才开始涉及组织方面；80 年代后期，有三个重要的研究方向，其中之一直接与 IRE 相关。

Okino 和 Mohri 等 [20] 提出，可逆性电穿孔可增加胞膜的通透性，有效地将细胞毒性药物引入恶性肿瘤细胞，实施癌症治疗；这一研究后来发展成为癌症的可逆性电化学疗法。

1989 年，通过电导率测量，Powell 等 [21] 表明可给青蛙皮肤实施可逆性电穿孔；这促使 Prausnitz 等 [22] 后来发现电穿孔可增强透皮给药的疗效。

组织 IRE 研究始于 1987 ~ 1988 年，Lee 等[23]发表有关放电引起的组织创伤的论文。Lee 等写道："虽然很可能是焦耳热（由于放电）引起了部分组织破坏，尤其在靠近皮肤的接触点，但难以解释远离接触点部位的组织损伤。"他们在实验中使用大鼠肌细胞，电场强度为 20 ~ 300 V/cm，脉冲长 1 毫秒，每间隔 30 秒递增 25 kV/cm。结果表明，细胞在 50 ~ 300 kV/cm 电场中，经过 1 ~ 30 个脉冲的作用，将会遭受不可逆性破坏，而期间温度上升小于 0.1 ℃。与组织损伤相关联的是组织的电阻值降低。作者写道："在这种情况下，细胞易受热性和非热性机制伤害……至于细胞破裂的主要原因，由于电穿孔和加热都可能导致破裂，因此二者均可能具有细胞毒性。"

在这 20 年间，可逆性电穿孔和电融合成为细胞研究和应用的重要生物和医学手段。

20 世纪 90 年代

20 世纪 90 年代，诸多在七八十年代已孕育的、与可逆性电穿孔相关的设想，在商业及临床应用方面都达到了相当的成熟阶段。

Potter 等[24]设计出适合于细胞悬浮液的电穿孔管后，微生物学研究人员开始利用电泳电源，通过电穿孔进行基因转染；不久之后，多个专门用于电穿孔的发生器相继被开发出来。目前电穿孔转染技术已成为常用的微生物实验方法。

Titomirov 等[25]于 1991 年首先报道使用可逆性电穿孔引入质粒 DNA 到生物体组织。基因传递到组织细胞成为对生物技术与医药具有重大意义的领域，其中可逆性电穿孔起着核心的作用，它也被应用于癌症治疗中。

1991 年，Mir 的团队[26]发表了关于使用可逆性电穿孔促进抗癌药物穿透的突破性论文，报道可逆性电穿孔可成功地将平阳霉素（Bleomycin）等化疗药物转入癌细胞中；他们创造性地使用电化学疗法这一名词，并报道了第一次临床试验。电化学疗法是现今可逆性电穿孔技术在癌症治疗领域中最成功的应用。

在这 10 年里，皮肤电穿孔及其用于药物输送受到广泛重视，相继发表多篇关于皮肤电穿孔经皮给药的报道与评论。

Lee[23] 在 20 世纪 80 年代首次提出不可逆性电穿孔在电休克创伤中的作用，到了 90 年代这方面的研究继续展开。这期间，一个新的有趣的研究结果是发现经过 IRE 的胞膜可以用表面活性剂作治疗性密封。

大多数学者一度认为电穿孔的杀伤机制是膜通透性过度增加与渗透量浓度失去平衡引起细胞坏死。然而，90 年代后期的两篇独立论文改变了人们的看法，认为电穿孔不仅引起坏死，且能诱导与细胞凋亡特点相符的细胞死亡。这两篇论文均报道称电穿孔导致染色体 DNA 片断化，后者被认为是晚期细胞凋亡的特征 [27, 28]。Pinero 等 [29] 在他们的论文中说："电穿孔作为一种以电疗杀死肿瘤细胞的可能性，看来是一很有前景的抗癌疗法，避免了常规治疗中细胞毒性药物的不良作用。"虽然这个重要的论断仅见于论文的引言部分，在文中并未进一步论述，但实际上提出了使用 IRE 治疗肿瘤的可能性。据笔者所知，这是首次提出将 IRE 作为一种肿瘤消融的手段。

1998 年，在组织可逆性电穿孔实验中，观察到一个显著的现象：在电场施加的区域，血流被阻断。这种被称为血管锁（vascular lock）的现象，见于肌肉、肝脏和肿瘤内；这种血液灌流中断首先影响药物灌流动力学，随之引起局部缺血。

Gehl 等提出了两种血管锁生成的机制：（1）电刺激或者通透性增加，诱导由交感神经系统介导的输入小动脉的立即性反射性收缩；（2）血管内皮细胞通透性增加，导致间质压力增加和血管内压力降低，从而导致血管性虚脱 [28]。

综上所述，20 世纪的末 10 年里，可逆性电穿孔技术被作为一种标准的微生物学实验室技术，体内可逆性电穿孔被首次成功用于动物及临床试验，但当时 IRE 被认为是可逆性电穿孔的缺陷或并发症。

2000～2007 年

1997 年， Schoenbach 等 [30] 首次报道体外使用"亚微秒"超高电压脉冲的研究。此后，许多关于使用纳秒或者几十纳秒长的电脉冲的论文相继发表。这些研究的主要论点是超短脉冲，即纳秒级脉冲电场（nanosecond pulsed electric field，nsPEF），可诱导细胞内膜性结构（如线粒体）的电穿孔，而不会干扰胞膜；当脉冲超过 10 微秒时，胞膜在几微秒的时间内迅速充电，形成一个稳定的跨膜电位，胞内结构与外部磁场隔离，因而无法进行电穿孔。如果施予高强度短脉冲，在胞膜几乎还未充电之前，小的细胞内膜结构已被充电到足够高的电压，电穿孔即可发生，这就是为什么细胞内结构电穿孔，而质膜不发生电穿孔的原因。但是，后来的计算机模型和进一步实验结果表明，当运用纳秒级脉冲时，胞膜电穿孔也会发生；即在纳秒级脉冲电场作用下，细胞的所有膜结构均可被电穿孔。一些学者将此现象称为超电穿孔（supraelectroporation）；几乎同时，又有学者发现了纳米级脉冲电场可诱导细胞凋亡，并且在体内实验中这种纳秒级脉冲可成功地抑制肿瘤的生长。

2004 年，在 nsPEF 研究的驱动下，Yao 等[31]发现被他们称为陡脉冲电场（steep pulsed electric field，SPEF）的特殊脉冲，能杀死细胞、抑制体内肿瘤生长；SPEF 脉冲由一个快速上升的斜波（上升时间 200 纳秒）与其后的缓慢指数衰减（200 微秒）的降波组成。作者认为升波的“高频分量”引发胞内效应，降波的“低频分量”引发对胞膜的作用，两者结合才可能“摧毁核和膜”；事实上，作者的实验显示 SPEF 脉冲成功地杀死了细胞，延缓了肿瘤生长。但考虑到所施加的是低幅度的脉冲，200 纳秒的脉冲上升时间在电穿孔中又往往是标准的，笔者相信这些作者采用 SPEF 脉冲产生的效应与目前常用的 IRE 的效应并无不同。要感谢这些作者，因为他们可能是第一个获得 IRE 可用于肿瘤消融证据的学者。

2003 年，Davalos 和 Rubinsky[32]对 IRE 提出了临时申请，第二年正式申请美国专利，并提出使用 IRE（脉冲大于 5 微秒）作为一种组织消融的方法。在专利公开说明书中，发明人详述了通过调整电极的配置和所施加的电压来规划治疗的方法；此外，他们还指出了 IRE 适用于在血液灌流较高部位（如血管附近）的组织消融，提出与用热消融截然不同，IRE 是一种可以避免组织热损伤的消融方法，对提高消融效果及术后愈合具有重要意义。当时应用了非热性不可逆性电穿孔（non thermal irreversible electroporation，NTIRE）这一名称。

随后，Rubinsky 及其小组[33]开始应用 IRE 治疗肝癌的研究，首先证明 IRE 在体外可杀死人肝癌细胞。IRE 用以选择性地消融啮齿动物的某些肝脏区域，IRE 消融后 3 小时，组织学表现为治疗区微血管闭塞、内皮细胞坏死及血细胞渗出、实质的缺血性损伤与肝血窦中红细胞大量汇集，以及肝细胞边界模糊、淡嗜酸性胞浆、细胞致密变化（固缩现象）以及空泡变性，但大血管结构被保留下来。

有一份经典的以猪为模型的 IRE 实验[34]：按照目标靶区的大小和位置，制定治疗计划。暴露肝脏，在超声引导定位下，将 18 号电极探针插入肝脏靶区，实施 IRE 消融，之后 24 小时以及第 3、7 及 14 天后，处死动物，取出肝脏对标本进行组织病理学分析。结果显示：（1）术中与术后，14 只动物全部存活；（2）IRE 消融过程中，每只动物均发生不同程度的全身肌肉收缩，其严重度与肌肉松弛剂的给药量相关；（3）施加脉冲后，超声检查显示治疗部位立即出现明显的低回声区，24 小时之后，转为均匀强回声区；（4）组织学分析显示治疗区域呈连续性坏死，与正常组织界限分明；（5）大体上大血管结构未受影响；（6）所有动物的消融组织引流区内的周边淋巴结肿大。

2007 年，Rubinsky 研究组对 IRE 的应用及其安全性相继作了研究，并对一些特殊技术问题作了探讨。现将他们的和此后其他学者的一些研究结果及其结论归纳介绍如下。

○ Rubinsky 研究组的 Maor 等[35] 研究了 IRE 对大鼠颈动脉的作用。将 10 次 3800 V/cm 100 微秒脉冲施加于大鼠颈动脉，术后大鼠继续存活了 28 天。组织学显示血管的结缔组织基质保持完好，而血管平滑肌细胞（VSMC）的数目则显著下降，未观察到并发动脉瘤、血栓形成或坏死等病理改变。结果提示 IRE 可安全地应用于大血管附近的组织消融。此外，VSMC 数量显著减少，表明 IRE 有可能用于治疗心脏血管狭窄或减缓动脉粥样硬化的进程。事实上，Maor 及其合作研究者已进行采用 IRE 治疗心脏血管再狭窄的研究。

○ Rubinsky 研究组的 Onik 等[36]，在超声引导下，将电极探针经皮插入犬的前列腺，作体内 IRE 研究。结果显示消融区组织完全坏死，消融区与正常区之间有一明显的狭窄过渡区。周围结构如尿道、血管、神经和直肠，尽管均暴露于高电场中，但其结构未受影响。实际上，之前的体外研究已证明前列腺腺癌细胞可被 IRE 消融破坏。

○ Lee 等[37] 对动物肝脏进行了一项实验性 IRE 研究，其与

Rubinky 等进行的一项实验类似，不同的是在他们的实验中，电极经皮插入体内，肝脏不予暴露，用细胞凋亡标记物对组织样本进行分析。超声扫描同样表现在正常组织与消融后组织之间有界限分明的过渡区。作者经组织学分析，认为："……依据 Von Kossa，BAX 和 HE 染色，证实 IRE 可引起完全性凋亡性细胞死亡。由此，可作出结论：IRE 可以提供一种新颖而独特的、具有实时监测能力的、手术时间超短的、非致热性的、能很好控制的、聚焦于凋亡性细胞死亡的消融方法。"

○ Al-Sakere 等[38]研究了体内 IRE 对免疫反应的影响。他们得出的主要结论是：IRE 成功消融肿瘤而无需免疫系统反应的参与。因此，对于免疫抑制的癌症患者，该治疗手段可能是切实可行的选择。在该研究之前，曾有学者研究了不同电穿孔实验方案与小鼠肿瘤消退之间的关系，发现最好的消融结果是采用 80 个脉冲，脉冲长 100 微秒，脉冲间间隔是 3.3 秒，电场强度 2500 V/ cm。使用这个实验方案，13 个被治疗过后的肿瘤中有 12 个肿瘤获得了消退，且无诱导热效应发生。

○ Edd 和 Davalos[34]描述了用计算机辅助的数学模型预测由 IRE 消融产生的损害形状及其程度。这种模型的基本原理是，如果电场强度超过一定值时，任何特定组织区域将会被电穿孔。这样的阈值取决于组织以及电脉冲特点（脉冲数量和持续时间）。一旦这个阈值通过实验获得，即可通过计算机上的数值计算，根据电极的配置和施加于电极上的电压，预测组织中电场分布。在此研究后，Miklavcic 的研究团队进行了体内 IRE 治疗计划的方法学研究。

○同样在 2007 年，Levee 等[39]发表了关于 IRE 对猪心房作用的研究，探讨其替代热消融治疗心房颤动的可能性。结果显示在正常组织和消融组织之间界限清晰明显。组织学分析表明，心房细胞完全破坏，损伤区深达 0.9 cm。损伤区表现为电绝缘。作者得出结论："我们提出并论证了一个新的且令人兴奋的可用于心房颤动消融的方法，这种方法可提供非常迅速、准确、完全透壁性，而又不会造成局部热效应的治疗效果。"

○第一个被批准用于软组织消融的 IRE 商业性设备于 2008 年问世，它由一个高压脉冲发生器及一次性使用的电极探针组成[40]。

○ Tekle 等[41]研究了 IRE 的消融机制，发现电穿孔可诱导磷脂酰丝氨酸暴露于胞膜的外表面，这种外显化进而强化巨噬细胞的吞噬清除能力。作者把暴露于电场的细胞称为细胞凋亡模拟细胞（apoptosis-mimetic cells），因他们认为这些细胞不是凋亡，而是表现出正在经历凋亡细胞的某些特征。这种现象是有趣的，因为它提示可通过非炎性细胞的吞噬功能清除病原细胞。此外，这一现象结合 IRE 的非致热性以及对组织支架的保存，可进一步解释为什么治疗后组织迅速恢复。

2008 年至今

近 5 年来，IRE 的研究取得快速进展，每年有数百篇论文在杂志及专业会议上发表。2012 年 4 月美国 FDA 批准 IRE 可作为临床对软组织肿瘤的消融治疗，商品名“纳米刀”。在美国许多中心，IRE 临床前和临床研究主要集中于肺、肝、胰、肾及前列腺等肿瘤。在欧洲几个中心进行了动物实验来评估该技术的安全性，尤其评估了靠近胆管或血管病灶的治疗；澳大利亚应用 IRE 消融术治疗胰腺癌取得了初步经验。至 2012 年 6 月 30 日，全球临床治疗超过 1300 例（主要在美国），治疗的肿瘤以肝癌最多，其次是胰腺癌、前列腺癌及肾癌等。在美国以外的地区，IRE 治疗前列腺癌例数相对较多，仅次于肝癌。美国正在编写一个研究方案来评估纳米刀在不可切除的胰腺癌治疗中的作用，泌尿科医师与放射肿瘤学家正研究将 IRE 作为治疗前列腺癌的重要的消融手段。此外，对 IRE 的研究尚涉及心房颤动和血管疾病（如血管再狭窄及动脉粥样硬化）的治疗。目前，IRE 正越来越多地被世界学术界和医疗界接受。

（谭翠翠　刘丽宝　徐克成）

参考文献

[1] Nollet JA. Recherches sur les causes particulieres des phenomenes electriques. Paris: 1754, 2009: 1754

[2] Reilly JP. Applied Bioelectricity: From Electrical Stimulation to Electropathology. New York: Springer, 1998

[3] Fuller GW. Report on the investigations into the purification of the Ohio river water at Louisville Kentucky. D. New York: Van Nostrand Company, 1898

[4] Rockwell AD. The medical and surgical uses of electricity: including the X-ray, Finsen light, vibratory therapeutics, and high-frequency currents. New York: E.B. Treat & Company, 1903

[5] Jex-Blake AJ. The goulstonian lectures on death by electric currents and by lightning: Delivered before the royal college of physicians of london. *Br Med J*. 1913, (1): 425~430

[6] McKinley GM. Short electric wave radiation in biology. In: Duggar, BM. Biological effects of radiation. New York & London: McGraw-Hill Book Co, 1936, 541~558

[7] Fricke H. A mathematical treatment of the electric conductivity and capacity of disperse systems. Ⅱ. The capacity of a suspension of conducting spheroids surrounded by a non-conducting membrane for a current of low frequency. *Phy Rev*, 1925, 26: 678

[8] Frankenhaeuser B, Widen L. Anode break excitation in desheathed frog nerve. *J Physiol*, 1956, 131: 243~247

[9] Stampfli R, Willi M. Membrane potential of a ranvier node measured after electrical destruction of its membrane. *Experientia*, 1957, 13(7): 297~298

[10] Doevenspeck H. Influencing cells and cell walls by electrostatic impulses. *Fleischwirtschaft*, 1961, 13: 986~987

[11] Sale AJH, Hamilton WA. Effects of high electric fields on microorganisms. 1. Killing of bacteria and yeasts. *Biochimica Biophysica Acta*, 1967, 148(3): 781~788

[12] Hamilton WA, Sale AJH. Effects of high electric fields on microorganisms. 2. Mechanism of action of the lethal effect. *Biochimica Biophysica Acta*, 1967, 148(3): 789~800

[13] Sale AJH, Hamilton WA. Effects of high electric fields on micro-organisms. 3. Lysis of erythrocytes and protoplasts. *Biochim Biophys Acta*, 1968, 163(1): 37~43

[14] Neumann E, Rosenheck K. Permeability changes induced by electric impulses in vesicular membranes. *J Membr Biol*, 1972, (10): 279~290

[15] Zimmerman A. Models for a multipurpose organization. The industrial model. *Am Nurse*, 1974, (6): 7~9

[16] Kinosita KJr, Tsong TY. Voltage-induced pore formation and hemolysis of human erythrocytes. *Biochim Biophys Acta*, 1977, 471(2): 227~242

[17] Belov IM, Zaitseva LM, Khrizman TP, *et al*. Neurophysiological mechanisms of perception of verbal stimuli by children with hearing disturbances. *Hum Pathal*, 1978, (4): 806~814

[18] Ramos C, Teissie J. Electrofusion: a biophysical modification of cell membrane and a mechanism in exocytosis. *Biochimie*, 2000, 82(5): 511~518

[19] Neumann E, Schaefer-Ridder M, Wang Y, *et al*. Gene transfer into mouse lyoma cells by electroporation in high electric fields. *EMBO J*, 1982, (1): 841~845

[20] Okino M, Mohri H. Effects of a high-voltage electrical impulse and an anticancer drug on in vivo growing tumors. *Jpn J Cancer Res*, 1987, 78(12): 1319~1321

[21] Powell KT, Morgenthaler AW, Weaver JC. Tissue electroporation. Observation of reversible electrical breakdown in viable frog skin. *Biophys J*, 1989, 56(6): 1163~1171

[22] Prausnitz MR, Bose VG, Langer R, *et al*. Electroporation of mammalian skin: a mechanism to enhance transdermal drug delivery. *Proc Natl Acad Sci USA*, 1993, 90(22): 10504~10508

[23] Lee RC, Kolodney MS. Electrical injury mechanisms: electrical breakdown of cell membranes. *Plast Reconstr Surg*, 1987, 80(5): 672~679

[24] Potter H, Weir L, Leder P. Enhancer-dependent expression of human kappa immunoglobulin genes introduced into mouse pre-B lymphocytes by electroporation. *Proc Natl Acad Sci. USA*, 1984, 81(22): 7161~7165

[25] Titomirov AV, Sukharev S, Kistanova E. In vivo electroporation and stable transformation of skin cells of newborn mice by plasmid DNA. Biochim Biophys Acta, 1991, 1088(1): 131~134

[26] Mir LM, Moller PH, Andre F, *et al*. Electric pulse-mediated gene delivery to various animal tissues. *Advances Genetics*, 2005, 54: 83~114

[27] Lee RC, River LP, Pan FS, *et al*. Surfactant-induced sealing of electropermeabilized skeletal muscle membranes in vivo. *Proc Natl Acad Sci USA*, 1992, 89(10): 4524~4528

[28] Gehl J, Skovsgaard T, Mir LM. Vascular reactions to in vivo electroporation: characterization and consequences for drug and gene delivery. *Biochim Biophys Acta*, 2002, 1569(10): 51~58

[29] Pinero J, Lopez-Baena M, Ortiz T, *et al*. Apoptotic and necrotic cell death are both induced by electroporation in HL60 human promyeloid leukaemia cells. *Apoptosis*, 1997, (2): 330~336

[30] Schoenbach KH, Peterkin FE, Alden, *et al*. The effect of pulsed electric fields on biological cells: experiments and applications. IEEE Trans. *Plasma Science*, 1997, 25(2): 284~292

[31] Yao C, Sun C, Mi Y, *et al*. Experimental studies on killing and inhibiting effects of steep pulsed electric field (SPEF) to target cancer cell and solid tumor. *IEEE Trans Plasma Sci*, 2004, 32(4): 1626~1633

[32] Davalos RV, Mir LM, Rubinsky B. Tissue Ablation with Irreversible Electroporation. *Ann Biomed Eng*, 2005, 33(2): 223

[33] Rubinsky B. Irreversible electroporation in medicine. *Technol Cancer Res Treat*, 2007, (6): 255~260

[34] Edd JF, Davalos RV. Mathematical modeling of irreversible electroporation for treatment planning. *Technol Cancer Res Treat*, 2007, (6): 275~286

[35] Maor E, Ivorra A, Leor J, *et al*. The effect of irreversible electroporation on blood vessels. *Technol Cancer Res Treat*, 2007, (6): 307~312

[36] Onik G, Mikus P, Rubinsky B. Irreversible electroporation: implications for prostate ablation. *Technol Cancer Res Treat*, 2007, (6): 295~300

[37] Lee EW, Chen C, Prieto VE, *et al*. Advanced hepatic ablation technique for creating complete cell death: irreversible electroporation. *Radiology*, 2010, 255(2): 426~433

[38] Al-Sakere B, Bernat C, Andre F, *et al*. A study of the immunological response to tumor ablation with irreversible electroporation. *Technol Cancer Res Treat*, 2007, (6): 301~306

[39] Tacke J, Mahnken A, Bucker A, *et al*. Nephron-sparing percutaneous ablation of a 5 cm renal cell carcinoma by superselective embolization and percutaneous RF-ablation. *Fortschr Rontgenstr*, 2001, 173(11): 980~983

[40] Bertacchini C, Margotti PM, Bergamini E, *et al*. Design of an irreversible electroporation system for clinical use. *Technol Cancer Res Treat*, 2007, (6): 313~320

[41] Tekle E, Wolfe MD, Oubrahim H, *et al*. Phagocytic clearance of electric field induced 'apoptosis-mimetic' cells. *Biochem Biophys Res Commun*, 2008, 376(2): 256~260

1.2　IRE 从实验室到临床的转化研究

- ◎ 在美国，已有超过 20 家机构在做 IRE（不可逆性电穿孔）的临床前和转化性研究
- ◎ 小动物研究证实 IRE 属非致热性消融，肿瘤可获完全消融，且能保存血管、胆管等组织结构的完整
- ◎ IRE 在大动物实验中，对正常肺脏、乳腺、肝脏、胰腺、肾脏、前列腺消融的安全性已被证实
- ◎ 目前，IRE 消融已被应用于肝癌、胰腺癌、肾癌、前列腺癌、肺癌和乳腺癌等的临床研究，并显示出下列优点：消融具有组织选择性，可保存消融区内血管、胆管、胰管、神经等重要结构；且消融区域与未消融区间的界限清晰；无热沉降效应；治疗时间短；可实时监测；具良好的消融安全性与准确性
- ◎ 现有资料表明 IRE 消融具备良好的临床应用前景，但其临床价值仍有待进一步随机研究和大量病例的验证

IRE 在美国等国家，已被批准用于实质性、软组织肿瘤的消融，被认为是最有希望成为优于现行任何消融技术的治疗手段。仅在美国，就有超过 20 家机构在做 IRE 的临床前和转化性研究，研究脑部、乳腺、肺脏、肝脏、胰腺、肾脏和前列腺等肿瘤[1, 2]。

IRE 研究是“转化医学”的成功范例。本章先列举从体外到体内、从小动物到大动物以及从动物实验到人体研究及其应用的“转化”过程，再概述 IRE 的机制与评价。

数学和电脑模型研究

IRE 消融技术的早期发展阶段是基于数学和电脑模型，从物理学、几何学分析，转化到基础科学平台，研究电参数。从这些基础研究中，研究者得出若干有关 IRE 的重要事实：（1）高电场能在胞膜内制造出无数纳米孔，引起细胞内外交通异常；（2）高电场能使胞膜透过性增高，

导致细胞死亡；（3）未见与 IRE 相关的热能产生，临近的细胞和结构不受影响；（4）改变 IRE 参数，可消融具有不同形态学和密度的异质性组织[3~5]。

在上述体外研究的基础上，许多体内研究相继进行，试图回答下列问题。

- IRE 能有效地导致肝脏等器官的实质细胞死亡吗？此外，IRE 对细胞周围环境如间质细胞、血管和神经有什么影响？
- IRE 与目前应用的消融技术（如射频、冷冻或微波）相比较，有何区别？
- IRE 的安全性以及可行性怎样？数学研究或体外研究的结果是否适用于动物或人体？
- 体外或数学研究得出的参数能否应用于体内实验？

动物实验

小动物

自从 Davalos 等[6]将 IRE 引入消融领域后，一系列在小鼠、大鼠、兔和猪等动物所做的研究相继完成，目的在于显示 IRE 消融的安全性及有效性，实验的靶组织有肝、肾、胰腺、前列腺、肺、脑、心脏、皮肤、骨、头颈部以及血管、神经。

2006 年，Edd 等[7]首先在正常 Sprague-Dawley 大鼠肝脏完成了 IRE 组织消融的实验。他们采用电场为 1000 V/cm，长 20 毫秒的脉冲，消融大鼠肝脏。3 小时后，消融区微血管闭塞，内皮细胞坏死，血细胞渗出，肝实质显示缺血性损伤，肝窦内红细胞大量淤滞，但大血管结构保存，肝细胞呈变性改变。之后，又有其他学者做了类似研究，证明消融区内细胞死亡，伴实质内缺血性损伤，同时产生明显的免疫学反应，提示上述改变是非致热性消融的结果。

2007 年，Al-Sakere 等[8]首先将 IRE 实验发展到肿瘤动物模型。他们使用大鼠 C57 B1/6 肉瘤移植模型，评价 IRE 对近 5 mm 肿瘤的作用。6 只大鼠接受 IRE，消融后分别在 1 ~ 72 小时处死。取肿瘤组织作 HE 染色和 CD31（抗血小板内皮细胞黏附分子）免疫组化检查，再使用末端脱氧核苷酸转移酶介导脱氧尿苷三磷酸缺口端标记法测定细胞凋亡，结果显示 IRE 能引起体内肿瘤模型的非致热性消融（图 1.2–1），1 小时后即显示细胞凋亡（图 1.2–2），6 小时时肿瘤结构与形态学出现轻微改变，24 小时时肿瘤呈均质性改变，48 小时时组织呈现坏死性改变，而血管壁则无改变（图 1.2–3 ）。作者发现，最好的消融效果是采用 80 个长 100 毫秒脉冲，电场 2500 V/cm；在 13 个肿瘤中 12 个获得完全性退缩，组织内无热产生。

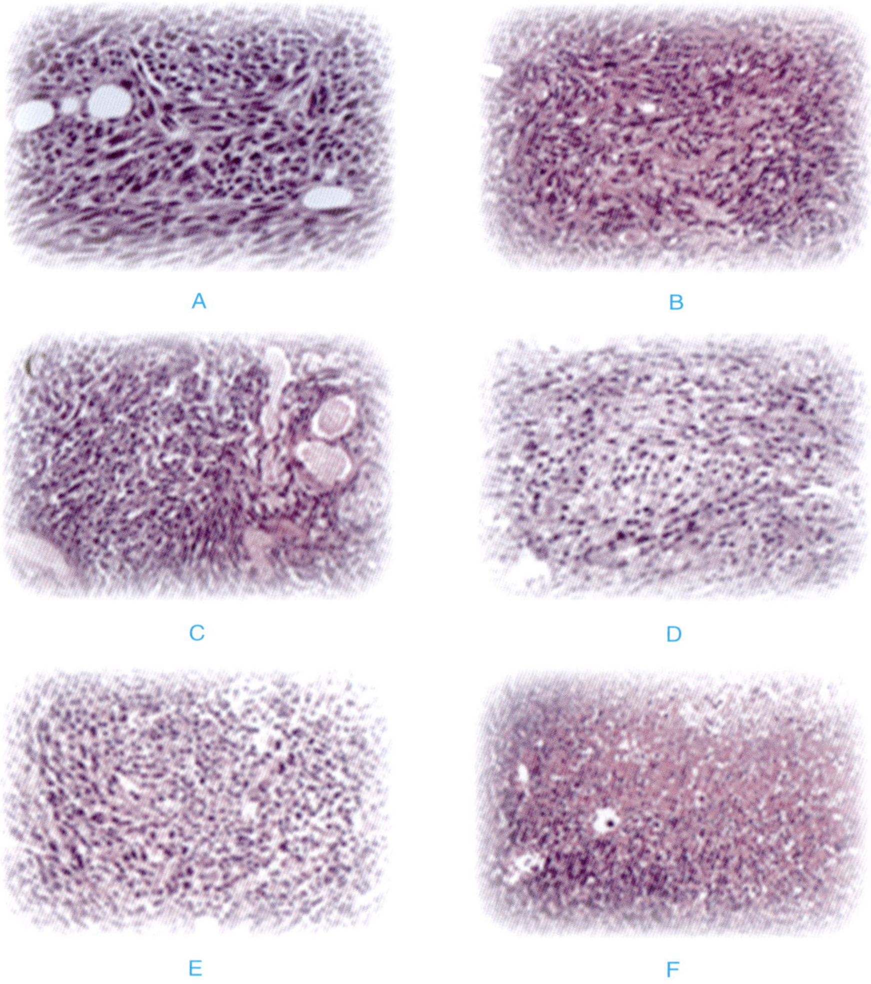

图 1.2–1　IRE 后组织学改变（HE 染色）

A—对照组，胞核大，胞质清晰，胞膜完整；B—IRE 消融后 1 小时，C—IRE 消融后 2 小时；B、C 的组织结构与细胞形态学改变不明显；D—IRE 消融 6 小时之后，部分细胞改变开始显现，胞质界限不清，核仍可见，部分呈多倍体改变；E—IRE 消融 24 小时之后，几乎整个肿瘤均出现上述改变，核固缩，胞质界限不清；F—IRE 消融 48 小时之后，胞核更小，组织坏死

［引自：Al-Sakere，*et al*. *PLoS One*, 2007, 2: e1135］

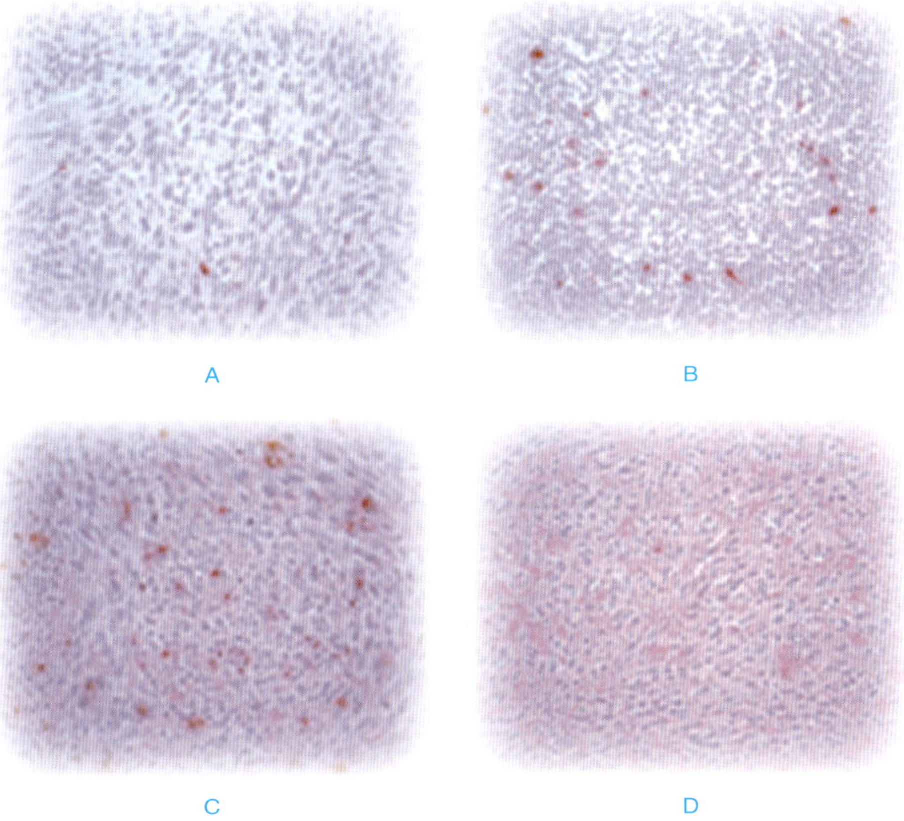

图 1.2-2　IRE 消融后不同时间点的 TUNEL 染色分析

A—对照组切片上几无细胞 TUNEL 染色阳性，背景清晰，染色主要局限于胞核水平；B—IRE 后 5 分钟，改变开始出现，大量胞核染色阳性，染色不在胞核内，而是明显地扩展到胞质，但背景仍然清晰；C—1 小时后，整个切片上染色色泽增加，红色染料漏出细胞（red-dye leaking cell）明显增加，背景变红；D—24 小时时背景呈厚红色，红色染料漏出细胞变少，细胞显示失去完整性

［引自： Al-Sakere B, *et al*. *PLoS One*, 2007, 2 : e1135］

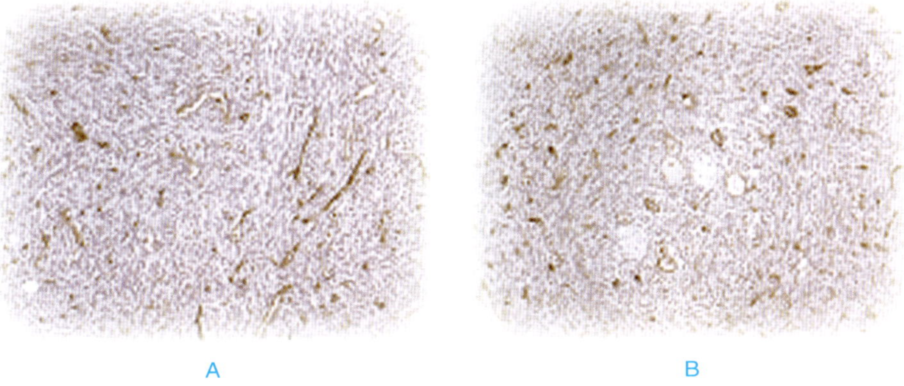

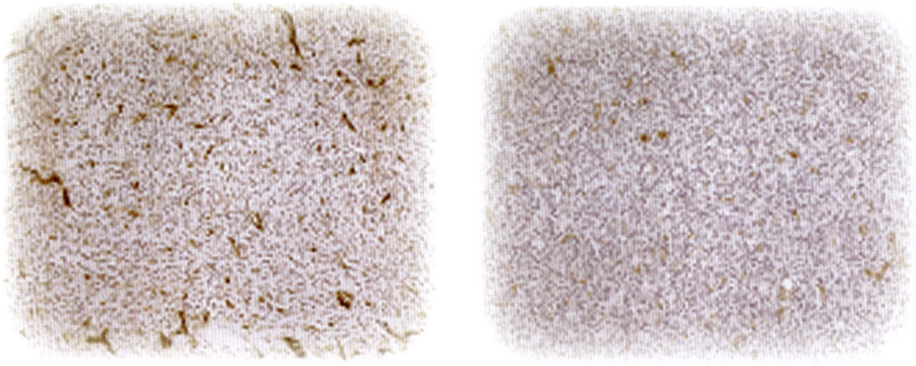

图 1.2-3　IRE 消融术后肿瘤内血管结构的免疫组化分析

A—对照组，图中可见典型的血管纤维肉瘤，血管呈曲折的多分支状；B—术后 2 小时，血管淤血、扩张、未见长血管，部分区域出现弥漫弱阳性染色；C—术后 6 小时，血管壁仍然可见，但染色深浅不一，细胞外间质 CD31 标记弥漫性染色更为显著，可观察到微血管闭塞，表明肿瘤血管发生进行性变化；D—术后 24 小时，内皮细胞的 CD31 标记模糊性染色，表明血管壁损伤，组织呈现显著弥漫性染色，在坏死背景中剩下血管轮廓

[引自：Al-Sakere B, *et al*. *PLoS One*, 2007, 2 : e1135]

Guo 等[9]采用 IRE 消融 N1S1HCC 细胞系产生的大鼠实验性肝肿瘤，15 天后随访，做磁共振成像（MRI）检测，结果显示肿瘤被有效地消融。30 只 Sprague-Dawley 大鼠肝癌模型，分为治疗组和对照组。在治疗组，电极针插入靶肿瘤组织，给予 8 个长 100 毫秒、2500 V/cm 脉冲。两组在实验前及之后每隔 15 天做 MRI 检查，测定肿瘤大小（最大径 D_{max} 和二维截面积 C_{max}）作为判断转归指标。治疗组部分动物分别在治疗后 1、3 和 7 天处死。MRI 显示治疗后 15 天内肿瘤明显减小，D_{max} 减少 32% ± 31% ，C_{max} 减少 52% ± 39% ，而对照组肿瘤分别增大 110% ± 35% 和 286% ± 125% 。组织学显示治疗组肿瘤广泛性坏死，治疗后 7 ~ 15 天 10 只大鼠中 9 个肿瘤呈完全退缩。

Kim 等[10]观察了用 IRE 消融肿瘤组织后不同时间的组织学改变及其影像学表现。采用 PC-3 前列腺癌细胞系皮下注射大鼠的两侧腰部，制造肿瘤模型，待长至约 10 mm 时，给予一侧肿瘤作 IRE 消融，另一侧作为对照，之后不同时间取肿瘤组织做病理检查和 MRI 扫描。结果显示，IRE 消融后随着时间肿瘤组织出现逐渐加剧的改变。消融后大体出现两个区：中心区和外周区。中心区凋亡率逐渐增加，24

小时时达高峰，此后凋亡率逐渐减低，提示凋亡细胞自然降解或被吞噬。同时，外周区存活组织与中心区之间界限变得明显（图 1.2–4，图 1.2–5）。上述改变与 MRI 表现相一致。

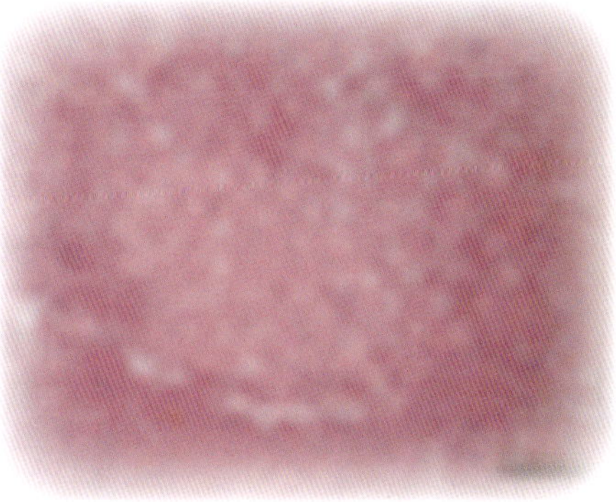

A

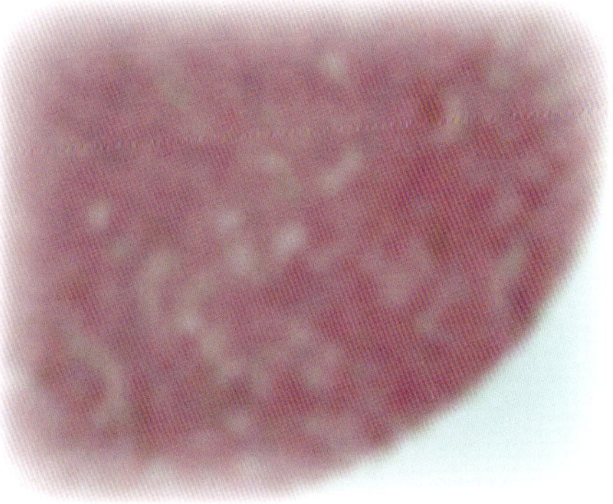

B

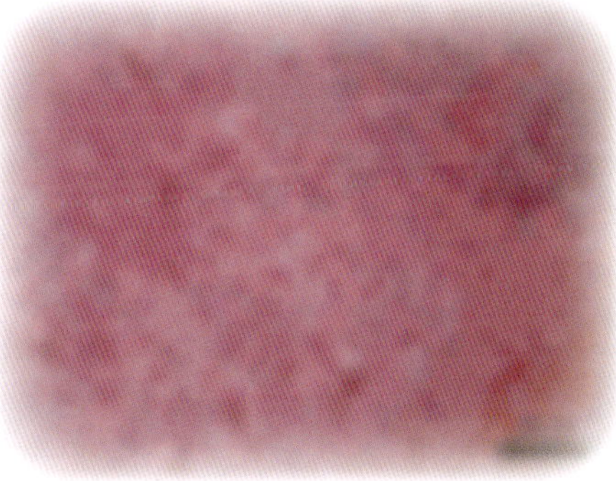

C

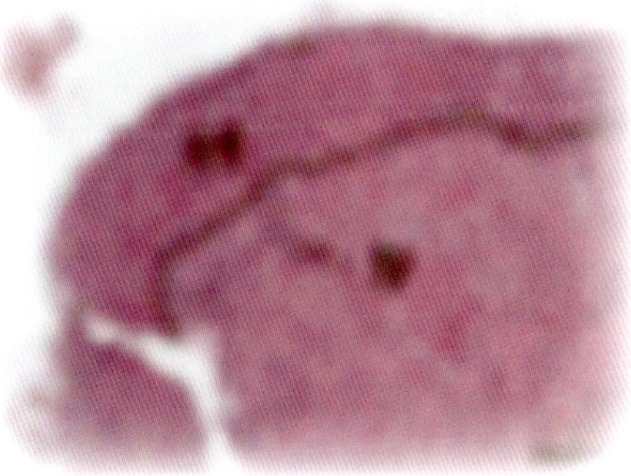

D

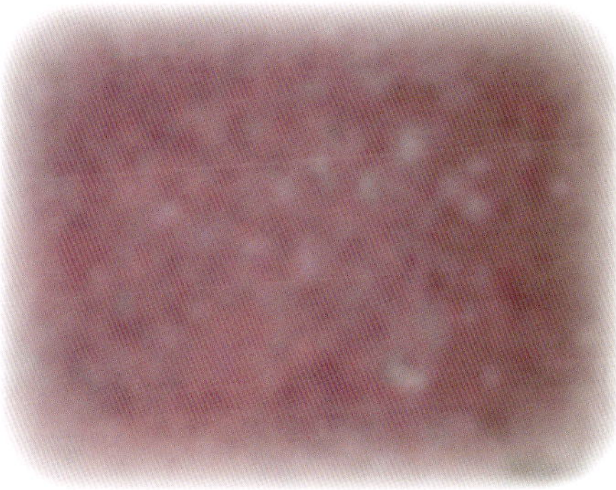

E

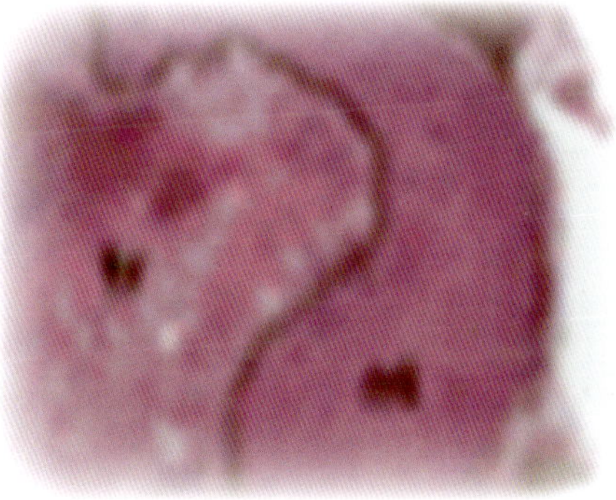

F

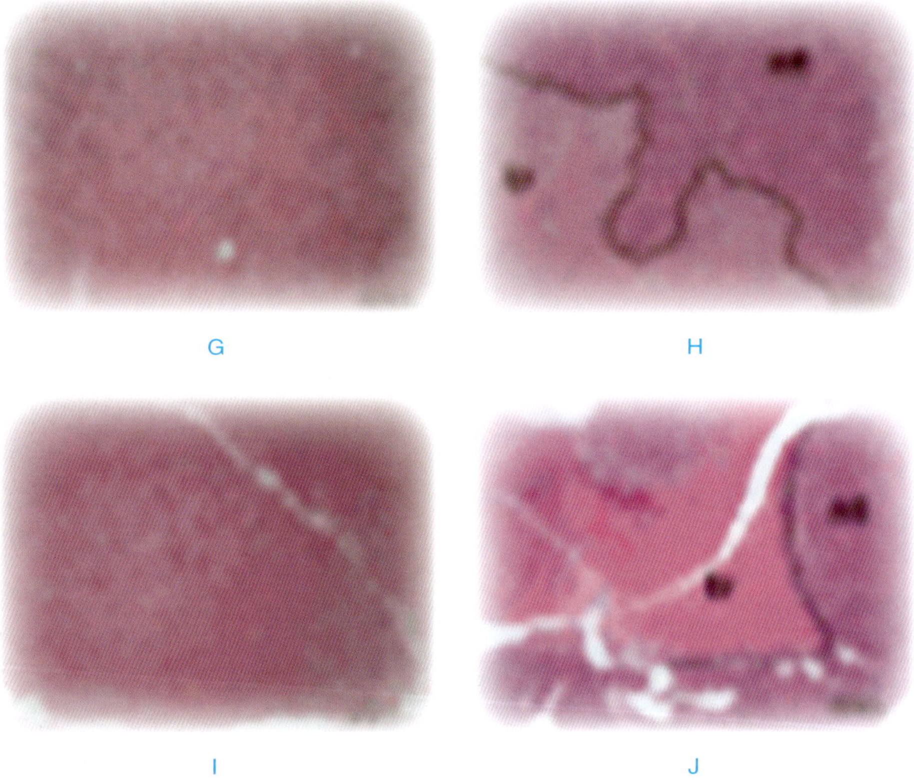

图 1.2-4 大鼠实验性肿瘤模型显微镜图像（HE 染色，40×）

A—对照组（电极间组织）；B—对照组（周边组织）；C—IRE 术后 5 小时（电极间组织）；D—IRE 术后 5 小时（周边组织）；E—IRE 术后 12 小时（电极间组织）；F—IRE 术后 12 小时（周边组织）；G—IRE 术后 24 小时（电极间组织）；H—IRE 术后 24 小时（周边组织）；I—IRE 术后 72 小时（电极间组织）；J—IRE 术后 72 小时（周边组织）

［引自： Kim HB, *et al. Biochem Biophys Res Commun*, 2013, 435(4): 653］

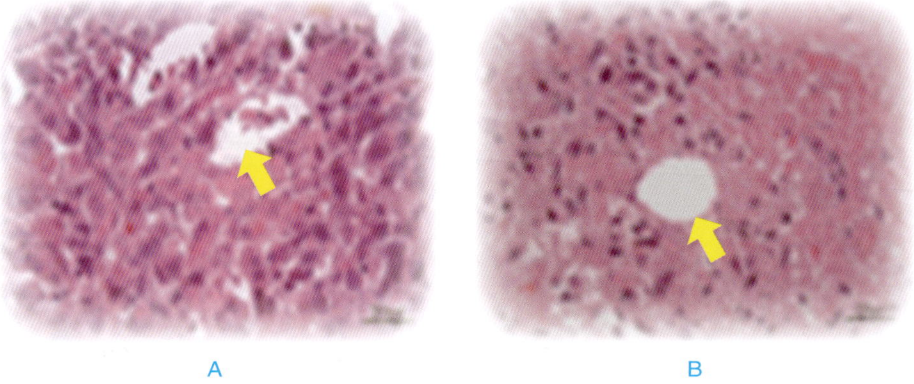

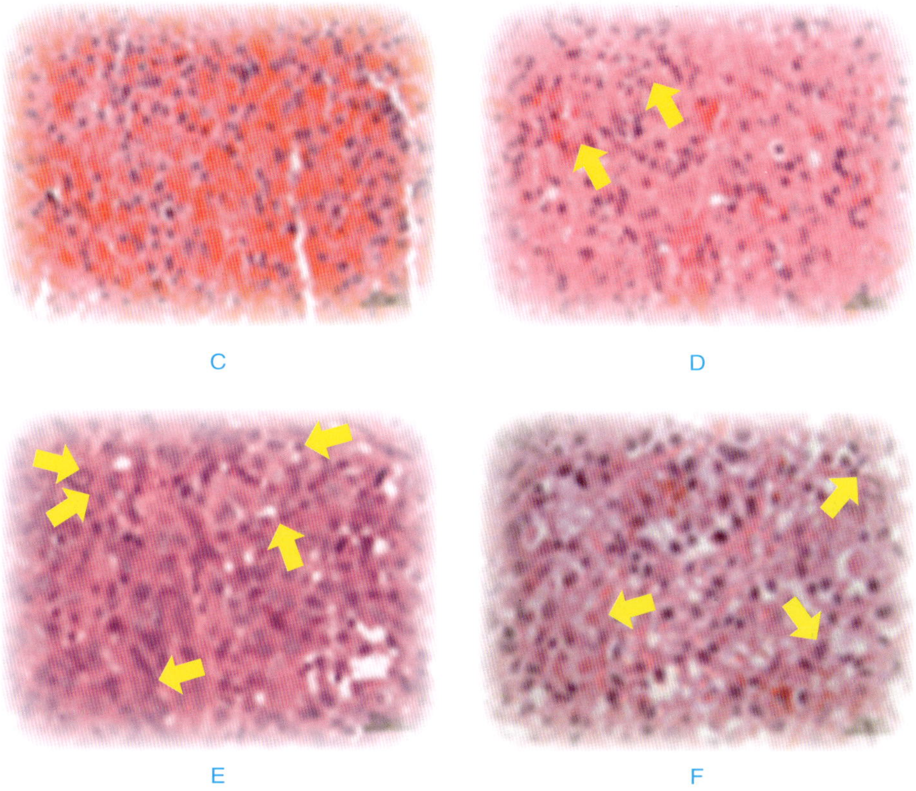

图 1.2-5 大鼠实验性肿瘤模型显微镜图像（HE 染色，40×）

A—凋亡的典型图像，正常组织显示毛细血管保存，而 IRE 消融区显示染色质浓聚（箭头），B—毛细血管保存（箭头），C—其他部位表现出血与核固缩；D—核破裂（箭头），是凋亡细胞胞核内染色质不可逆性浓聚所致；E—对照组正常组织的胞外基质（箭头）；F—IRE 消融后受损基质（箭头）

[引自： Kim HB, *et al*. *Biochem Biophys Res Commun*, 2013, 435(4): 653]

大动物

从小动物实验过渡到大动物（猪、兔和狗）的正常器官和肿瘤模型的 IRE 研究。

正常猪肝模型实验

Lee 等 [11] 对猪的肝脏作了 IRE 实验。暴露猪腹部，在实时超声监视下，经皮在肋下或剑突下插入电极探针，或剖腹放置探针。电极探针使用单极系统（2 或 3 根 18 号）或单根双极。使用实时超声在术中和术后监测消融区，并在术后 24 小时、7 和 14 天应用超声、CT 或 MRI 随访消融区演变。同时在术后不同时间杀死动物，收集组织作组织学和免疫组化检查。

上述实验回答了下列问题。

○大动物实验证实了经皮或剖腹做 IRE 的可行性。本研究在正常猪的肝脏制造了不同大小（25 mm × 17 mm 至 42 mm × 60 mm）的 IRE 消融区，结果显示根据探针类型（双极或单极）和电极间距离（10 ~ 30 mm），预先计划消融区的大小，其过程具有可重复性及可控性。这为 IRE 过渡到临床应用提供了依据。

○所有组织标本做免疫组化研究，无论是大体还是镜下均显示 IRE 消融区内细胞完全性坏死，而且消融区与正常组织之间界限清晰。这与目前正在应用的产热性消融技术不同，后者因“热吸除”作用，会导致消融不完全和界限不清。在 IRE 消融区，细胞死亡完全，即使靠近血管壁的细胞，也呈完全性死亡。这对开展临床应用是一个明确的提示，即 IRE 消融后因残留肿瘤细胞而导致复发及转移的可能性较少。

○ IRE 消融可在瞬间完成。消融靶区（椭圆形，15 cm^3，最大径 3.5 cm）从插入电极探针到完成消融，约需 7 分钟；其中，真正消融时间，即能量引入时间，少于 1 分钟。因此，在大多数情况下，IRE 消融在 10 分钟内可完成，而目前应用的消融技术需要 30 ~ 60 分钟。这一优点对介入治疗十分重要，因可减少并发症，缩短术后观察及康复时间。且因 IRE 需时短，可分次消融，这允许在同一过程中治疗较大的病变。

○本研究显示，超声、CT 和 MRI 等常规影像技术均可用于监测 IRE 消融。超声能在 IRE 治疗期间及其后近期显示界限清晰的可测量的消融区，而产热性消融（如射频）不可能用超声监视，因为热消融区有微泡使超声图像上产生高回声。热消融后短时间内使用 CT 和 MRI 也很难辨别治疗区的改变，而 IRE 不同，消融后 CT 和 MRI 上表现往往与组织学改变相一致。更有意义的是，本研究发现在 MRI 上，弥散加权成像（diffusion weighted imaging, DWI）显示 IRE 消融区弥散受限，与超声上显示的低回声高度一致。此现象出现的原理可能与消融区中心细胞死亡、血流淤滞、血流减少相关。

IRE 消融兔肝 VX2 肿瘤研究

Lee 等 [12] 采用兔肝 VX2 肿瘤模型做 IRE 消融实验（肿瘤直径

1 cm）。在超声监视下，从右上腹插入电极探针。术中、术后即刻以及 24 小时，3、7、14 和 28 天，用超声和 CT 随访。IRE 消融后不同时间处死动物，取肝组织作病理和免疫组化检查。结果发现（图 1.2-6）：（1）IRE 消融区，细胞呈均匀、一致性死亡，境界清晰，大体和组织学检查证明未见存活细胞；（2）IRE 消融不受血流热吸除的影响，血管周围细胞亦完全死亡；（3）IRE 消融时间超短，实际消融时间少于 1 分钟；（4）消融过程用超声实时监测，可及时发现若有消融不足的区域，可在同一次过程中，再次消融；最早于术后 24 小时即可用 CT 随访消融效果及其演变；（5）在对照组和假治组，几乎每一只动物均出现同时性或异时性肺或肝内种植，而在实验组，无此种转移发生，说明 IRE 消融覆盖整个肿瘤区，引起细胞的完全性死亡，从而清除了复发的来源；（6）应用免疫组化分析，从分子途径阐明细胞死亡机制。在 IRE 消融后 1 周，消融区凋亡的标记物（如 BCL-2）表达明显高于正常肝组织和 VX2 肿瘤。由于凋亡参与诸多正常细胞的发育，因此细胞凋亡后，损伤组织的修复与受损器官再生往往能快速和更有效地进行，器官内少有瘢痕形成，其功能也能更快地恢复，这具有明显的临床意义；（7）在 IRE 消融区，肝内重要结构（胆管和血管）均保存。小于 2 mm 的血管有血管炎，但大于 3 mm 直径的血管或无结构损伤，或仅有轻度狭窄。这些发现均显示在 CT 血管造影和大体标本以及显微镜下，应用多种血管壁标记如：血管性血友病因子（vWF）、血管内皮生长因子受体（VEGFR）和 Masson 三色染色，证实血管和胆管壁的结构完好。IRE 对这些结构影响甚小的原因可能是 IRE 仅能破坏消融区具有完整胞膜的细胞，而对内皮下薄层结缔组织和弹力组织如血管的内 / 外弹力层与外膜，几无作用。这些结缔组织对维持管道结构完整性十分重要，因此 IRE 消融后，完整的结缔组织保证了 IRE 消融不会破坏血管和胆管的完整性。CT 造影发现，IRE 后大血管内血流正常（动脉相、静脉相和延迟相），这有利于消融后的组织再生。

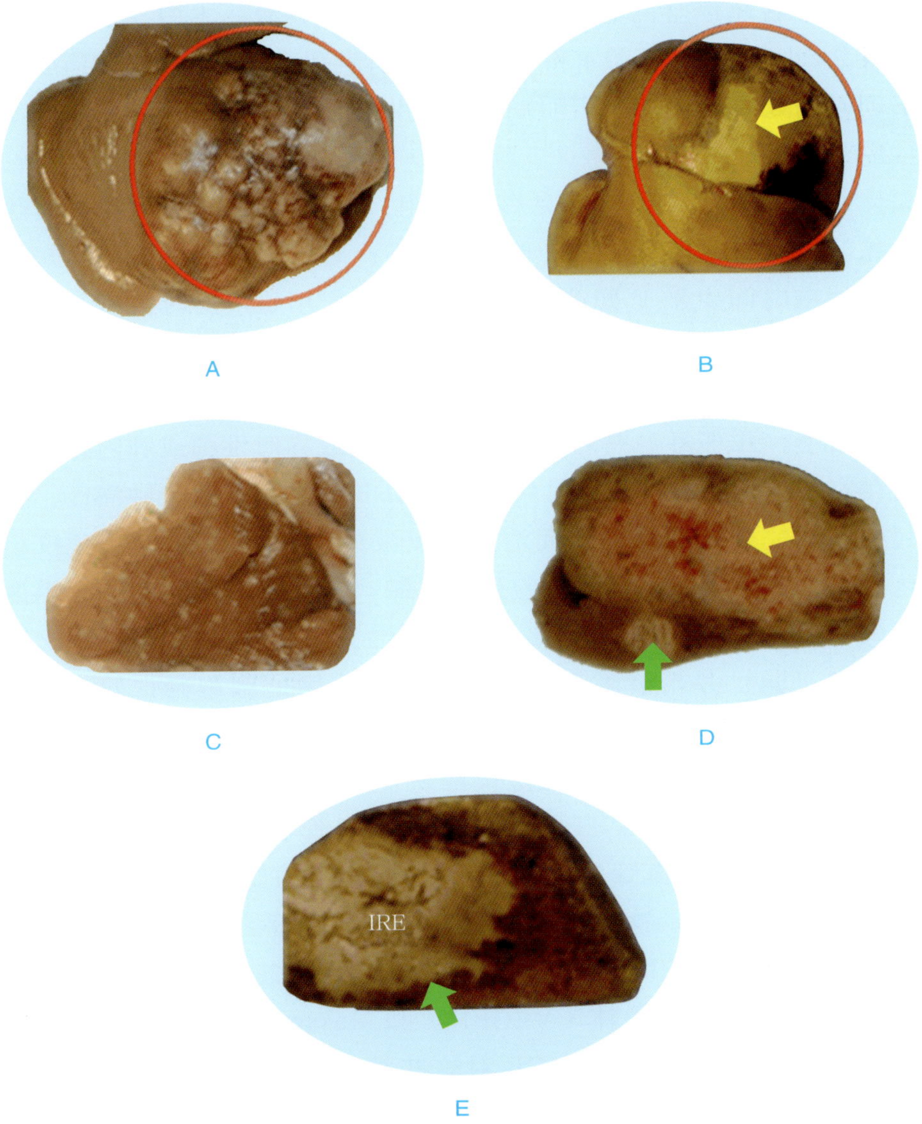

图 1.2-6　兔肝肿瘤的 IRE 消融

A—兔肝 VX2 肿瘤（肿瘤植入后 3 周）；B—肿瘤切面，见大块肿瘤（黄箭头）和转移；C—肺内大量转移（第 3 周）；D—肝肿瘤 IRE 消融（黄箭头），转移灶（绿箭头）；E—肝消融区切面，显示 IRE 消融区与周围正常肝组织的界限清晰（绿箭头）

［引自：Lee EW 1, *et al*. *Radiology*, 2010, 255: 433］

猪胰腺的 IRE 研究

Bower 等 [13] 在超声引导或开腹下，将 19 号单极电极或 16 号双极电极插入猪胰腺内，距离门静脉或肠系膜动脉 1 mm 处，作 IRE

消融。术后 3、7 和 14 天分别进行随访。所有动物术后均恢复，未见并发腹腔积液和胰腺坏死，血清淀粉酶和脂肪酶轻度升高，第三天回复正常。病理学分析发现消融区胰腺组织完全破坏，但血管结构完整（图 1.2-7）。

A

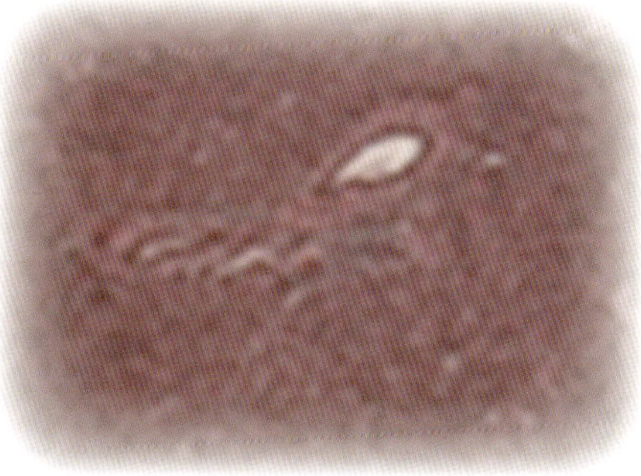

B

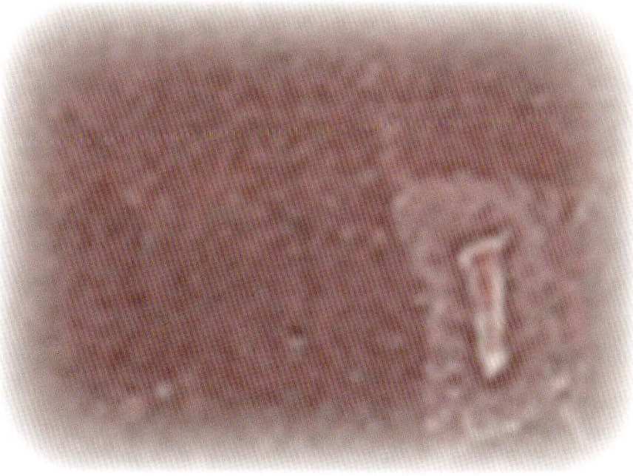

C

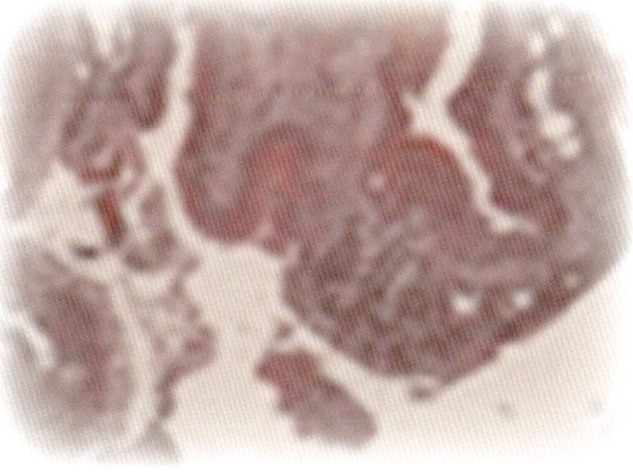

D

E

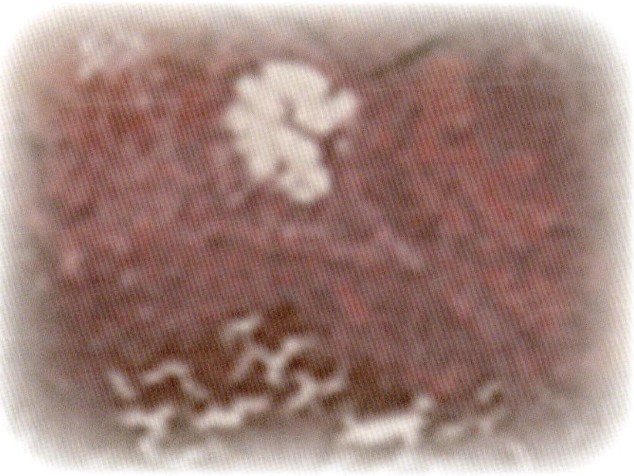

F

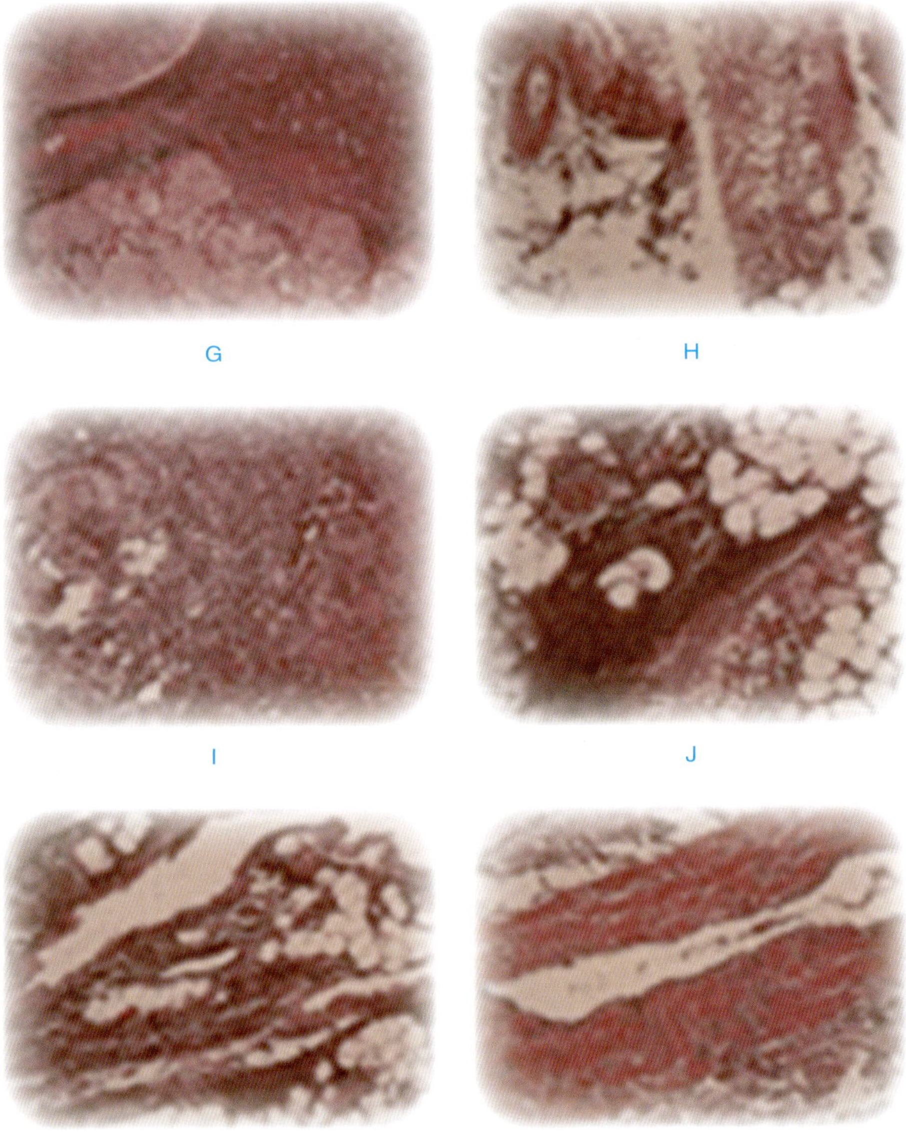

图 1.2–7　猪正常胰腺 IRE 消融术后第 14 天的组织学改变（HE 染色）

A—胰头未消融区的胰岛细胞；B—胰腺未消融区的胰腺组织和胰管；C—胰腺未消融区的胰腺组织、胰管和胰岛细胞；D—胰腺未消融区的一组胰管和部分胰腺组织；E—胰头消融区边界的胰岛细胞；F—胰腺消融区边界的胰腺组织和胰管；G—胰腺消融区边界的胰腺组织、胰管和胰岛细胞；H—胰腺消融区边界的一组胰管和部分胰腺组织；I—胰头消融区的胰岛细胞；J—胰腺消融区的胰腺组织和胰管；K—胰腺消融区的胰腺组织、胰管和胰岛细胞；L—胰腺消融区的一组胰管和部分胰腺组织

上述图像均显示消融区组织破坏，动脉、静脉和胰管完整

[引自：Bower M, *et al*. *J Surg Oncol*, 2011, 104: 25~26]

IRE 消融的猪肺实验

Deodhar 等[14]对 11 头猪作肺 IRE 消融后，观察其超急性（8 小时）、急性（24 小时）、亚急性（96 小时）以及慢性（3 周）的反应。在 CT 监测下，一对单极 IRE 探针插入肺内，随后应用增强 CT 随访消融后的反应，同时做组织学检查。共做 25 个消融区，其中 4 个超急性、4 个急性和 3 个亚急性消融区显示肺泡水肿和坏死，伴支气管、小支气管和血管上皮坏死；慢性期显示支气管炎性闭塞和肺泡间质纤维化。IRE 后立即 CT 检查显示沿着探针有线状或块状高密度改变。在 1 周时，有肺实变出现，3 周后肺实变部分或全部消失。

兔头颈部 VX2 肿瘤的 IRE 研究

Wong 等[15]采用兔头颈部 VX2 肿瘤作了 IRE 消融有效性研究。制造的肿瘤位于耳后，该区具有类似于人的淋巴引流。肿瘤直径 1 cm。将双极探针插入肿瘤内，电压 2500 V/cm，脉冲 90 个；整个治疗过程，从插针到消融完成，少于 3 分钟；应用增强 CT 评价消融后肿瘤的改变，最终处死动物，取出肿瘤组织，作有关检测。结果显示：（1）IRE 引起头颈部肿瘤细胞完全死亡；（2）IRE 消融后，转移和淋巴受侵发生率降低；（3）消融区与周围组织和重要结构如血管之间，有明确界限；（4）消融过程可通过超声实时探测，早在术后 24 小时就能通过增强 CT 探知消融后的演变；（5）消融过程极快，有利于术后恢复，减少了并发症的发生；（6）免疫组化分析显示，肿瘤 IRE 消融区细胞凋亡，可减少瘢痕形成，这特别有利于头颈部肿瘤的治疗；（7）临近血管，尤其直径 3 mm 以上血管均未受损，这有助于术后恢复。

IRE 消融犬的前列腺模型研究

Onik 等[2]用犬作为实验模型，检测了 IRE 消融前列腺病变的可能性与安全性。6 条犬接受经皮或经直肠的超声引导下 IRE 消融。结果显示 IRE 在前列腺内形成的消融区中细胞均死亡；正常区与消融区间界限清晰，过渡区狭窄；临近血管的细胞也死亡，提示无热吸除效应；尿道黏膜下出血，但管腔通畅；2 周后的随访显示消融区内血管与神经束、神经节细胞均无受损证据。作者认为 IRE 消融治疗前列腺疾病优于目前常用的热或冷消融。

临床研究

已有临床应用 IRE 治疗肝癌、胰腺癌、肾癌、前列腺癌、肺癌及乳腺癌的报道。

2013 年，Phillips 等[16]对 7 个研究中心在 2010 年 9 月 ~ 2012 年 7 月采用 IRE 治疗的 150 例肿瘤患者，从肿瘤学与转归上分析 IRE 的效果。共作 167 次 IRE 消融，肿瘤大部分是肝癌（39.5%）和胰腺癌（35.5%）。150 例分为三组，其病况与一般资料相似，但 C 组肿瘤较大（中位直径 3.9 cm vs 全组中位直径 3 cm，P=0.001），病变数目较多（平均 3.2 vs 全组 2.2，P=0.07），较多的血管侵犯（P=0.001），治疗次数较多（P=0.001），治疗时间也较长（P<0.001）。尽管如此，三组并发症与较高级别并发症相似 (P=0.24)，C 组病患率 13,3%（总 29.3%），高级别并发症发生率 4.19%（总发生率 12.6%）；胰腺 IRE 与剖腹 IRE 的并发症较多。

Thomson 等[17]报道一个研究中心采用 IRE 治疗各种肿瘤的非随机性研究结果：38 例患者（包括肝、肾和肺肿瘤共 69 个），全身麻醉下采用 IRE 治疗，治疗前与治疗后即刻、1 和 3 个月作 CT 检查随访结果。30 天内无死亡发生。初期有 4 例并发暂时性室性心律失常，其后采用心电同步技术，30 例中仅 2 例发生心律失常（室上性心动过速和心房纤维颤动）；1 例发生上尿道梗阻；1 例肾上腺意外被直接电穿孔，发生暂时性高血压；无其他临近器官受损证据；其他不良反应与 IRE 无直接关系，2 例发生暂时性神经麻痹，系麻醉时肢体较长时间过度伸展所致。CT 证明 66% 的肿瘤获得完全性消融（46/69）。治疗失败主要见于肾和肺肿瘤。3 例患者接受活检，显示消融区呈凝固性坏死。

肝癌

Cheung 等[18]报道 2008 ~ 2009 年应用超声或 CT 引导下经皮 IRE，治疗 11 例不能手术切除也不适宜射频消融的肝细胞癌患者。共 18 个肿瘤接受治疗。肿瘤平均 2.44 ± 0.99 cm（1.0 ~ 6.1 cm），5 例患者的肿瘤多于一个；平均随访时间 18 个月（14 ~ 24 个月）。6 例因局部残存或复发，给予反复治疗。结果：13 个病灶（72%）呈完全消融，其中≤ 3cm 的病变 93%（13/14）获得消融。局部无复发时间 18 个月 ± 4 个月，远处无复发期 14 个月 ± 6 个月；观察期无并发症发生。初步结果显示 IRE 是一种安全可行的局部消融技术，特别对小于 3 cm 的肝癌患者。

Thomson 和 Kee[19] 报道 29 例肝肿瘤者接受经皮 IRE 治疗（共 75 个肿瘤）；随访 3 个月，未出现与肝内血管、胆管及临近器官相关的并发症。

之后相继有报道证明 IRE 尤其适用于治疗生长在胆管周围或大血管附近的肝癌 [20~22]。

胰腺癌

2012 年，Bagla 和 Papadouris[22] 首先报道 IRE 经皮治疗 1 例手术不能切除的胰腺癌患者获得成功。

Narayanan 等 [23] 于 2012 年报道 14 例胰腺癌患者接受 15 次 IRE 治疗。14 例中，3 例为转移性患者，11 例肿瘤为局部进展性；所有患者均接受过化疗，11 例接受过放疗；平均肿瘤大小 3.3 cm（2.5 ~ 7 cm）。IRE 消融后即刻和 24 小时时作 CT 扫描，在所有病例均显示治疗区的血管结构完好。2 例分别在 4 个月和 5 个月时接受手术，手术切缘均阴性，1 例病理学上显示完全效应，该 2 例分别在 11 个月和 14 个月时仍无病生存；无治疗相关性并发症发生。

Martin 等 [24] 报道在 2009 ~ 2011 年采用 IRE 治疗 27 例不能手术的胰腺癌患者的结果。消融成功率 100%，90 天内仅 1 例死亡。无病例出现胰腺炎和胰漏等并发症。

肾肿瘤

Pech 等 [25] 报道采用 IRE 治疗 6 例肾肿瘤的 I 期研究，显示其治疗肾癌的安全性和可行性。

前列腺癌

Onik 和 Rubinsky[26] 报道 16 例前列腺癌在经直肠超声引导下采用 IRE 治疗的结果。所有病例对治疗耐受良好。15 例接受术后活检，未见癌肿证据；1 例拒绝术后活检，但 PSA 正常。治疗区的血管完好，神经束完整。

IRE 消融机制

目前，IRE 消融的机制尚未完全明了，通常认为，当超过 0.5 V/

nm 的电场作用于静态细胞，形成穿膜性电势时，胞膜发生双电击穿（dielectric breakdown），水进入细胞内，形成亲水性孔隙。

Tarek[27] 提出一种分子动力模型，解释胞膜穿孔的两个步骤：在电场作用下，水分子排成一线，穿入细胞双层脂质膜的疏水中心，形成水通道。此种通道长度加长，直径扩大，形成充水性孔隙（water-filled pores）。脂质头基团（lipid head group）从胞膜的膜 – 水界面转移到脂质双层的中间层，流入孔隙，使其变得稳定。电场越强，脂质头基团流入越多，被水充溢的孔隙数目也变多[28]；整个过程发生在几纳秒内。孔隙大小是纳米级。细胞类型不同，形成的孔隙有所差异。在猪的肝脏，IRE 形成的孔隙平均 340 ~ 360 nm。血管壁的裂隙连接允许电脉冲穿过壁而不形成纳米孔，从而阻止了 IRE 对血管壁的破坏。

IRE 的优点

综合临床前和临床研究资料，IRE 消融具有下列优点：

组织选择性，保存治疗区内的重要结构

在 IRE 消融的肝组织内，关键性结构如肝动脉、肝静脉、门静脉和肝内胆管，均能获得保留（图 1.2–8）。IRE 时，细胞死亡是由凋亡介导的。主要由蛋白质组成的结构（如血管弹力和胶原结构）以及细

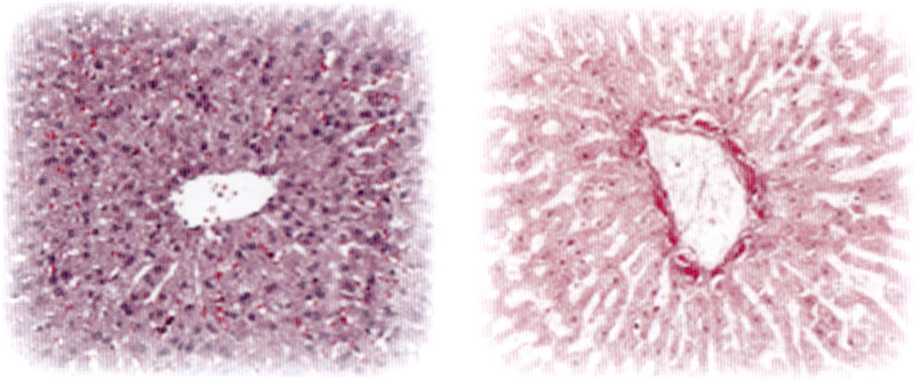

A　　　　B

图 1.2–8　IRE 消融区内、外的肝细胞与中央静脉的病理表现

A—非消融区内组织正常；B—IRE 消融区内所有的血管周围肝细胞均被完全消融，细胞死亡，见核固缩和核破裂 (HE 染色，40×)

[引自：Lee EW, *et al*. *Gut Liver*, 2010, 4(Suppl 1): S 602]

胞周围基质蛋白，不受电流影响。神经纤维周围的髓磷脂有绝缘性能，因此能保护神经束免受IRE损伤[1]。对其他重要结构，如输尿管、支气管，IRE也不会引起严重损伤[29]。

完全消融区与未受影响区之间界限清晰

IRE的另一优点：无论肿瘤的位置、大小及形状，消融区内的细胞均能完全死亡；血管周围的肿瘤细胞，无论是形状不规则或很大的肿瘤，均能被IRE完全性消融。所有被IRE消融的区域均有明显的边缘，消融区与非消融区之间界限清晰，在大体上或显微镜下均如此（图1.2–9）。正是由于界限清晰的边缘，才能更正确地评价IRE消融的治疗效果、转归及其随访疗效。其他消融手段（如射频、微波）往往产生消融的“灰色区”，而IRE则无“灰色区”。这种“灰色区”意味着消融不完全，往往成为残存肿瘤或复发的根源[30]。

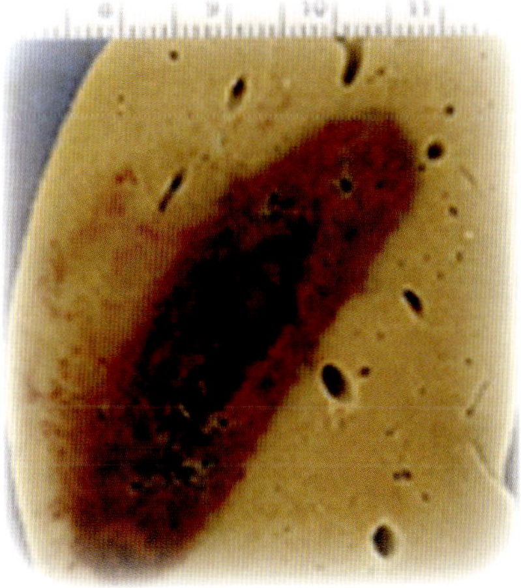

A

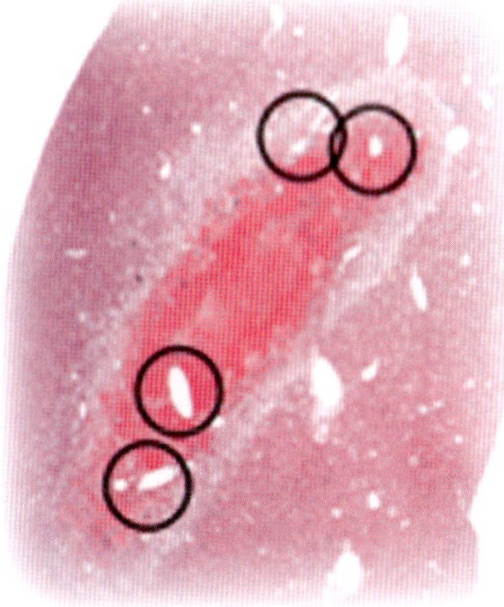

B

图1.2–9　正常肝脏IRE消融后的图像（HE染色）

A—大体标本可见消融区和非消融区之间界限分明；B—图像显示在消融区内，大量的直径1 mm的血管和胆管均保存完好

［引自：Lee EW., *et al*. *Gut Liver*, 2010, 4(Suppl 1): S 9104］

无热吸除效应

前已述及，IRE与传统热消融最大的区别是通过非热性机制引起细胞死亡。短暂而强大的电场（1500 ~ 3000 V）作用于消融区，使胞膜产生无数纳米孔，引致细胞内环境破坏，进而导致细胞凋亡与坏死。

IRE 治疗使用超短脉冲，不会产生焦耳制热，因此不会产生热消融；短脉冲短间隔，也减少了热效应。热吸除效应是大血管周围消融性热能量被血流吸走导致的；冷吸除效应具有类似性质，消融性冷能量不能到达大血管周围的组织。因此热 / 冷吸除效应将引起血管周围消融不完全，导致肿瘤复发。由于不依赖于热或冷，IRE 无热 / 冷吸除效应，能产生与冷或热吸除效应无关的肿瘤消融区，可在病变区内产生较完全的消融，即使有大血管穿过的消融区也是如此（图 1.2 –10）[31]。

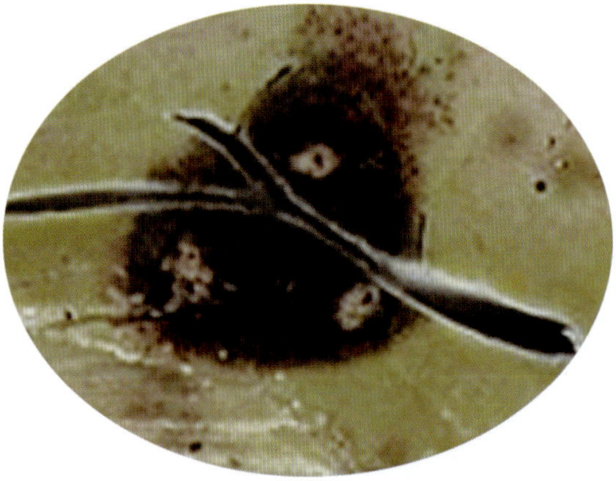

图 1.2–10　猪肝脏 IRE 消融后的大体标本

标本图像显示血管旁肝组织被完全消融，无“热吸除效应”
[引自：Lee EW, *et al. Gut Liver*, 2010, 4(Suppl 1) : S 9104]

IRE 是一种非热性技术，不会发生“热吸除效应”，血管旁的细胞也被完全消融，消融区脉管系统功能不受影响。

缺乏热力引起的坏死

现有的肿瘤消融技术均可引起凝固性坏死。在射频热消融区，组织破坏与死亡很难识别。虽然凝固性坏死足以杀死所有肿瘤细胞，但其破坏细胞具有不可预测性，且难以控制，又能破坏消融区内血管和胆管这样的重要结构，还留下坏死碎屑和死亡组织，对机体可能产生毒性损害。相反，IRE 引起的细胞死亡是通过凋亡，后者是一种生理性程序性死亡。使用 BAX 和 TUNEL 测定证实了 IRE 消融时的凋亡（图 1.2–11）。IRE 引起的凋亡性细胞死亡的优点在于能激发免疫介导性细胞死亡，后者引起细胞吞噬作用，清除消融后细胞碎屑，有利于组织快速修复和再生。由于凋亡被认为是每个细胞周期的自然过程，又由于 IRE 不会引起坏死，因此可避免产生与坏死相关的并发症 [7, 32]。

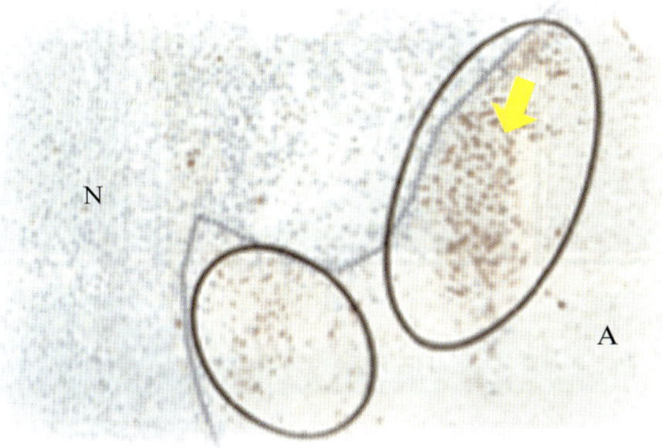

图 1.2-11　正常肝脏组织 IRE 消融区高倍放大图像

显示正常肝组织（N）无任何 TUNEL 阳性细胞，而在 IRE 消融区（A）内有大量 TUNEL 阳性细胞（圈内）。多种免疫组化技术包括 TUNEL 测试、BCL-2 和半胱氨酸天冬氨酸蛋白水解酶（caspase）染色显示消融区细胞死亡系因凋亡

［引自：Lee EW, *et al*. *Gut Liver*, 2010, 4(Suppl 1) : S 103］

治疗时间短

对一 3 cm 直径的实质性肿瘤，通常使用 90 个超短脉冲，脉冲长 100 微秒。单次消融时间短于 1 分钟。如欲产生三四次重叠消融，约短于 5 分钟。IRE 时间短，麻醉时间相应缩短，进而减少了术后疼痛等不良反应，缩短住院时间和减少费用。而且，IRE 可在一次对多个肿瘤进行治疗或对一个肿瘤多次消融。

实时监测

IRE 消融时可以使用影像技术（超声、CT 和 MRI）监测全过程（图 1.2-12）。在这些技术监测下，IRE 探针放置、消融内过程与消融后改变均可被清晰显示 [33]，可如同病理检查那样勾画消融范围与轮廓。超声或 CT 勾画的消融区与病理上消融区相差仅在数毫米之内，提示在监测消融范围时影像的正确性。在影像上显示的未消融区可以再做 IRE，从而保证了对肿瘤的完全消融。此外，实时影像监测能提供消融周围区的情况，从而避免消融相关性并发症，有利于术后患者的迅速恢复。

IRE 系统（图 1.2-14）包含电极探针：单极与双极（16 号和 18 号）两种。单极探针长度 15 和 20 cm，当使用单极探针时，至少需使用 2 支才能制造适合的消融区；单次治疗时最多可使用 6 支电极探针；在任何时段治疗区均限制在 2 根探针之间的组织；IRE 发生器备有治疗计划运算软件，能让手术者判断为制造适当的消融区需要的探针数。

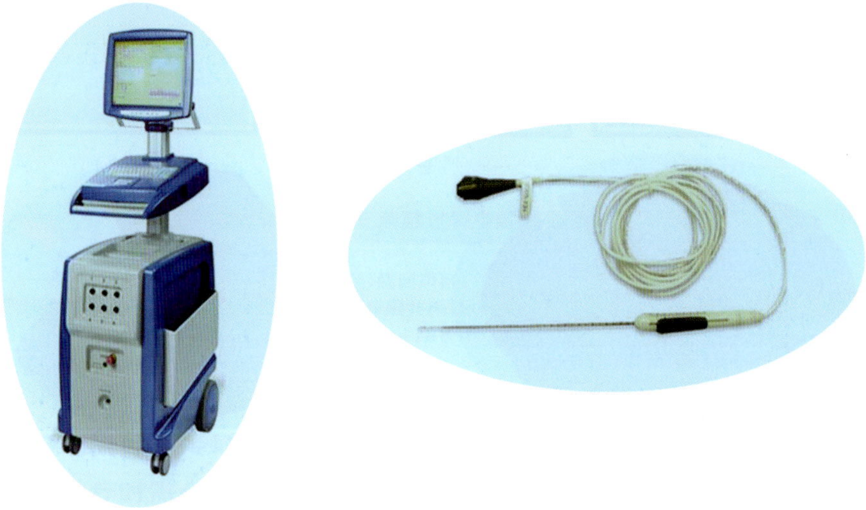

A　　　　　　　　B

图 1.2-14　IRE 组织消融系统和单电极探针

A—IRE 组织消融系统（纳米刀）；B—单电极探针

软件不能提示目标组织位置，这是术者需要自己判断的。理想的探针间距：1.5 ~ 2.0 cm。探针内控制杆是用来暴露 1 ~ 3 cm 的活性顶段。活性段暴露长度取决于目标组织的大小及组织类型，对肝行 IRE 时，通常暴露 1.5 ~ 3 cm 被认为是安全的。如果肿瘤深度较深（如超过 4 cm），可先暴露 2 cm，再回抽探针，然后做第二次治疗，以使治疗范围覆盖整个靶区。双极探针系同一探针上有两极，其间有绝缘物隔开，能制造 2.0 cm × 2.0 cm × 2.5 cm 消融区[38]。

给予全身麻醉及肌肉松弛药。电极探针常在 CT 或超声引导下经皮放置。治疗时通常将 90 个高压（1500 ~ 3000 V）直流电（25 ~ 45 V）脉冲，引入一对电极探针之间或单根双极探针。脉冲长度 100 微秒，脉冲间隔 250 微秒。按治疗指南：成功消融的脉冲数，对于单极探胞碎屑，有利于组织快速修复和再生。由于凋亡被认为是每个细胞周期的自然过程，又由于 IRE 不会引起坏死，因此可避免产生与坏死相关的并发症[7, 32]。

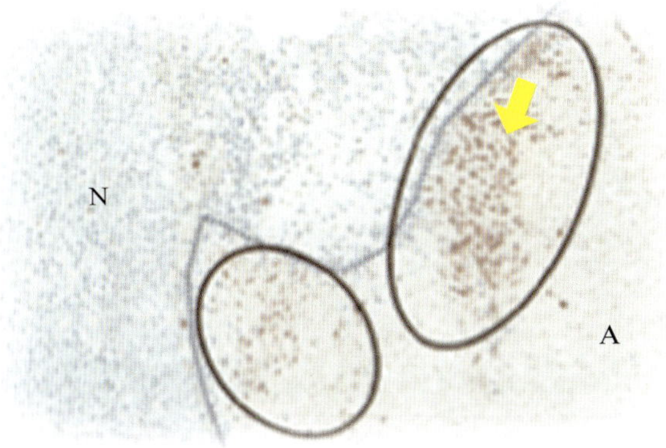

图 1.2–11　正常肝脏组织 IRE 消融区高倍放大图像

显示正常肝组织（N）无任何 TUNEL 阳性细胞，而在 IRE 消融区（A）内有大量 TUNEL 阳性细胞（圈内）。多种免疫组化技术包括 TUNEL 测试、BCL–2 和半胱氨酸天冬氨酸蛋白水解酶（caspase） 染色显示消融区细胞死亡系因凋亡

［引自：Lee EW, *et al*. *Gut Liver*, 2010, 4(Suppl 1) : S 103］

治疗时间短

对一 3 cm 直径的实质性肿瘤，通常使用 90 个超短脉冲，脉冲长 100 微秒。单次消融时间短于 1 分钟。如欲产生三四次重叠消融，约短于 5 分钟。IRE 时间短，麻醉时间相应缩短，进而减少了术后疼痛等不良反应，缩短住院时间和减少费用。而且，IRE 可在一次对多个肿瘤进行治疗或对一个肿瘤多次消融。

实时监测

IRE 消融时可以使用影像技术（超声、CT 和 MRI）监测全过程（图 1.2–12）。在这些技术监测下，IRE 探针放置、消融内过程与消融后改变均可被清晰显示[33]，可如同病理检查那样勾画消融范围与轮廓。超声或 CT 勾画的消融区与病理上消融区相差仅在数毫米之内，提示在监测消融范围时影像的正确性。在影像上显示的未消融区可以再做 IRE，从而保证了对肿瘤的完全消融。此外，实时影像监测能提供消融周围区的情况，从而避免消融相关性并发症，有利于术后患者的迅速恢复。

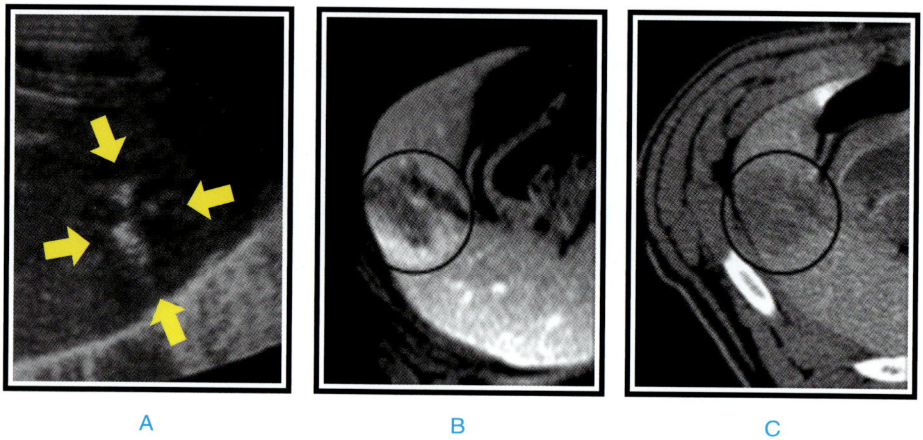

图 1.2-12 IRE 消融过程中的影像学表现

A—超声实时监测 IRE，IRE 消融区显示低回声区；B—肝增强 CT 显示延迟相消融区低密度，周围呈增强影；C—使用对比剂脂肪饱和 T1 加权磁共振显示的 IRE 消融区，表现为消融区轻度增强
[引自：Lee EW, *et al*. *Gut Liver*, 2010, 4(Suppl 1): S 103]

IRE 的缺点和限制性

- 电流可直接刺激神经肌肉接点，引起强力的肌肉抽搐，因此治疗时需全身麻醉，使用肌肉松弛药[34]。
- 电流可刺激心脏，引起心律失常；采用心电同步激发，可避免此种并发症。
- 若组织内电导率不均匀（如肺脏），IRE 消融可能产生不均质性。

IRE 的操作

IRE 时电极探针放置要求覆盖整个肿瘤。IRE 消融效果受一系列参数的影响，包括脉冲形状、长度、频度及电场强度、施予电极的电压高度，以及电极形状、直径及其靶组织类型[27]。消融前采用数学模型计算，有助于预测消融范围，以获得最大的消融效果，减少正常组织受累。

Zupanic 等[35]曾研究可逆性电穿孔时不同电极形状的作用，其目的是最大限度地获得可逆性电穿孔区，尽量减小 IRE 区。电压、电极的间距与电极插入深度均可影响电场分布。仅有很少文献报告了电极形状对 IRE 消融的影响。但对可逆性电穿孔研究的结果可作为 IRE 消融的参考。

Adeyanju 等[36]制作了类似于人肝的 3D 肝脏模型 [18 cm（宽）×10 cm

（深）×15 cm（高）]，内有直径 2.5 cm 肿瘤，用此模型研究了针形电极形状对肝癌治疗的影响，发现平行放置的电极能产生较均匀的电场，对浅表肿瘤更为有效；对于消融 2.5 cm 大小的椭圆形肿瘤，最合适的参数是 2 根电极，相距 2 cm，电极顶端在肿瘤高度的一半下方 1 cm 处，通常相当于肿瘤中心或偏下方（图 1.2–13）。他们发现，电极的间距比插入深度更为重要。增加电极探针不可能提高消融效果。

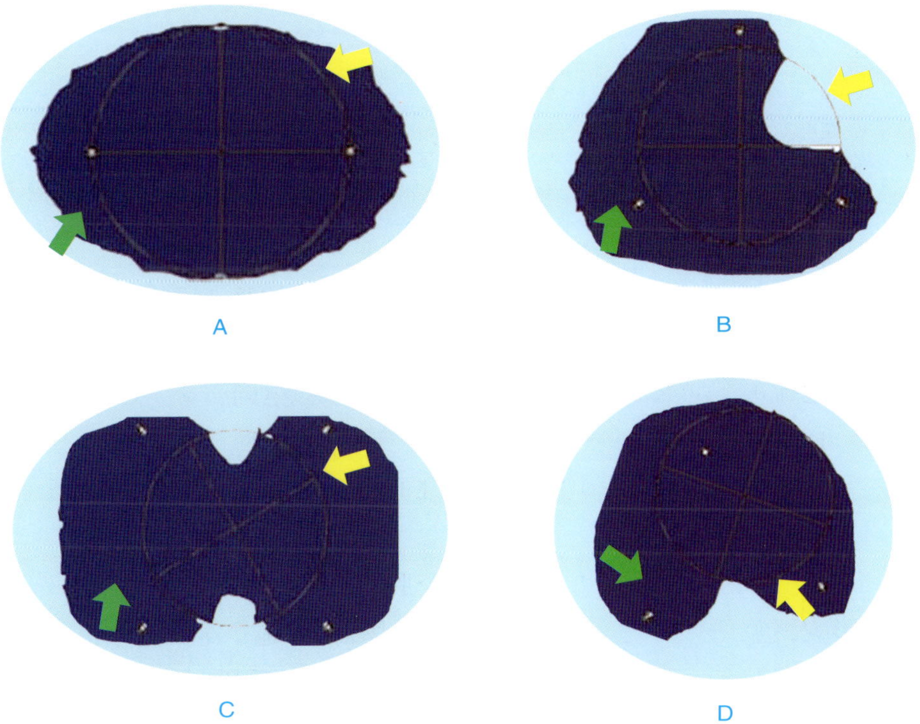

图 1.2–13　肿瘤截面图及其消融区

A—2 根电极（小细点），相距 2.5 cm，深度 1 cm；B—3 根电极（小细点）；C—4 根电极（小细点）；D—3 根电极（小细点），电极从中心向右移动 1 cm。黄箭头示肿瘤截面，绿箭头示消融区。注意：B 的消融区不对称，部分未被消融；C 的消融区狭小，部分未被消融（IRE 所用电压 5.05 kV）

[引自：Adeyanju OO, *et al. Radiol Oncol*, 2012, 46(2): 130]

目前临床采用的 IRE 发生器系美国 AngioDynamics 公司出品的 IRE 组织消融系统纳米刀（NanoKnife TM，AngioDynamics1: Queensbury, NY，USA，图 1.2–14），最大能量输出为 3 kV，50 A[37]。

IRE 系统（图 1.2-14）包含电极探针：单极与双极（16 号和 18 号）两种。单极探针长度 15 和 20 cm，当使用单极探针时，至少需使用 2 支才能制造适合的消融区；单次治疗时最多可使用 6 支电极探针；在任何时段治疗区均限制在 2 根探针之间的组织；IRE 发生器备有治疗计划运算软件，能让手术者判断为制造适当的消融区需要的探针数。

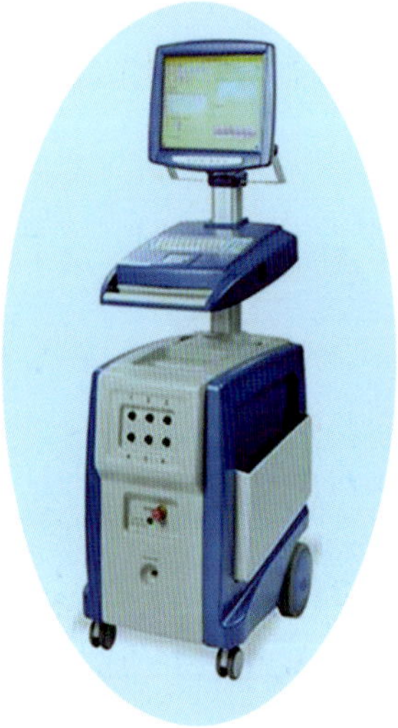

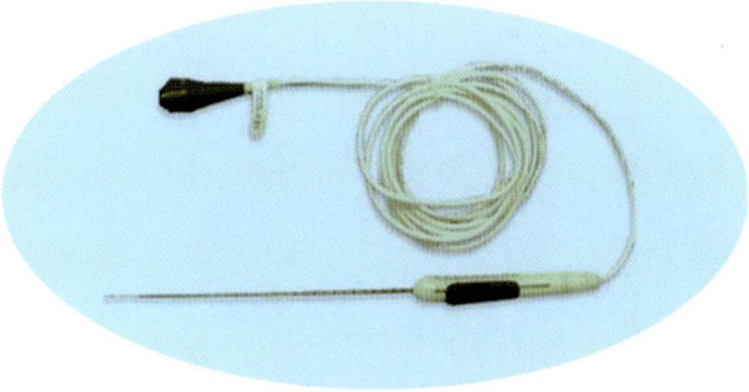

A　　　　　　B

图 1.2-14　IRE 组织消融系统和单电极探针

A—IRE 组织消融系统（纳米刀）；B—单电极探针

软件不能提示目标组织位置，这是术者需要自己判断的。理想的探针间距：1.5 ~ 2.0 cm。探针内控制杆是用来暴露 1 ~ 3 cm 的活性顶段。活性段暴露长度取决于目标组织的大小及组织类型，对肝行 IRE 时，通常暴露 1.5 ~ 3 cm 被认为是安全的。如果肿瘤深度较深（如超过 4 cm），可先暴露 2 cm，再回抽探针，然后做第二次治疗，以使治疗范围覆盖整个靶区。双极探针系同一探针上有两极，其间有绝缘物隔开，能制造 2.0 cm × 2.0 cm × 2.5 cm 消融区 [38]。

给予全身麻醉及肌肉松弛药。电极探针常在 CT 或超声引导下经皮放置。治疗时通常将 90 个高压（1500 ~ 3000 V）直流电（25 ~ 45 V）脉冲，引入一对电极探针之间或单根双极探针。脉冲长度 100 微秒，脉冲间隔 250 微秒。按治疗指南：成功消融的脉冲数，对于单极探针是 70 ~ 90 个。电压设定取决于每对电极的间距，要求至少应在电极间产生 1000 V。如果电流超过 48 A，发生器将自动停止释放脉冲及再充电。每次消融均先用计划输出能量的 10%，以估计达到最大消融所需要的能量。一般给予 90 个脉冲，取决于靶组织大小和所用探针电极数目，治疗时间 1 ~ 10 分钟。

为了预防脉冲电流引起心律失常，IRE 系统附有心电同步装置 AccuSync 72（图 1.2-15），即 ECG 触发调节器，以保证脉冲输出与心节律同步，以免产生心律失常。该装置自动探测到心电 R 波的上升支，在此期发出信号给 IRE 发生器。约在 50 毫秒后，IRE 发生器释放脉冲能量，此时或稍前正是心室不应期 [38]。

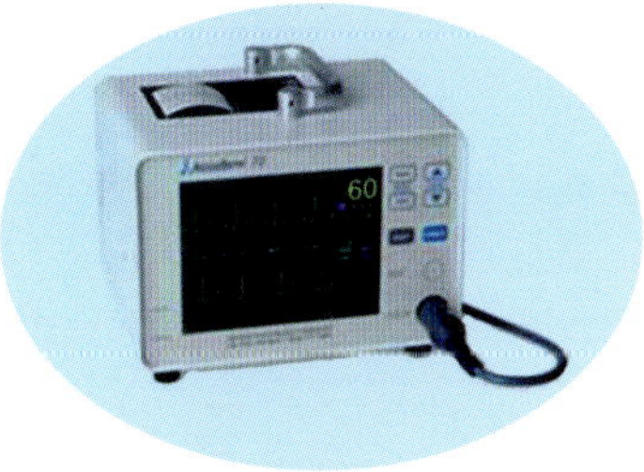

A

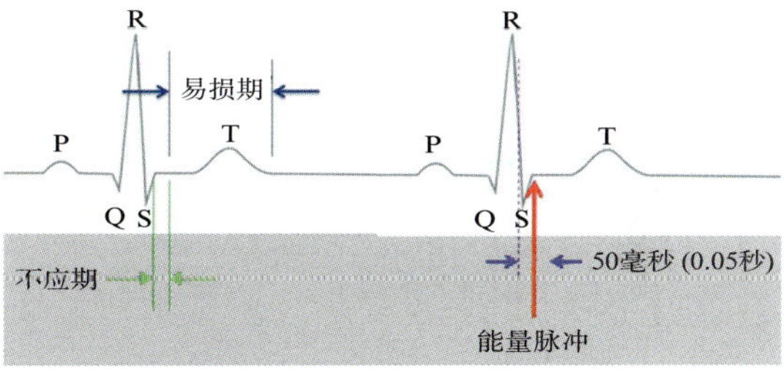

B

图 1.2-15　AccuSync 72 ECG 触发仪

A—AccuSync 72 ECG 触发仪；B—在测到心电 R 波升支时，向 IRE 发生器发出信号，触发 IRE 释放电流脉冲，此时或稍前心室处于不应期

常用 IRE 实施参数：

- 每次治疗脉冲数：90
- 脉冲长度：100 微秒
- 脉冲间隔时间：100 ~ 1000 微秒
- 电场强度：1500 V/cm
- 电流强度：50 A（取决于组织和几何形状）
- 最大消融容量：使用 2 根电极，最大消融 4 cm × 3 cm × 2 cm

消融的有效性可用超声、CT 或 MRI 等影像技术判断。成功治疗的标志是在 CT 影像上的消融区无造影剂增强。Zhang 等 [33] 在大鼠的正常肝脏与肿瘤作了 IRE 消融前后的影像学研究，发现 IRE 后灰阶超声、平扫 CT 及 MRI 的图像均迅速发生改变，与未消融的区域有明显区

别，很易被临床识别。Lee 等 [39] 在猪肝和 Bower 等 [13] 在猪胰腺的 IRE 实验中，均证明超声显示的消融后改变与病理学表现相一致。有报道消融后电传导性发生改变，认为电阻抗断层成像（electrical impedance tomography）可实时监测消融过程，并可随访消融的有效性 [39]。IRE 发生器能及时报告电流强度（安培数），由此可计算靶组织的阻力变化，由此预测组织消融的有效性。Dunki-Jacobs 等 [40] 在 65 例胰腺癌 IRE 中测定了组织阻力及其变化曲线，发现两者能预测局部治疗失败或复发。

适应证与禁忌证

IRE 最理想的适应证是实质性肿瘤，局限于某一器官而无全身转移，肿瘤在 4 cm 以下。肿瘤越小效果越佳 [29, 30]。

禁忌证主要有：（1）消融区域存在植入的心脏起搏器或除颤器；（2）消融区域附近植入有电子设备与金属零件；（3）消融区域为眼部，包括眼睑；（4）有癫痫病史或心律失常病史；（5）近期发生过心肌梗死 [30]。

展望

IRE 是一种新型肿瘤消融技术。从体外到体内，从应用小动物到大动物，从正常器官到肿瘤模型，从动物实验到临床应用，IRE 经历了十分认真的转化研究过程。现有资料证明，IRE 能在极短时间内，在实时监测下，完全消融肿瘤，同时保存器官内重要的生命结构，比之目前应用的消融技术，具有更多优越性。虽然尚需在更多不同组织上试验，对其病理生理学也需深入研究，临床价值有待更多多中心随机研究证实，但已有的资料已表明 IRE 是一种新的、十分有前景的肿瘤治疗手段。

（徐克成　吕有勇　李尹雄）

参考文献

[1] Rubinsky B, Onik G, Mikus P. Irreversible electroporation: a new ablation modality-clinical implications. *Technol Cancer Res Treat*, 2007, 6(1): 37~48

[2] Onik G, Mikus P, Rubinsky B. Irreversible electroporation: implications for prostate ablation. *Technol Cancer Res Treat,* 2007,6(4): 295~300

[3] Daniels C, Rubinsky B. Electrical field and temperature model of nonthermal irreversible electroporation in heterogeneous tissues. *J Biomech Eng*, 2009,131(7): 071006

[4] Tieleman DP, Leontiadou H, Mark AE, *et al*. Simulation of pore formation in lipid bilayers by mechanical stress and electric fields. *JACS*, 2003, 125(21): 6382~6383

[5] Weaver JC. Molecular basis for cell membrane electroporation. *Ann Acad Sci*, 1994, 720: 141~152

[6] Davalos RV, Mir IL , Rubinsky B. Tissue ablation with irreversible electroporation. *Ann Biomed Eng*, 2005, 33(2): 223~231

[7] Edd JF, Horowitz L, Davalos RV. *et al*. In vivo results of a new focal tissue ablation technique: irreversible electroporation. *IEEE Trans Biomed Eng*, 2006, 53(7): 1409~1415

[8] Al-Sakere B, Andre F, Bernat C, *et al*. Tumor ablation with irreversible electroporation. *PLoS One,* 2007, 2(11): e1135

[9] Guo Y, Zhang Y, Klein R, *et al*. Irreversible electroporation therapy in the liver: longitudinal efficacy studies in a rat model of hepatocellular carcinoma. *Cancer Res*, 2010, 70(4): 1555~1563

[10] Kim HB, Sung CK, Baik KY, *et al*. Changes of apoptosis in tumor tissues with time after irreversible electroporation. *Biochem Biophys Res Commun*, 2013, 435(4): 651~656

[11] Lee EW, Wong D, Prikhodko SV, *et al*. Electron microscopic demonstration and evaluation of irreversible electroporation-induced nanopores on hepatocyte membranes. *J Vasc Interv Radiol*, 2012, 23(1): 107~113

[12] Lee EW, Chen C, Prieto VE, *et al*. Advanced hepatic ablation technique for creating complete cell death: irreversible electroporation. *Radiology*, 2010, 255(2): 426~433

[13] Bower M, Sherwood L, Li Y, *et al*. Irreversible electroporation of the pancreas: definitive local therapy without systemic effects. *J Surg Oncol*, 2011, 104(1): 22~28

[14] Deodhar A, Monette S, Single GW Jr, *et al*. Percutaneous irreversible electroporation lung ablation: preliminary results in a porcine model. *Cardiovasc Intervent Radiol*, 2011, 34(6): 1278~1287

[15] Wong D, Lee EW, Kee ST. Translational research on irreversible eletroporation: VX2 rabbit head and neck tumor. *Clinical aspects of electroporation*, New York: 2011, 237~246

[16] Philips P, Hays D, Martin RC. Irreversible electroporation ablation (IRE) of unresectable soft tissue tumors: learning curve evaluation in the first 150 patients treated. *PLoS One*, 2013, 8(11): e76260

[17] Thomson KR, Cheung W, Ellis SJ, *et al*. Investigation of the safety of irreversible electroporation in humans. *J Vasc Interv Radiol*, 2011, 22(5): 611~621

[18] Cheung W, Kavnoudias H, Roberts S, *et al*. Irreversible electroporation for unresectable hepatocellular carcinoma: initial experience and review of safety and outcomes. *Technol Cancer Res Treat*, 2013, 12(3): 233~241

[19] Thomson K, Kee ST. Clinical research on irreversible electroporation of the liver. *Clinical aspects of electroporation*. New York: *Springer*. 2011, 237~246

[20] Silk MT, Wimmer T, Lee KS, *et al*. Percutaneous ablation of peribiliary tumors with

irreversible electroporation. *J Vasc Interv Radiol*, 2014, 25(1): 112~118

[21] Niessen C, Jung EM, Wohlgemuth WA, *et al*. Irreversible electroporation of a hepatocellular carcinoma lesion adjacent to a transjugular intrahepatic portosystemic shunt stent graft. *Korean J Radiol*, 2013, 14(5): 797~800

[22] Bagla S, Papadouris D. Percutaneous irreversible electroporation of surgically unresectable pancreatic cancer: a case report. *J Vasc Interv Radiol*, 2012, 23(1): 142~145

[23] Narayanan G, Hosein PJ, Arora G, *et al*. Percutaneous irreversible electroporation for downstaging and control of unresectable pancreatic adenocarcinoma. *J Vasc Interv Radiol*, 2012, 23(12): 1613~1621

[24] Martin RC, 2nd, McFarland K, Ellis S, *et al*. Irreversible electroporation therapy in the management of locally advanced pancreatic adenocarcinoma. *J Am Coll Surg*, 2012, 215(3): 361~369

[25] Pech M, Janitzky A, Wendler JJ, *et al*. Irreversible electroporation of renal cell carcinoma: a first-in-man phase I clinical study. *Cardiovasc Intervent Radiol*, 2011, 34(1): 132~138

[26] Onik G, Rubinsky B. Electroporation: first patient experience foca therapy of prostate cancer. *Irreversible ecectroporation* (*series in biomedical engineering*). Berlin: Springer. 2009, 235~247

[27] Tarek M. Membrane electroporation: a molecular dynamics simulation. *Biophys J*, 2005, 88(6): 4045~4053

[28] Chen C, Smye SW, Robinson MP, *et al*. Membrane electroporation theories: a review. *Med Biol Eng Comput*, 2006, 44(1~2): 5~14

[29] Lee EW, Wong D, Kee ST . Irreversible electroporation (IRE) on liver tumor ablation: a summary of preclinical translational research. *Clinical aspects of electroporation*, New York: Springer. 2011, 219~230

[30] Lee EW, Thai S, Kee ST. Irreversible electroporation: a novel image-guided cancer therapy. *Gut Liver*, 2010,4 (Suppl 1): S 99~S104

[31] Neal RE 2nd, Davalos RV. The feasibility of irreversible electroporation for the treatment of breast cancer and other heterogeneous systems. *Ann Biomed Eng*, 2009, 37(12): 2615~2625

[32] Arena CB, Sano MB, Rossmeisl JH Jr, *et al*. High-frequency irreversible electroporation (H-FIRE) for non-thermal ablation without muscle contraction. *Biomed Eng Online*, 2011, (10): 102

[33] Zhang Y, White SB, Nicolai JR, *et al*. Multimodality imaging to assess immediate response to irreversible electroporation in a rat liver tumor model. *Radiology*, 2014, 271(3): 721~729

[34] Maor E, Ivorra A, Leor J, *et al*. The effect of irreversible electroporation on blood vessels. *Technol Cancer Res Treat*, 2007, 6(4): 307~312

[35] Zupanic A, Kos B, Miklavcic D. Treatment planning of electroporation-based medical interventions: electrochemotherapy, gene electrotransfer and irreversible electroporation. *Phys Med Biol*, 2012, 57(17): 5425~5440

[36] Adeyanju OO, Al-Angari HM, Sahakian AV. The optimization of needle electrode number and

placement for irreversible electroporation of hepatocellular carcinoma. *Radiol Oncol*, 2012, 46(2): 126~135

[37] United States Food and Drug Administration. Nanoknife system premarket notification. 2011–10–24. Retrieved 2013–08–03

[38] Narayanan G, Froud T, Suthar R, *et al*. Irreversible Electroporation of Hepatic Malignancy. *Semin Intervent Radiol*, 2013, 30(1): 67~73

[39] Lee YJ, Lu DS, Osuagwu F, *et al*. Irreversible electroporation in porcine liver: short-and long-term effect on the hepatic veins and adjacent tissue by CT with pathological correlation. *Invest Radiol*, 2012, 47(11): 671~675

[40] Dunki-Jacobs EM, Philips P, Martin RC 2nd. Evaluation of resistance as a measure of successful tumor ablation during irreversible electroporation of the pancreas. *J Am Coll Surg*, 2014, 218(2): 179~187

1.3 IRE 的细胞实验研究

◎ IRE 是在可逆性电穿孔基础上发展起来的消融技术，从细胞水平研究 IRE 有助于理解其治疗作用

◎ 高于某个阈值的电场可在胞膜上产生孔隙、增进跨膜转运及再闭合等一系列过程

◎ 电压脉冲（高度、持续时间及形状）、温度与几何因素（细胞形状、电场形状及其周围环境）与细胞的摄取以及存活相关

◎ 电穿孔可引起细胞导电性增强、胞膜机械应力增加以及细胞膨胀

◎ 对可逆性电穿孔的研究，有助于理解 IRE 的物理学、生理学特性，为临床上开辟新的癌症消融治疗提供良好的基础

IRE 是一种新型肿瘤消融技术，但至今，对其机制尚无一致的看法。学者们曾对可逆性电穿孔进行了大量研究，包括探讨合适的电穿孔参数，如何保证细胞在电穿孔后有最高的存活率以及 DNA 或药物最有效地渗入细胞内。

研究可逆性电穿孔将有助于理解 IRE 的原理，为其临床应用提供基础。

孔隙形成

早在 1957 年，Stampfli 就已经观察到施加高于某个阈值的电场可在胞膜上产生孔隙。为了阐明这一现象的原理，学者们已进行了诸多实验，旨在回答一个基本的问题：控制胞膜上的孔隙大小及其数量的因素是什么？

与生物细胞相比，脂质双层是一个研究电穿孔的简单系统。电穿孔现象的相似性提示脂质双层与生物胞膜有着共同的机制。正如 Chernomordik 等 [1] 发现，出现在红细胞胞膜上脂质基质内的孔隙，其性质非常接近于在脂质双层膜上形成的孔隙。

Abidor 等 [2] 测试了在 0.1 mol/L 氯化钠溶液中，电击穿各种组成

成分的双层脂膜的过程。在电压作用下，胞膜平均寿命的对数接近在300 ~ 600 mV范围内的线性改变。在较高电位上，随着电位的不断上升，膜的平均寿命缓慢下降；当施加阶梯电压脉冲时，取决于所施加的电压，充电后的膜电流在初期很快达到稳定状态，接下来，电流出现波动，不可逆电流增强，直至达到导致胞膜破裂的饱和值。但膜电导性与寿命均显示出随机性，正如Weaver和Chizmadzhev[3]所指出的，这些结果意味着单纯用一种机制不能充分地解释电穿孔。Abidor等[2]认为膜是亚稳相结构，在一定的电压下，其寿命是不稳定的。

Kotulska等[4]证明了纳米级电穿孔中的电压波动的随机性。他们从平面脂质双层膜的电流钳实验中得出结论：电压波动是一个长记忆性的随机分形过程。

Truel和Meyer[5]从贴壁细胞的研究中，发现在电穿孔形成中钙离子进入位点不是随机的；当重复施予相同的脉冲时，进入位点是相同的。这表明质膜的局部组成、细胞骨架成分或局部的细胞黏附决定着特定数量的位点，这些位点上的超极化膜电位可首先导致膜破坏。

实验研究显示，穿孔以不对称的方式发生在细胞内，但如应用反极性脉冲，则可导致阴、阳极两侧的对称穿孔。这一事实提示穿膜电位在其稳定状态下起着重要的作用。由于电场诱发的电位差被添加到静息电位上，因此，细胞面对阳极侧被超极化，而面向阴极侧被去极化（图1.3–1）。

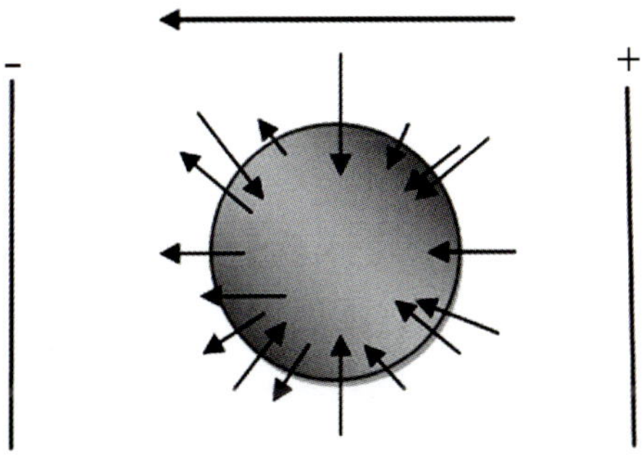

图1.3–1　电场对细胞跨膜电位差的调节效应

箭头分别表示静息电位和感应电位；箭头长度指示其强度
[引自：Gothelf A, *et al*. *Cancer Treat Rev*, 2003, 29: 375]

各种分子通过孔隙穿膜运输的过程让人相信，膜的双脂质极性层改变孔隙点的结构，形成亲水性孔隙。当孔隙半径超过一定数值时这个膜系统便呈现亲水性结构而非疏水性结构。

1988 年，Glaser 等[6]曾对脂质双层孔隙的形成和演化进行了详细研究，电穿孔的第一阶段是短小活跃的疏水性微孔形成。脂质分子的热运动是促使这一阶段孔隙形成的主要动力。当孔隙达到临界半径，孔隙边缘即发生反转，形成决定膜导电性的亲水性孔隙。孔隙存在的长短与脂质波动性相关。孔隙的临界半径不受膜电压的影响，当电压升高时，小孔的导电性迅速增加，但大孔的导电性几乎是以欧姆测定的。这表明测量不同电压下的导电性可用于估计孔隙的数量及其大小。膜的导电性非电压的线性函数，因为穿过膜的离子需要克服能障(energy barrier)，即电压依赖性。电压影响孔隙的数量、平均大小及导电性。除了研究膜电击穿后孔隙的寿命外，还发现了更多的证据证明孔隙的亲水性质。在膜浸液内添加小于 0.5 mg/L 的溶血磷脂酰胆碱后，即使在同样的电压脉冲下，电流强度往往显著地加速上升；很可能在亲水性微孔形成的能障减少后，孔隙形成率相应增加。溶血磷脂酰胆碱对于亲水性孔隙形成具有协同作用，因为疏水尾相对地小于亲水头，使得脂质嵌合在高曲率的孔隙内。当亲水性微孔的能量降低时，这些孔隙形成的能障也减小。

在 Kinosita 和 Tsong[7]对人红细胞所做的早期研究中，他们发现获得较大的膜孔隙有两种方式，一是通过使用较高的电场强度；二是通过增加脉冲持续时间或降低脉冲介质的离子强度；他们还发现，电穿孔的阈值与介质的离子强度无关，并随温度变化或外加磁场的上升时间而产生微小的变化。

Ryttsen 等[8]观察了孔隙的形成或扩展，发现细胞单次电穿孔发生在施加脉冲后数毫秒内。但也有延迟出现于 30 毫秒后。这种延迟很可能是由于孔隙扩张到离子能够通过的范围需要一定的时间。因为在电场条件下孔隙的形成需要一定时间，故电场不会直接影响离子经膜运输。在他们的研究中，他们不能确定何种因素造成较大的跨膜电流，但当应用的电势大于阈值时，跨膜电流的幅值就会增加，这种改变可能是由于孔隙数目的增加或虽然孔隙扩大但其数目不变。

转运

电穿孔后的跨膜转运过程被广泛应用于诸多实际工作中，也是研究其形成孔隙的性质、大小、组成等的有用工具。

Tekle 等检测了四种微粒［即二价阳离子 Ca^{2+}、溴化乙啶（EB）、碘化丙啶（PI）和溴乙啡啶同二聚体（ETHD-1）］经三种电穿孔的胞膜［野生型 NIH3T3、中国仓鼠卵巢细胞（CHO）与人宫颈癌细胞（Hela）］的转运过程。结果表明，离子在电穿孔后迅速转运入细胞。不同的分子转运或通过阴、阳极哪一侧，则取决于其类型与数量。孔隙在面向电极的胞膜两侧是不对称的，在阳极侧孔隙数量多，孔径较小，而在阴极侧则相反，数量少，孔径大。这是由于电场在阳极侧初期仅稍超过其阈值，形成的孔隙大小不会急剧增加。随着孔隙不断地形成，胞膜阳极侧传导性增加，首批形成的孔隙将迅速增大，阴极侧胞膜电位下降，无法提供足够能量形成更多的孔隙。

为了更好地理解这种不对称性传输，Tekle 等 [9] 观察了细胞的膜通透性。使用单极交流电场或单直流方形脉冲，将临界性膜击穿电位施加到细胞，发现仅面向正极的那半面胞膜变得可渗透；对称性胞膜通透性增加仅发生在双极交流电场作用的情况下。他们的研究结果表明在电穿孔中，扩散比电泳或电渗更有可能作为一种分子交换过程。

Phez 等 [10] 观察到在电场中单细胞 DNA 的转移，发现膜通透性增加发生在细胞两侧，但仅一侧能实现基因转移。DNA 转移是一个复杂的过程，主要是在电泳驱动下，DNA 与面向阴极的不稳定性膜相结合。反极性的脉冲使 DNA 在面对电极的细胞两侧与膜相互发生作用，随后电脉冲数增加，与膜相关的 DNA 数量也增加，直至达到一个平稳值。

Gabriel 和 Teissie [11] 也曾报道过这种非对称性转运。他们采用电穿孔 CHO 细胞，并用荧光染料显示向细胞内的转运情况，实验结果显示：在一定的电场强度作用下，细胞通透性改变始终发生在面向阳极面，当电场强度进一步提高至阈值，朝向电极的两侧胞膜通透性均增加，但阳极侧通透性增加更显著。这种非对称性转运模式不依赖于染料的性质（PI 或 EB）或浓度，也与缓冲液的离子强度或脉冲作用时间无关。作者的结论是：使用方波电脉冲作用于单个 CHO 细胞，膜通透性的改变局限于细胞表面；整个胞膜的改变取决于电场强度，而通透性改变的程度取决于脉冲作用时间；染料与局部通透性增加的胞膜分子相互作用取决于染料分子的浓度梯度，从自由扩散（菲克定律）的角度看，通透性增加区域的燃料分布是均匀的。

Sukharev 等 [12] 欲解答下列问题：推动 DNA 穿过膜的动力源自何处？电穿孔期间，怎样的质膜结构重排介导 DNA 易位？他们用单个或双脉冲引起 COS-1 细胞（非洲绿猴 SV40 转化的肾细胞）电穿孔，发现当 DNA 穿过胞膜时，DNA 与膜相互作用，引起胞膜对中性水溶性染料的通透性显著提高。在 DNA 存在的情况下，胞膜遭到短电穿孔性脉冲作用时，DNA 的穿膜转运能被相对较低的电场驱动，而这种低电场本身不能引发电穿孔。作者认为，DNA 穿膜转运无需电穿孔。电场产生原发性孔隙，孔隙之间的机械性相互作用使孔径变大，而 DNA 转运由电泳力驱动。

Pavlin 等 [13] 利用小鼠黑素瘤细胞悬液，对离子弥散及细胞通透性的关系进行了分析。他们发现随着电场不断增强，长寿命传输孔的比例不断增大，这是因为较大面积的胞膜暴露于上述临界电压，且高能量也会促使孔隙的形成。因此，寿命长的孔隙形成也受制于孔隙的静电能量。

上述研究的另一个结果是离子流出系数和转运孔大小对脉冲数几乎呈线性依赖关系，即每个脉冲均增加孔隙的形成（稳定）。每一个新的脉冲可增加长寿命的稳定性孔隙形成，使离子与分子得以扩散，而相比之下，短寿命的孔隙由于快速松弛（relaxation）而不利于扩散。短寿命孔隙的比例在每个脉冲期间保持不变，而长寿命孔隙的比例及离子流出系数随着每个连续脉冲而上升。瞬态电导率的变化（寿命短的孔隙）与通透性（寿命长的运输孔隙）仅仅是间接相关。形成稳定孔隙的过程或是稳定已经存在的瞬态孔隙，或是一个独立的过程。

Hibino 等 [14] 首次清晰地显示在脉冲治疗期间，而不是之后，细胞呈非对称性通透化。他们发现在负电极侧的膜电导速度快于正电极侧。他们用海胆卵作试验，发现正极侧的穿孔范围较负极侧广泛。造成这种不对称的部分原因是静息电位，因为穿孔的临界值首先在正极侧达到，而负极侧的穿孔进度快于正极侧。进一步研究发现，这种不对称可能与胞膜结构相关。不同类型细胞的胞膜对染料的通透性各异，如用原生质体或 NIH3T3 细胞，染料分子主要是从正极侧进入电穿孔的细胞，这与海胆卵上的结果形成鲜明的对比。这样的差异表明不同类型细胞的非对称膜结构的重要性。

再闭合过程

细胞电穿孔可能造成细胞不可逆性损伤。这一现象被用来杀灭癌细胞。细胞在穿孔后是否能生存下来，取决于施加的电场参数。一方面，电场强度必须超过能引起穿孔的阈值；另一方面又不能太强，以免造成细胞的不可逆损伤。

孔隙再封闭需时长于开孔时间，胞膜恢复到平衡状态需要数十秒到整分钟。Saulis 等[15]对人红细胞进行了研究，发现再封闭过程有三个阶段：（1）孔径快速缩小（<1 秒）；（2）孔径慢慢减少（数分钟），（3）孔隙完全闭合（超过 10 分钟）。

第一阶段：孔隙有足够大的半径，这是由于孔隙能量对膜电压有很强的依赖性。一旦停止施加脉冲，膜电压迅速下降到零。随后，在强复原力的作用下，孔径缩至最小。

第二阶段：孔径慢慢缩小，直到局部能量降到最小值。此时，大分子不能再通过胞膜，而小分子（如钠离子）可以通过胞膜。这个阶段之慢可能是由于有一种额外能障作用于小孔隙，或作用于大孔隙的复原力大于作用于小孔隙的复原力。在第一和第二阶段中，孔隙数量保持不变，仅孔径发生变化。

孔隙的完全闭合发生在最后阶段。水合作用、径向相对的孔壁分子亲水部分的静电斥力、以及脂质分子变形的能量构成能障，阻止孔隙关闭。这是孔隙寿命长的原因。

Chernomordik 等[1]报道人红细胞经可逆电穿孔后，膜的初始性能恢复包括两个阶段：首先是快速阶段，短于 1 毫秒；随着穿膜电压下降，进入下一阶段，小孔隙的电导量降低，孔隙数量和孔径减少，缩小孔隙完全消失。整个过程持续数秒甚至几分钟。

Glaser 等[6]对脂质双层进行的实验表明：在脉冲过后，膜上的孔隙数目不会立即改变，但孔径可在 1 ~ 10 毫秒内快速缩小。孔隙数量减少常经历较长时间（可超过 10 秒钟）。能障阻止孔径的逐渐缩小。这种屏蔽作用的存在与亲水性小孔隙的能量增加有关。

Ryttsen 等[8]报道 NG108-15 单细胞电穿孔后恢复过程通常发生在 0.5 ~ 1 秒之间。电压越高，恢复过程越长。首先有一快速恢复过程（毫秒），电导恢复到接近于脉冲前的水平，但有一不平整的基线，然后是缓慢过程（几秒或更长的时间），电导率进一步降低，直到孔隙封闭。

Bier 等[16]对骨骼肌细胞做了研究，也发现孔隙再封闭时间和所施加的跨膜电位无显著的相关性。当所施加的跨膜电位超过 300 ~ 350 mV 时，瞬态孔隙开始形成。对阳离子流出的膜屏障在 9 分钟内恢复，也无电压依赖性；当跨膜电位超过 600 mV，稳定的孔隙占优势。但骨骼肌细胞与红细胞之间在几何形状上有差异，为了获得一定的电场需要施加的跨膜电位也不同，因此，比较上述讨论结果须谨慎。

Schmeer 等[17]用 CHO 细胞作电穿孔试验，发现孔隙重闭合时间（45 秒 ±3 秒）与脉冲电场强度无关；孔隙重闭合时间与两个电极之间的距离也无关。

在孔隙再闭合过程中，温度似乎是一个重要的因素。Benz 和 Zimmermann[18]曾对脂质双层膜进行了实验，发现孔隙指数衰减过程的时间常数在 2 ℃时为 10 微秒，而在 20 ℃时为 2 微秒。微秒量级高脉冲造成的孔隙再闭合过程远长于短脉冲。

Kinosita 和 Tsong[7]也发现孔隙再闭合过程对温度的依赖性。37 ℃时，人类红细胞电穿孔后对阳离子的抗渗性迅速恢复，而在 3 ℃时，甚至 20 小时后细胞仍然保持高渗透性。Neumann 等[19]观察到低温减缓电穿孔后小鼠 B 细胞的再闭合过程。

不同类型胞膜的流动性各异。Kanduser 等[20]在三种不同的细胞系研究电穿孔后膜流动性与孔隙再闭合过程的关系。他们发现尽管温度对胞膜流动性有显著的影响，膜流动性与再闭合过程间无确定关系。孔隙再闭合过程的时间差异主要与不同细胞系的生物学差异有关。在较低的电压下，含液体少的膜比含液体量多的膜有较高的通透性。

Tekle 等[9]发现，在高离子强度介质中，孔隙再闭合的速率显著提高。他们认为：在高离子介质中，微孔的不稳定性是再闭合速度加快的原因。

He 等[21]研究了 HeLa 细胞电穿孔后的重新闭合动力学。他们在细胞上施加不同振幅（4 ~ 6 V）和宽度（200 微秒 ~ 2 毫秒）的脉冲，发

现当宽度为 2 毫秒时，无论振幅多高，膜的恢复时间均长于 1.5 秒；当施于高振幅短宽度的脉冲时，膜可以快速复原；而当采用高幅度长脉冲的电场时，细胞即裂解。

影响细胞的摄取、效率及其存活的因素

电压高度和脉冲（时间，形状）

控制电穿孔的基本参数之一是外部施加的电压（或电流）。Huang 和 Rubinsky[22]第一次在单个细胞微芯片中发现典型的电流 – 电压关系。在他们设计的微芯片中，细胞被捕获在微孔中，施加的电流穿过细胞，从而产生有关细胞电穿孔状态的电测量信息。他们发现，该电流随所施加的电压增加而增加，提示电穿孔孔径随施加电压增加而增加。他们试验了不同类型的单个细胞，发现引致穿孔的阈值电压在不同细胞的差异约 20%。 电压超过 20% 可诱发 IRE。

Kramar 等 [23] 用线性上升的电压信号进行平面脂质双层的电穿孔实验，他们发现在较低电压下，电压信号的倾斜坡比之陡坡更会引发电穿孔。若降低斜率，则电穿孔需要的电压即降低。脂质双层的寿命也取决于该信号的斜率，当斜率下降，脂质双层的寿命缩短。

Tiessie 等 [24] 报道完整细胞悬浮液中，诱导膜通透性增加的临界膜电位差是 200~250 mV，而他们在以往研究中是 1 V。

Kotnik 等 [25] 对脉冲形状在 DC3F 细胞（自发性转录的中国仓鼠成纤维细胞）悬浮液的电穿孔中的作用进行了研究。他们将 1 毫秒宽度而上升时间与下降时间分别为 2、10 和 100 微秒的单极梯形脉冲施与细胞，发现脉冲的上升与下降时间对电透化效率无影响。他们又对三种不同形状的脉冲即双极三角形、正弦和矩形脉冲进行了研究。这三种脉冲宽度均为 1 毫秒，电压峰值均为 100 V。结果表明，电透化作用、细胞死亡及细胞的吸收峰值均出现在电压 – 电极间距离之比最低的时候。 脉冲幅值超过一定临界值时，时间因素起重要作用。脉冲形状具有调节能力。1 毫秒宽 100 V 峰高的单极正弦矩形脉冲，其调节能力从峰值的 10% 到 90%，在三角形脉冲，电压 – 距离比趋向增高，信号调节能力高达 90%。

电场强度高低对电穿孔有很大影响。施加（5 ~ 7 kV/cm）到胞膜时出现的许多现象， 与施加相对低到中度的电场（200 ~ 5 kV/cm）时

（用于电穿孔）的现象不同。Pliquett 等[26]得出下列结论：（1）在施加高电场脉冲之初，细胞溶液导电性增强；（2）随之导电性快速下降，但不伴随孔隙收缩和闭合；（3）在高电压脉冲下，胞膜磷脂层消失，穿孔形成；（4）大分子能透过胞膜，意味着形成了大的空隙。

Pliquett 等[26]提出下列规律：高电场引起电穿孔，促使水进入到双分子层结构内。水偶极分子限制于纳米级孔隙内，有效地降低了液体的介电常数。膜表面附近的高电场也有利于带电分子移动，造成进一步的结构重排。由于位移矢量 $\boldsymbol{D} = \boldsymbol{\varepsilon} \mathrm{E}$ 大致是恒定的，介电常数随着电场减小，导致局部电场的进一步增加，这种增加进一步降低介电常数。高电场的存在也会改变电子态，并通过“斯塔克效应”引起能量级的混合。电场诱导电子转移，导致分子键弱化。因此，在高电场存在下，呈电场辅助性碎片与微胶粒生成。

Kennedy 等[27]电穿孔 HL60 人白血病细胞，发现随着电场强度增加（从 2 kV/cm 增加到 3 kV/cm），细胞摄取碘化丙啶加速。他们认为这种摄取加速无法仅用传统的电穿孔理论解释。

Heida 等[28]对在非均匀电场中神经元细胞电穿孔进行了研究，发现通常在低电场强度作用下，靠近电极的细胞溃解与距离电极较远的细胞相似。在低频电脉冲（10 MHz 和 100 MHz）下，细胞所处位置对膜崩解区域大小无明显影响，但会影响在高频率（1~30 MHz）下膜崩解区域。

膜破裂时间的平均值与所施加的电压显著相关。Chernomordik 等[1]发现，电压每增加 100 mV，可使电穿孔红细胞胞膜平均寿命缩短近一个数量级。

Frey 等[29]使用高强电场（95 kV/cm）的极短脉冲（60 纳秒）电穿孔 Jurkat 细胞，发现在脉冲作用期间，几乎所有穿过细胞的电压，在通过所形成的膜传导孔之后均会出现在该细胞的内部，这意味着几乎全部施加的电场都会穿透进入细胞内部。

Deng 等[30]对电场的长脉冲与短脉冲对膜渗透性作用的时间演变进行了研究。将 Jurkat 细胞暴露于 3 ~ 75 kV/cm 电场中，给予的脉冲长度从 60 纳秒 ~ 100 微秒，结果显示随着脉冲强度增加，细胞摄取碘化丙啶的百分比增加；随着脉冲时间缩短，细胞开始摄取碘化丙啶的平均时间相应延迟。

Deng 等 [30] 还发现，在施加长脉冲后，细胞立即吸收荧光，朝向阳极的胞核部分荧光迅速增加；短脉冲的荧光吸收时间则推迟，且荧光在细胞内空间发展无明显的方向。他们认为短脉冲对胞膜的作用不能以常规的电穿孔来描述，短脉冲作用后细胞摄取荧光时间推迟更可能是由于细胞功能的改变，而非表面膜结构的直接作用。至于短脉冲作用后摄取的染料在细胞内分布，表明该膜在这些位置上的崩解是一种继发性作用，电场与亚细胞结构相互作用导致细胞事件发生，包括诱导细胞凋亡。

温度

在电穿孔过程中，有两个与温度上升相关的问题，一是电场脉冲可以加热有细胞存在的溶液，并可引起不希冀的细胞热损伤；二是加热的非欧姆热源，如在电极处的放热性电化学反应。Pliquett 等 [26] 对带有铝电极的电解质中电场产生的热进行了研究，发现在某些情况下，取决于特定的电解质，温度上升幅度显著超过预期的电解质欧姆损耗产生的热。温度随时间变化最可能影响细胞复原与存活，而非影响其摄取，因为电穿孔的起始时间相对较短。

Gallo 等 [31] 发现在温度较高的情况下，角质层（皮肤的外层）通透性更易增加。在脉冲作用期间，温度显著地影响电阻降低，且随着温度上升，临界电压降低。他们认为脉冲的焦耳热不会产生太大的影响，除非它被局域化。虽然升高的温度有利于在角质层形成电穿孔，但是在高温下穿孔的复原需要更长时间。

Murthy 等 [32] 研究了温度对猪表皮的电穿孔期间及之后的影响。他们发现在温度超过 40 ℃时，转运明显增加，认为这一现象并非因脉冲引起的电穿孔或分子弥散动力学增加，而是可能因皮肤经脉冲后长时间通透性增加所致。高温（40 ℃以上）延长了电穿孔的寿命，从而引起分子运输增强。Benz 和 Zimmermann [18] 早先研究也发现，脂质双层电穿孔的寿命也随温度增高而延长。

Diaz Rivera 和 Rubinsy [33] 将电压脉冲（低于临界电穿孔阈值）施加于平面微孔芯片的单细胞上。单个细胞与微孔壁间形成一个小的间隙。结果显示，细胞与微孔径间的通道大小呈温度依赖性。当温度从

35 ℃降至 0 ℃时，细胞至孔壁的距离可增加多达 60%。胞膜表面张力随着系统冷却而增加，这意味着低温下胞膜具有阻止其本身变形的强大能力。

Kanduser 等[34]对 V-79 和 B16F-I 细胞电穿孔过程中，温度对膜流动性与透化作用的影响进行了研究。其结果表明，胞膜通透性依赖于温度，温度对胞膜的流动性以及域元结构也有显著的影响。当温度从生理性的 37 ℃降至 4 ℃时，胞膜的流动性会显著降低。同时，暴露于 4℃的细胞需要更高的电压才能提高膜的通透性，甚至在最高脉冲振幅（900 V/cm）作用下，仅约 40%悬浮液中的细胞被通透化，但若将细胞暴露于 37 ℃，则约有 80%的胞膜通透性增加。

细胞、电场和周围环境的状态

几何结构在电穿孔中也起着重要作用。当计算诱导跨膜电位时，应将细胞形状作为考虑因素。

Valic 等[35]研究了细长细胞，如 CHO 细胞，相对于电场的方向对膜通透性的影响。在 350 V/cm 及 400 V/cm 作用下，平板上的细胞（细胞密度低，因此细胞间无接触）如果平行于电场，则细胞被通透化，而垂直于电场的细胞则未见被通透化。但在 600 V/cm 作用时，细胞的方向对通透化效果无影响。

细胞大小与形状对单个细胞电穿孔有无影响？ Agarwal 等[36]对这个问题进行了研究。 用电解质填充的毛细管对 A549 细胞（人肺癌细胞）进行电穿孔。实验变量是脉冲持续时间和细胞 - 毛细管尖端之间的距离。运用逻辑回归确定细胞存活和电穿孔的可能性是否取决于实验条件以及细胞属性。结果显示：相对于小的椭圆形的细胞，大的半球形的细胞更易存活且更易变得通透。他们观察到存活概率与被电穿孔的细胞表面面积相关，而电穿孔的成功率与所获得的最大跨膜电位相关。

Shin 等[37]使用微通道型电穿孔芯片研究哺乳动物细胞电穿孔发生情况，发现细胞摄取率在狭窄的通道（100 μm）比在宽阔的通道（500 μm）高。这可能是因通道宽度的不同，引起的电极间介质电阻也有差异。脉冲作用后，细胞的直径在 150 μm 的通道中增加了 23%，而在 500 μm 的通道中仅增加 10%，由此进一步证明电穿孔的程度与微通道几何形状相关。

电穿孔引起的细胞变化

导电性

在细胞悬浮液中施加高压脉冲，引起细胞渗透性增加，伴随着膜导电性增加。Pavlin 等[38]使用 B16F1 细胞（大鼠黑素瘤细胞系）悬液，测量脉冲期间的电流 - 电压值以及脉冲前、后的阻抗值。他们分别在低导电率和高导电率介质中进行这些测量，得出的结论：有几大因素导致细胞导电性变化：（1）在高于阈值电场的脉冲施加期间，导电性首先暂时性升高，随之在不到 1 秒的时间内降回至初始水平；（2）胞膜被通透化（高于阈值电场）后，由于渗透压不平衡，细胞胶质渗透性肿胀，导致导电性下降，在几秒内降低百分之几，将近 1 分钟内降低高达 80%；（3）在高导电介质中，焦耳热使得导电性增加；（4）在高于阈值电场的低导电性介质中，细胞内离子流出。

Zimmermann 等[18]早在 1974 年即利用流体动力学聚焦孔，研究了人与牛红细胞以及大肠埃希菌的胞膜击穿情况，他们发现：当孔口处电场强度处于一定临界值时（$4\sim10^6$ V/cm，产生约 1.6 膜电位），胞膜导电性增加。

Pucihar 等[39]探究了不同导电性介质对电穿孔的影响，结果表明：低导电性介质引起细胞存活率升高，而对细胞通透化无影响。pH 值、渗透压、温度和细胞直径，不会影响介质对细胞的作用；介质的导电性会影响静息跨膜电压；不同导电率介质中的诱导性和静息跨膜电压不同。

机械应力与膨胀

在高强度电场脉冲作用下，细胞质膜内部与外部自由电荷积聚（Maxwell-Wagner 极化机制），在细胞内产生电偶极子。由于 Maxwell 应力，细胞界面出现瞬息变形力，这个力的极性取决于产生偶极子的方向，也即由悬浮介质中细胞的有效极化确定的。Sukhorukov 等[40]测量电穿孔后的红细胞，发现在低导电率下，电动伸缩力是导致电击穿产生的胞膜“电漏”扩大的主要因素。

Neumann 等[41]研究了在电穿孔中囊泡和细胞电机械性变形的意义。由于 Maxwell 应力，经受高电压矩形电脉冲作用的单层脂质囊泡伸长，系因胞膜电穿孔区迅速扩大所致；电穿孔致形态改变这一现象也会出现在结构复杂的生物胞膜上。Chang 和 Reese [42] 的研究结果也认为电穿孔受制于膜－细胞骨架的相互作用。

Akinlaja 和 Sachs[43] 使用人类胚胎肾细胞进行了一个膜片钳（patch-clamp）实验，试图确定是否是机械张力与电应力共同引起膜破裂。他们发现：短脉冲(50 微秒)在 0.5 V 的阈值中造成膜击破，呈张力依赖性，而长脉冲（50 ~ 100 毫秒）仅需要 0.2 ~ 0.4 V 的电压即造成膜击穿，与张力无关。他们的结论是高场 / 短脉冲与低场 / 长脉冲的击穿膜的机制在根本上是不同的，认为短脉冲引起的是脂质分解，长脉冲引起蛋白质变性。

Deng 等 [30] 观察了电脉冲作用下 Jurkat 细胞的形态学改变。由长脉冲诱导的形态学改变最为显著：细胞的折射缘减少，原先看不清楚的细胞内结构变得清晰。短脉冲也引起类似的改变，但当脉冲持续时间从 300 纳秒缩短到 60 纳秒时，这种改变会不明显。暴露于多个微秒级和 300 纳秒的脉冲后，细胞的二维区增加，而暴露于 60 纳秒脉冲后，细胞二维区未见显著增加。长于 60 纳秒的脉冲引起的这一增加，可能与细胞在生理缓冲液中胶体渗透性膨胀有关，这也见于延迟闭合的电穿孔。

IRE 对细胞的作用

IRE 的研究首先是在微生物中完成的，主要用于食品工业中食品的消毒。对哺乳动物细胞的 IRE 的研究开辟了组织消融这一新的重要领域。Leor 等 [44] 研究人肝癌 HepG2 细胞暴露于非产热性 IRE 后的消融效果。 将 1500 V/cm 能量的 10 个 300 微秒脉冲作用于三组细胞，产生完全的癌细胞消融。更短的脉冲也会产生同样的效果。进一步研究发现，使用多个脉冲比用相同能量的单个脉冲更能有效地消融癌细胞。Rubinsky 等 [45] 提出设计癌细胞消融的适宜序列及应用多个脉冲的重要性。他们对前列腺癌 PC3 细胞，施加 2000 ~ 250 V/cm 脉冲，发现脉冲的次数对产生 IRE 有重要作用。给予 90 个相对低的（250 V/cm) 电场的 100 微秒脉冲，能引起肿瘤细胞完全破坏。

Arena 等 [46] 采用培养于 I 型胶原水凝胶内癌细胞构成的肿瘤模型，测定在不同电压的 IRE 后癌细胞的三维变化。结果显示：30 V 作用时无细胞死亡（图 1.3–2A）；在低电压 / 距离（90 V/cm）作用下，任何电穿孔均是可逆性的；当电场强度增加到 150 V 时，在两电极的内侧出现细胞死亡，范围相对有限（图 1.3–2B），但在两电极的中心观察到存活细胞与死亡细胞之间的过渡区；当电场强度达 300 V 和 450 V 时，细胞死亡区随电场强度增大而扩大（图 1.3–2C、D）。死亡细胞与存活细胞区之间有明显的界限（图 1.3–3 A），共聚焦显微镜观察显示 IRE 引起的细胞死亡是均衡一致的（图 1.3–3B）。

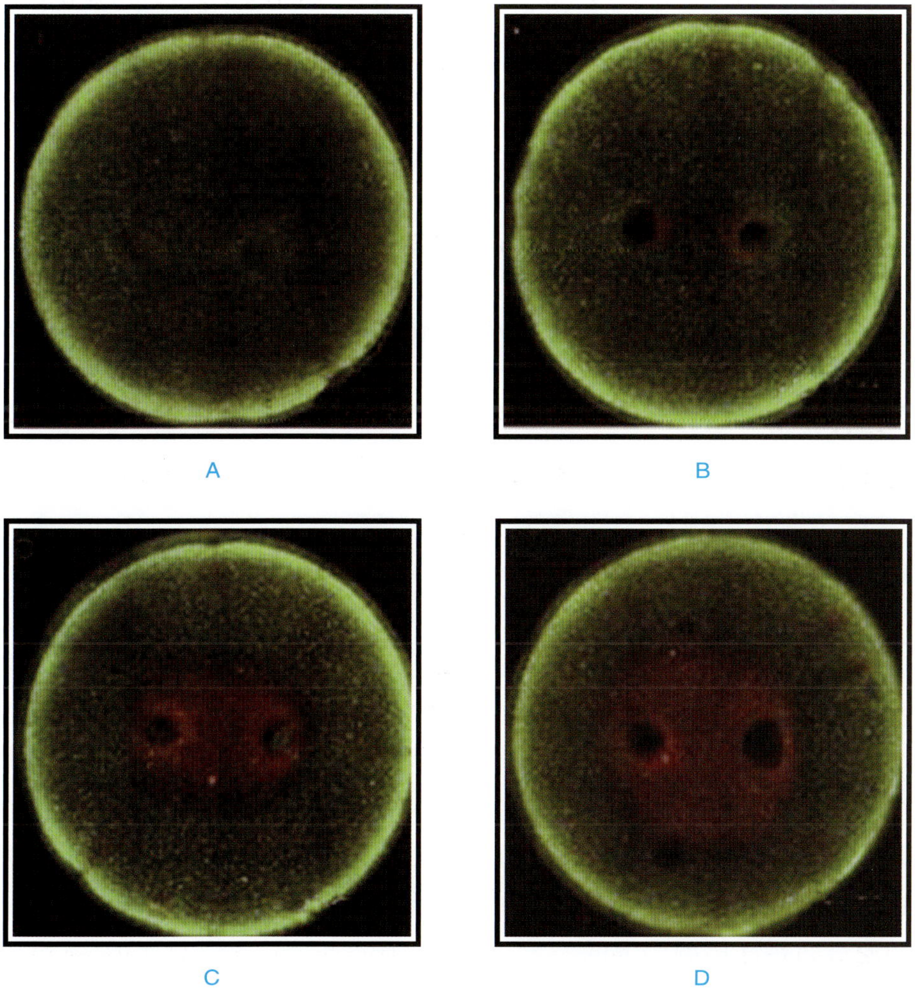

图 1.3–2　IRE 消融后的细胞图像

A—30 V 的 IRE 脉冲作用后细胞存活与死亡状况；B—150 V 的 IRE 脉冲作用后细胞存活与死亡状况；C—300 V 的 IRE 脉冲作用后细胞存活与死亡状况；D—450 V 的 IRE 脉冲作用后细胞存活与死亡状况。存活细胞由 Calcein AM 染成绿色，死亡细胞由碘化丙啶染成红色。图像被重建，显示 IRE 作用后整个表面。包围水凝胶的亮环是荧光外溢所致

[引自：Arena CB, *et al*. *Biophys J*, 2012, 103(9): 2037]

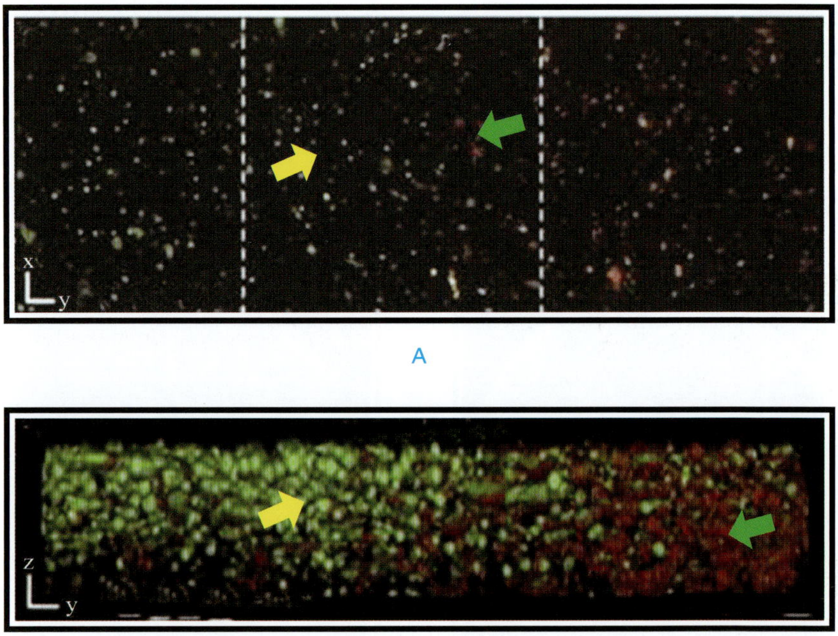

A

B

图 1.3–3 IRE 消融后共聚焦显微镜下的细胞图像

A—存活细胞（黄箭头）和死亡细胞（绿箭头）之间界限清晰，过渡区小于 1 mm；B—3D 重建细胞存活区与死亡区之间的过渡区，显示 IRE 引起的细胞死亡均衡一致；A 图中虚线区域在 B 图上的放大显示，黄、绿箭头指示参见 A 图

[引自：Arena C B, *et al. Biophys J*, 2012, 103(9): 2037]

Long 等 [47] 对猪活体内 IRE 消融肝细胞后的改变作组织学与有限元分析。IRE 采用 10 微秒宽的 3 kV 方波脉冲，通过特制探针引入肝内。在环状电极内，观察到四个不同区：热固定组织、凝固、坏死以及存活区（图 1.3–4）。完全性细胞死亡仅见于第一区，在此区温度超过 70 °C，其他区仅有部分或无细胞死亡，区域温度最高接近 45 °C。作者认为，除了靠近电极顶端的有限区域外，IRE 消融导致的细胞死亡是通过非热性机制产生的。

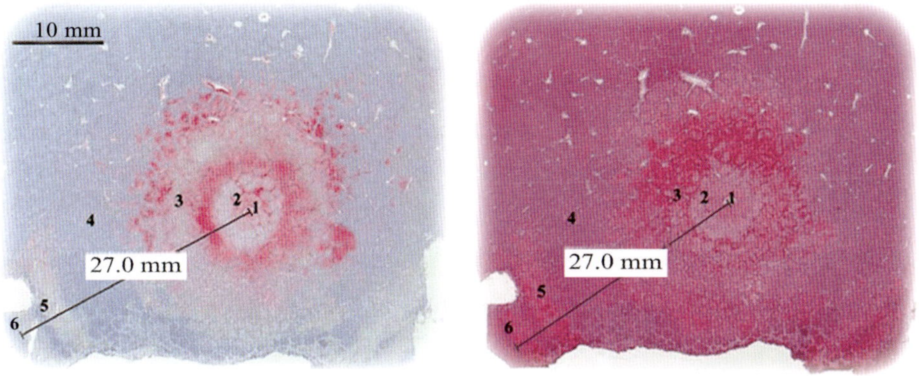

A

B

图 1.3-4　猪活体内肝细胞 IRE 后组织学和有限元分析

A—组织学图像，1~2 的红色圆环为消融中心区，3~6 为消融周边区；B—有限元分析图，1~2 的红色圆环为消融中心区，3~6 为消融周边区

[引自：Long G, *et al*. *Technol Cancer Res Treat*, 2013, 13(6): 563]

IRE 已被应用于实质性肿瘤的消融。为增强消融效果，一些分子与细胞水平的研究相继问世。Colacino 等 [48] 发现叶酸结合性纤维素纳米结晶能加强 IRE 对叶酸受体阳性癌细胞的消融作用。将叶酸受体阳性癌细胞与叶酸结合性纤维素纳米结晶孵育，再用 IRE 消融，发现细胞毒作用明显增强。单纯纤维素纳米结晶无此作用。

展望

在电穿孔过程中，不同类型细胞的确切参数是不同的。为了更好地理解电穿孔的机制，需要认识这种常见现象的基本物理性能。对于穿孔的过程，从现有的信息可以总结出下列数个关键步骤：

孔隙的形成　是由跨膜电位高于临界阈值（通常为 0.2~1 V）的电场诱导形成的。这一步具有随机性和不对称性（在单极电场）。

跨膜细胞运输（主要是脉冲后）　分子的类型可以预示电穿孔孔隙的尺寸及其脂质重组。

穿孔重新闭合　可以分成至少两个主要阶段：（1）快速阶段，导电性快速（毫秒）恢复到脉冲前水平，并且空隙尺寸缩小；（2）长（秒-分）阶段：穿孔消失，细胞完全恢复。

非产热性 IRE 消融已成为学者们争相研究的课题。上述有关可逆性电穿孔的研究，无疑有助于学界理解 IRE 的物理学、生理学，特别是其对细胞的消融作用，为临床上开辟新的癌症消融治疗提供良好基础。

（谭翠翠　徐克成）

参考文献

[1] Chernomordik LV, *et al.* The electrical breakdown of cell and lipid membranes: the similarity of phenomenologies. *Biochim Biophys Acta*, 1987, 902(3): 360~373

[2] Abidor IG, Arakelyan VB, *et al.* Electric breakdown of bilayer lipid membranes. 1. Main experimental facts and their qualitative discussion. *Electroanal Chem Interf Electrochem*, 1979, 104: 37~52

[3] Weaver JC, Chizmadzhev YA. Theory of electroporation: A review. *Bioelectrochem Bioenerg*, 1996, 41(2): 135~160

[4] Kotulska M, Koronkiewicz S,Kalinowski S. Self-similar processes and flicker noise from a fluctuating nanopore in a lipid membrane. *Phys Rev* , 2004, 69(3Pt1): 031920

[5] Teruel MN, Meyer T. Electroporation-induced formation of individual calcium entry sites in the cell body and processes of adherent cells. *Biophys J*, 1997, 73(4): 1785~1796

[6] Glaser RW, Leikin SL, Chernomordik LV, *et al*. Reversible electrical breakdown of lipid bilayers: formation and evolution of pores. *Biochim Biophys Acta*, 1988, 940(2): 275~287

[7] Kinosita K Jr, Tsong TY. Formation and resealing of pores of controlled sizes in human erythrocyte membrane. *Nature*, 1977, 268(5619): 438~441

[8] Ryttsen F, Farre C, Brennan C, *et al*. Characterization of single-cell electroporation by using patch-clamp and fluorescence microscopy. *Biophys J*, 2000, 79(4): 1993~2001

[9] Tekle E, Astumian RD,Chock PB. Selective and asymmetric molecular transport across electroporated cell membranes. *Proc Natl Acad Sci USA*, 1994, 91(24): 11512~11516

[10] Mir LM, Belehradek M, Domenge C, *et al*. [Electrochemotherapy, a new antitumor treatment: first clinical trial]. Comptes rendus de 1' Academie des sciences. Serie Ⅲ, *Sciences de la vie*, 1991, 313(13): 613~618

[11] Gabriel B,Teissie J. Direct observation in the millisecond time range of fluorescent molecule asymmetrical interaction with the electropermeabilized cell membrane. *Biophys J*, 1997, 73(5): 2630~2637

[12] Pinero J, Lopez-Baena M, Ortiz T,*et al*. Apoptotic and necrotic cell death are both induced by electroporation in HL60 human promyeloid leukaemia cells. *Apoptosis*, 1997, 2(3): 330~336

[13] Pavlin M, Leben V,Miklavcic D. Electroporation in dense cell suspension—theoretical and experimental analysis of ion diffusion and cell permeabilization. *Biochim Biophys Acta*, 2007, 1770 (1): 12~23

[14] Hibino M, Itoh H,Kinosita KJr. Time courses of cell electroporation as revealed by

submicrosecond imaging of transmembrane potential. *Biophys J*, 1993, 64 (6): 1789~1800

[15] Lee RC, River LP, Pan FS, *et al*. Surfactant-induced sealing of electropermeabilized skeletal muscle membranes in vivo. *Proc Natl Acad Sci USA*, 1992, 89 (10): 4524~4528

[16] Bier M, Hammer SM, Canaday DJ, *et al*. Kinetics of sealing for transient electropores in isolated mammalian skeletal muscle cells. *Bioelectromagnetics*, 1999, 20 (3): 194~201

[17] Schmeer M, Seipp T, Pliquett U, *et al*. Mechanism for the conductivity changes caused by membrane electroporation of CHO cell-pellets. *Phys Chem Chem Phys* : PCCP, 2004, 6: 5564~5574

[18] Benz R, Zimmermann U. The resealing process of lipid bilayers after reversible electrical breakdown. *Biochim Biophys Acta*, 1981, 640 (1): 169~178

[19] Neumann V, Muller KM, Fischer M. Peritoneal mesothelioma—incidence and etiology. *Pathologe*, 1999, 20: 169~176

[20] Davalos RV, Mir Lm,Rubinsky B. Tissue ablation with irreversible electroporation. *Ann Biomed Eng*, 2005, 33 (2): 223~231

[21] He H, Chang DC, Lee YK. Nonlinear current response of micro-electroporation and resealing dynamics for human cancer cells. *Bioelectrochemistry*, 2008, 72 (2): 161~168

[22] Huang Y, Rubinsky B. Micro-electroporation: Improving the efficiency and understanding of electrical permeabilization of cells. *Biocmed Microdevices*, 1999, 2 (2): 145~150

[23] Kramar PD, Miklavcic,Lebar AM. Determination of the lipid bilayer breakdown voltage by means of linear rising signal. *Bioelectrochemistry*, 2007, 70 (1): 23~27

[24] Edd JF, Davalos RV. Mathematical modeling of irreversible electroporation for treatment planning. *Technol Cancer Res Treat*, 2007, 6(4): 275~286

[25] Kotnik T, Pucihar G, Rebersek M, *et al*. Role of pulse shape in cell membrane electropermeabilization. *Biochim Biophys Acta*, 2003, 1614(2): 193~200

[26] Pliquett U, Joshi RP, Sridhara V,*et al*. High electrical field effects on cell membranes. *Bioelectrochemistry*, 2007, 70 (2): 275~282

[27] Kennedy SM, Ji Z, Hedstrom JC, *et al*. Quantification of electroporative uptake kinetics and electric field heterogeneity effects in cells. *Biophys J*, 2008, 94 (12): 5018~5027

[28] Heida T, Wagenaar JB, Rutten WL, *et al*. Investigating membrane breakdown of neuronal cells exposed to nonuniform electric fields by finite-element modeling and experiments. *IEEE Trans Biomed Eng*, 2002, 49 (10): 1195~1203

[29] Frey W, White JA, Price RO, *et al*. Plasma membrane voltage changes during nanosecond pulsed electric field exposure. *Biophys J*, 2006, 90 (8): 3608~3615

[30] Deng J, Schoenbach KH, Buescher E S, *et al*. The effects of intense submicrosecond electrical pulses on cells. *Biophys J*, 2003, 84 (4): 2709~2714

[31] Gallo SA, Sen A, Hensen ML, *et al*. Temperature-dependent electrical and ultrastructural characterizations of porcine skin upon electroporation. *Biophys J*, 2002, 82(1Pt1): 109~119

[32] Murthy SN, Sen A, Zhao YL, *et al*. Temperature influences the postelectroporation permeability state of the skin. *J Pharm Sci*, 2004, 93 (4): 908~915

[33] Diaz-Rivera RE,Rubinsky B. Electrical and thermal characterization of nanochannels between a cell and a silicon based micro-pore. *Biomed Microdevices*, 2006, 8(1): 25~34

[34] Kanduser M, Sentjurc M, Miklavcic D. The temperature effect during pulse application on cell membrane fluidity and permeabilization. *Bioelectrochemistry*, 2008, 74(1): 52~57

[35] Valic B, Golzio M, Pavlin M, *et al*. Effect of electric field induced transmembrane potential on spheroidal cells: theory and experiment. *Eur Biophys J*, 2003, 32(6): 519~528

[36] Onik G, Mikus P, Rubinsky B. Irreversible electroporation: implications for prostate ablation. *Technol Cancer Res Treat*, 2007, 6(4): 295~300

[37] Shin YS, Cho K, Kim JK, *et al*. Electrotransfection of mammalian cells using microchannel–type electroporation chip. *Anal Chem*, 2004, 76(23): 7045~7052

[38] Pavlin M, Kanduser M, Rebersek M, *et al*. Effect of cell electroporation on the conductivity of a cell suspension. *Biophys J*, 2005, 88(6): 4378~4390

[39] Pucihar G, Kotnik T, Kanduser M, *et al*. The influence of medium conductivity on electropermeabilization and survival of cells in vitro. *Bioelectrochemistry*, 2001, 54(2): 107~115

[40] Weaver JC. Molecular basis for cell membrane electroporation. *Ann Acad Sci*, 1994, 720: 141~152

[41] Edd JF, Horowitz L, Davalos RV, *et al*. In vivo results of a new focal tissue ablation technique: irreversible electroporation. *IEEE Trans Biomed Eng*, 2006, 53(7): 1409~1415

[42] Chang DC, Reese TS. Changes in membrane structure induced by electroporation as revealed by rapid–freezing electron microscopy. *Biophys J*, 1990, 58(1): 1~12

[43] Akinlaja J, Sachs F. The breakdown of cell membranes by electrical and mechanical stress. *Biophys J*, 1998, 75(1): 247~254

[44] Miller L, Leor J, Rubinsky B. Cancer cells ablation with irreversible electroporation. *Technol Cancer Res Treat*, 2005, 4(6): 699~705

[45] Rubinsky J, Onik G, Mikus P, *et al*. Optimal parameters for the destruction of prostate cancer using irreversible electroporation. *J Urol*, 2008, 180(6): 2668~2674

[46] Arena CB, Szot CS, Garcia PA, *et al*. A three–dimensional in vitro tumor platform for modeling therapeutic irreversible electroporation. *Biophys J*, 2012, 103(9): 2033~2042

[47] Long G, Bakos G, Shires PK, *et al*. Histological and finite element analysis of cell death due to irreversible electroproration. *Technol Cancer Res Treat*, 2013, 13(6): 561~569

[48] Colacino KR, Arena CB, Dong S, *et al*. Folate conjugated cellulose nanocrystals potentiate irreversible electroporation-induced cytotoxicity for the selective treatment of cancer cells. Technology in cancer research & treatment, *Technol Cancer Res Treat*, 2014–04–16

1.4 IRE 治疗计划的制定及其影像学评估

◎ 选择合适的患者是保证 IRE 消融恶性肿瘤有效和安全的前提

◎ 通过 CT 或者 MRI 进行肿瘤定位，同时通过电脑软件模型对肿瘤进行评估，以计算消融范围；最终通过选择消融针的数目和采用一定的布阵方法来实现肿瘤消融

◎ IRE 消融可通过影像引导和监控，利用影像中消融区边界来估算组织学上的消融边界；医师通过 IRE 可观察到消融区周围组织的变化，从而推断出现并发症的可能性

IRE 是最近刚开始在临床应用的肿瘤消融新技术，该技术利用高压直流电发出的强大电场的作用，在胞膜上产生多个细孔从而不可逆转地破坏细胞，导致肿瘤细胞即时死亡[1，2]。由于 IRE 在胞膜上产生的细孔为纳米级别的空洞，该技术又被称为纳米刀。

IRE 技术作为 2012 年 4 月美国 FDA 批准应用于临床的一项肿瘤消融新技术，具有以下几个特点：（1）IRE 消融可通过诱导细胞凋亡，致使肿瘤组织坏死[2~4]。（2）与已有的热消融技术（如射频消融，微波消融和冷冻消融）不同，IRE 无须热能，即可通过改变胞膜通透性导致组织坏死。因此，IRE 不会受到热吸除效应的影响。对于射频消融来说，由于“吸除”效应——热量流失到流动的血液中，生长在血管附近的肿瘤将不会得到及时的治疗，因此射频消融无法治疗大血管附近的肿瘤；而 IRE 消融对接近血管的肿瘤也可进行有效消融。（3）IRE 可在消融区和非消融区产生明显的边界，这将最大程度地减少对非肿瘤组织的损伤，减少并发症的发生。（4）与传统消融技术（至少需要 30 分钟）相比，IRE 消融可在微秒到毫秒治疗时间内有效导致组织坏死、非热细胞死亡及治疗时间显著减少。（5）IRE 对神经和血管具有保护作用[5~8]，可在富含大血管或者神经的部位消融肿瘤，不必担心并发症的发生。因 IRE 的上述优势，该技术对肝癌[9，10]和胰腺癌[11]进行了初步的临床应用，结果甚佳，显示了非常广阔的应用前景。

IRE 消融肿瘤的选择

选择合适的肿瘤并对 IRE 治疗进行详细的计划制定及其优化是保证 IRE 消融恶性肿瘤有效和安全的基础（图 1.4–1）。不同肿瘤，IRE 消融的适应证和禁忌证可能各异，但因临床相关数据尚少，每种肿瘤采用 IRE 消融的适应证和禁忌证还不是很清楚。Narayanan[11] 认为 IRE 消融最适用于肿瘤位于肝脏内且未出现系统性转移，且肿瘤大小符合 IRE 消融要求的患者。用 IRE 消融三四厘米的肿瘤效果最佳。对于 4 cm 以上的病灶，疗效相对欠佳。截至 2013 年 12 月 31 日，http://clinicaltrials.gov 网站上公布的关于 IRE 临床研究共 12 例，其中 4 例为肝癌，2 例为胰腺癌，1 例为肾癌，4 例为前列腺癌，尚有 1 例未注明具体肿瘤；其中有一例是结直肠癌肝转移，一例是不可切除胰腺癌。

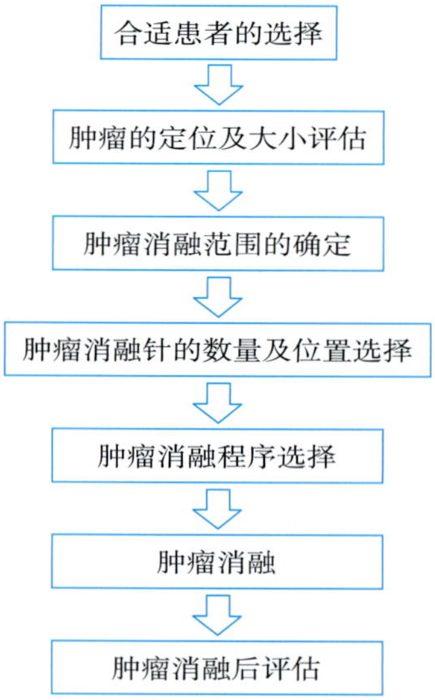

图 1.4–1　IRE 消融计划的制定

对有转移的肿瘤患者，减瘤手术也可延长患者生命，因此 IRE 消融技术在不可切除的原发灶和转移灶上也可能有巨大的应用前景。同时，IRE 消融范围较小，可通过联合多针进行消融来扩大消融范围 [13]。

由于 IRE 的安全性较高，该技术可能更加适合靠近特殊脏器、且易引发安全性问题的肿瘤，如肝癌靠近胆囊、胃底和膈顶，以及靠近大血管和主呼吸道的中央型肺癌与靠近十二指肠、胃、肝脏的胰腺癌。

就 IRE 治疗的禁忌证而言，由于担心 IRE 可能会导致患者的不规则心跳或心律失常，该技术不能施用于戴有起搏器，或有心律失常、心跳不规则的患者；同时，也不能施用于特定器官外存在多种病变的患者；更不能施用其他数个器官上已有转移者。

IRE 治疗计划的制定

通过 CT 或 MRI 进行肿瘤定位及其大小估测，可根据具体情况计算肿瘤消融范围；同时通过电脑软件模型对肿瘤进行评估，医师将病灶的坐标及大小输入三维模型中，而软件可以确定 IRE 可达到的范围。为了尽可能地消灭肿瘤，并让正常细胞尽可能地不受影响，肿瘤消融范围要大于肿瘤正常大小的 0.5~1 cm[11]。明确肿瘤消融范围后，可通过选择消融针数和一定的布阵方法来实现肿瘤消融（图 1.4–2）。就 IRE 而言，电极配置决定电场的分布，电场的分布决定治疗的效果。

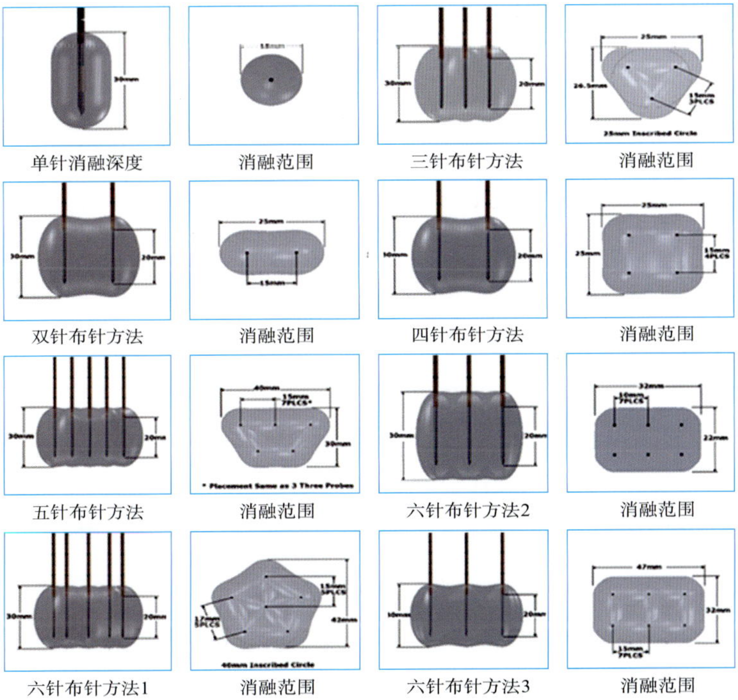

图 1.4–2　IRE 治疗布针方法和消融范围

［引自：NANOKNIFE ® SYSTEM User Manual, 36~38, Version 2.2.0］

Adeyanju 等[13]试图从电极之间的距离、电极插入深度以及电极的数量等三方面来优化 IRE 的电极配置。他们采用了一个三维有限元模型进行分析，并系统改变电极之间的距离与电极插入的深度，并监控足以消融肿瘤的最低电压。同时，还对正常组织的消融进行了研究。研究发现，对于 2.5 cm 球状肿瘤，使用两个电极与电极之间的距离 2 cm 以及插入的深度是球形肿瘤中点下方 1 cm，IRE 消融可以获得最佳的电极配置（最低电压是 3700 V）。电极之间有一小段距离并将电极插入肿瘤中心或中心更加深入一点，会产生最佳的消融结果。与电极插入的深度相比，电极之间的距离对消融结果更重要。同时，IRE 消融某些特定脏器肿瘤时，有可能对周边组织产生一定的影响，任何时间内均有可能出血、瘘管形成或感染的风险。若治疗肺脏病灶，会出现气胸或肺功能衰竭的风险。同样，如果使用 IRE 来治疗肾脏的病变，该手术也会存在损伤输尿管或血管的风险。因此，在制定消融计划的同时，一定要评估其消融安全性，针对复杂解剖位置的肿瘤，制定特异的肿瘤消融计划，以防止不必要并发症的发生。

对于 IRE 消融来说，其本质是对组织中的细胞施加一定当量的电脉冲，细胞的脂质双分子膜上会出现不可逆的纳米级微孔，从而引发组织细胞死亡。因此，施加电脉冲的特征参数，如脉冲的电压幅值[14]、重复频率[15]、脉冲个数[16]和脉冲的上升时间[17]等是决定细胞电穿孔程度的主要因素。最新研究发现，细胞的穿孔程度与脉冲的极性[18]、施加次序[19]和波形[20]等特征也有相关。Garcia 等[21]对 IRE 进行了动物实验，研究发现，九种不同电压与脉冲频率的组合中，有四种组合除了组织消融还引发热损伤。该研究提供了评估多脉冲电穿孔治疗操作方法的数学模型，以避免在产生不可逆性电穿孔的同时，带来不必要的热损伤。同时，不同的组织，同样的消融程序，IRE 的消融范围也可能存在一定的差异，尚需对其进行深入探讨以明确消融程序与具体脏器消融范围的关系。

IRE 影像学评估

IRE 的另外一个临床优势是它能够通过 B 超、CT 和 MRI 进行影像引导和对消融手术进行监控 [22, 23]。在影像设备的辅助下（图 1.4–3），可以对 IRE 电极的定位、标靶区域的消融过程以及最终消融区的范围进行实时监控，且影像中消融区边界的精确度可与组织学上的精确度相媲美 [24]。用超声或 CT 监控到的消融区与病理分析中测得的真实消融区的尺寸偏差仅数毫米 [2]。

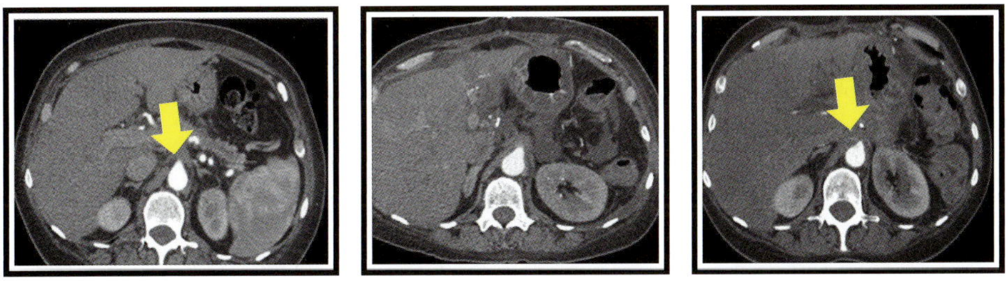

图 1.4–3　局部进展性胰腺癌患者 CT 影像

A—IRE 消融前影像图，箭头示局部进展性胰头部肿瘤，肿瘤侵犯腹腔；B—IRE 消融之后 7 天，胰腺肿瘤局部切除联合腹腔动脉切除；C—IRE 消融之后随访 3 个月，肿瘤局部复发（箭头）。

［引自： Martin RC 2nd., *et al*. *J Am Coll Surg*, 2012, 215(3): 362］

Au 等 [25] 对约克夏的猪肝脏进行 IRE 消融，并使用 B 超和弹性成像检测。使用氯化三苯基四氮唑和苏木精染色来检测组织学细胞死亡情况，结果显示 IRE 肝消融部位表现出组织硬度增加。IRE 损伤边界清晰，损伤范围和组织学细胞死亡边界高度相关。同时，未见 IRE 对大血管或胆管有影响。MRI 可即刻显示消融区域，监测 IRE 消融过程；加权成像 MRI 有可能用于治疗过程中，以便对 IRE 消融进行及时监测或调整电极位置以确保靶病变的完全消融 [26]。对于影像学结合和病理的关系，也有学者提出异议。Wimmer 等 [24] 的研究结果显示，在 6 头猪的胰腺 IRE 消融结果显示，电脑模拟结果示 CT 影像结果和病理结果彼此不同：消融区 CT 影像以及病理表现大于电脑模拟图像，表明临床上使用的治疗计划可能低估了实际的消融范围。IRE 消融影像监控的精确度非常高，影像还能清晰显示未消融的残余癌症细胞，由此医师根据需要能对其进行再次消融。另外，实时监控还可以让医师观察到消融区周围组织的变化，从而推断出现并发症的可能性，保障患者的安全以及有助于其术后快速恢复。IRE 消融术后 4 ~ 8 周需要进行随访造影。如果效果良好，患者需进行 6 个月和 1 年的随访检查。

（李家亮）

参考文献

[1] Long G, Bakos G, Shires PK, *et al*. Histological and Finite Element Analysis of Cell Death due to Irreversible Electroporation. *Technol Cancer Res Treat*, 2013. DOI: 10.7785/tcrtexpress.2013.600253

[2] Lee EW, Loh CT, Kee ST. Imaging guided percutaneous irreversible electroporation: ultrasound and immunohistological correlation. *Technol Cancer Res Treat*, 2007, 6(4): 287~294

[3] Xiao D, Yao C, Liu H, *et al*. Irreversible electroporation and apoptosis in human liver cancer cells induced by nanosecond electric pulses. *Bioelectromagnetics*, 2013, 34(7): 512~520

[4] Lee YJ, Lu DS, Osuagwu F, *et al*. Irreversible electroporation in porcine liver: acute computed tomography appearance of ablation zone with histopathologic correlation. *J Comput Assist Tomogr*, 2013, 37(2): 154~158

[5] Schmidt CR, Shires P, Mootoo M. Real-time ultrasound imaging of irreversible electroporation in a porcine liver model adequately characterizes the zone of cellular necrosis. *HPB (Oxford)*, 2012, 14(2): 98~102

[6] Li W, Fan Q, Ji Z, *et al*. The effects of irreversible electroporation (IRE) on nerves. *PLoS One*, 2011, 6(4): e18831

[7] Maor E, Ivorra A, Leor J, *et al*. The effect of irreversible electroporation on blood vessels. *Technol Cancer Res Treat*, 2007, 6(4): 307~312

[8] Lee YJ, Lu DS, Osuagwu F, *et al*. Irreversible electroporation in porcine liver: short-and long-term effect on the hepatic veins and adjacent tissue by CT with pathological correlation. *Invest Radiol*, 2012, 47(11): 671~675

[9] Kingham TP, Karkar AM, D'Angelica MI, *et al*. Ablation of perivascular hepatic malignant tumors with irreversible electroporation. *J Am Coll Surg*, 2012, 215(3): 379~387

[10] Charpentier KP. Irreversible electroporation for the ablation of liver tumors: are we there yet？ *Arch Surg*, 2012, 147: 1053~1061

[11] Narayanan G. Irreversible electroporation for treatment of liver cancer. *Gastroenterol Hepatol (N Y)*, 2011, 7(5): 313~316

[12] Bower M, Sherwood L, Li Y, *et al*. Irreversible electroporation of the pancreas: definitive local therapy without systemic effects. *J Surg Oncol*, 2011, 104(1): 22~28

[13] Adeyanju OO, Al-Angari HM, Sahakian AV. The optimization of needle electrode number and placement for irreversible electroporation of hepatocellular carcinoma. *Radiol Oncol*, 2012, 46(2): 126~135

[14] Miklavcic D, Semrov D, Mekid H, *et al*. A validated model of in vivo electric field distribution in tissues for electrochemotherapy and for DNA electrotransfer for gene therapy. *Biochim*

Biophys Acta, 2000, 1523(1): 73~83

[15] Vernhes MC, Cabanes PA, Teissie J. Chinese hamster ovary cells sensitivity to localized electrical stresses. *Bioelectrochem Bioenerg*, 1999, 48(1): 17~25

[16] Rols MP, Teissie J. Electropermeabilization of mammalian cells to macromolecules: control by pulse duration. *Biophys J*, 1998, 75(3): 1415~1423

[17] 姚陈果，孙才新，米彦等．陡脉冲不可逆性电击穿恶性肿瘤细胞的研究．高电压技术，2003, 29(1): 45~47

[18] Bilska AO, DeBruin KA, Krassowska W. Theoretical modeling of the effects of shock duration, frequency, and strength on the degree of electroporation. *Bioelectrochemistry*, 2000, 51(2): 133~143

[19] Sersa G, Cemazar M, Semrov D, *et al*. Changing electrode orientation improves the efficacy of electrochemotherapy of solid tumors in mice. *Bioelectrochem Bioenerg*, 1996, 39(1): 61~66

[20] Engstrom PE, Persson BR, Salford LG. Studies of in vivo electropermeabilization by gamma camera measurements of (99m)Tc-DTPA. *Biochim Biophys Acta*, 1999, 1473(2~3): 321~328

[21] Garcia PA, Rossmeisl JHJr, Neal RE, 2nd, *et al*. A parametric study delineating irreversible electroporation from thermal damage based on a minimally invasive intracranial procedure. *Biomed Eng Online*, 2011, 10: 34

[22] Lee EW, Chen C, Prieto VE, *et al*. Advanced hepatic ablation technique for creating complete cell death: irreversible electroporation. *Radiology*, 2010, 255(2): 426~433

[23] Lee EW, Thai S, Kee ST. Irreversible electroporation: a novel image-guided cancer therapy. *Gut Liver*, 2010, 4(Suppl 1): S99~S104

[24] Wimmer T, Srimathveeravalli G, Gutta N, *et al*. Comparison of simulation-based treatment planning with imaging and pathology outcomes for percutaneous CT-guided irreversible electroporation of the porcine pancreas: a pilot study. *J Vasc Interv Radiol*, 2013, 24(11): 1709~1718

[25] Au JT, Kingham TP, Jun K, *et al*. Irreversible electroporation ablation of the liver can be detected with ultrasound B-mode and elastography. *Surgery*, 2013, 153(6): 787~793

[26] Zhang Y, Guo Y, Ragin AB, *et al*. MR imaging to assess immediate response to irreversible electroporation for targeted ablation of liver tissues: preclinical feasibility studies in a rodent model. *Radiology*, 2010, 256(2): 424~432

1.5 IRE 对神经功能的影响

- ◎ 手术切除或传统的热消融方法处理侵犯重要血管及神经的肿瘤时为保证安全界限，可能需要牺牲重要的血管和神经
- ◎ 作为一种新型消融技术，IRE 的优点是在细胞水平上破坏组织，不影响蛋白质活性、可精确控制
- ◎ 实验结果显示，IRE 可使大鼠坐骨神经功能暂时丧失，但术后 7 周神经功能得以完全恢复
- ◎ IRE 消融术的临床应用有可能对侵犯神经的肿瘤提供新的治疗手段，且使完整保留神经功能成为可能

肿瘤侵犯重要血管及神经是临床治疗中的棘手问题，手术切除或传统的热消融方法，为保证肿瘤切除的安全界限，可能需要牺牲重要的血管及神经。对于肢体肿瘤，若牺牲血管神经束，血管可能通过移植自体或人工血管的方法解决，神经也可通过神经移植、神经转位或肌腱转移等方法恢复肢体功能。但神经重建往往不能完全恢复肢体功能。保留神经功能差的肢体甚至不如选择截肢。处理侵犯面神经的肿瘤，若牺牲面神经，即使神经重建，面部表情功能的缺失对患者外貌有极大的影响。

IRE 为一种新型消融技术，其突出的优势就是能够保留消融区域内血管等重要组织的结构。已有研究[1, 2]表明 IRE 作用于大血管后，血管结构仍保持完整。有研究报道[3]：临近血管周围的恶性肝脏肿瘤采用 IRE 治疗是安全有效的。尚未见 IRE 对造成周围神经损伤后的修复及其结果的报道，笔者的课题组设计实验观察了神经修复的过程。

动物实验

IRE 消融大鼠坐骨神经，参数：电场强度约为 3800 V/cm，脉冲长度 100 微秒，脉冲数目 10 个，通过坐骨神经功能指数（sciatic functional index，SFI）、神经电生理检测、坐骨神经 HE 染色、电镜检测、

甲苯胺蓝染色、坐骨神经支配肌肉 HE 染色观察术后神经功能的恢复情况（图 1.5-1）。实验结果表明外周神经经过 IRE 处理后，神经组织的病理学变化是典型的华勒变性（Wallerian degeneration）。IRE 消融后的大鼠坐骨神经，其功能丧失，但神经电生理检测、组织形态学以及行为学分析均表明术后 7 周神经功能可获完全恢复（图 1.5-2，图 1.5-3，图 1.5-4）。与 Onik 的研究结果[4, 5]一致，研究发现术后 3 周可以见到完整的神经束和神经节细胞。

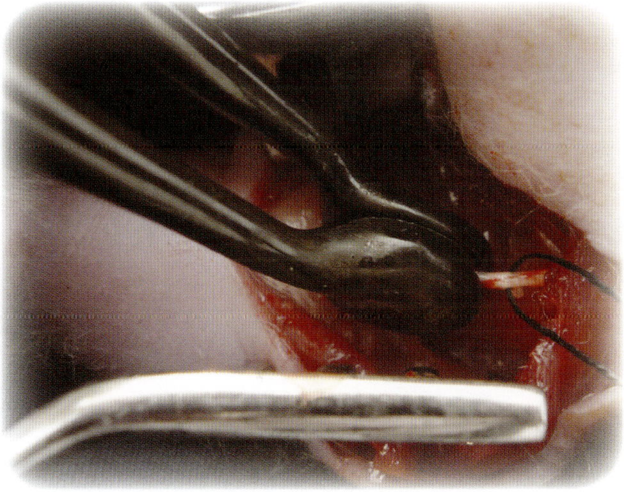

图 1.5-1　使用电极对大鼠坐骨神经进行 IRE 消融的实验

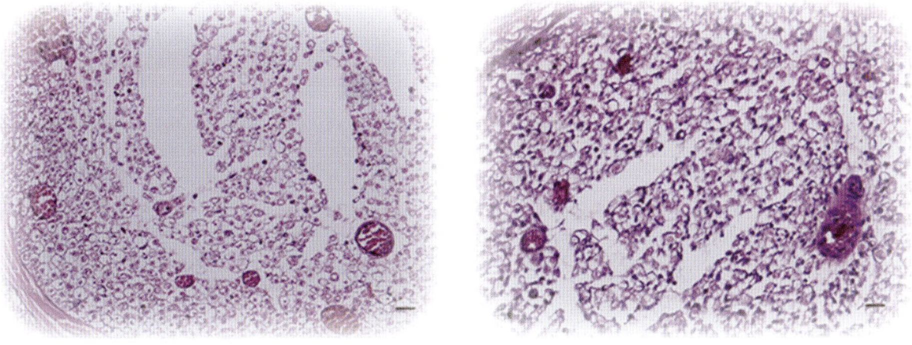

A　　B

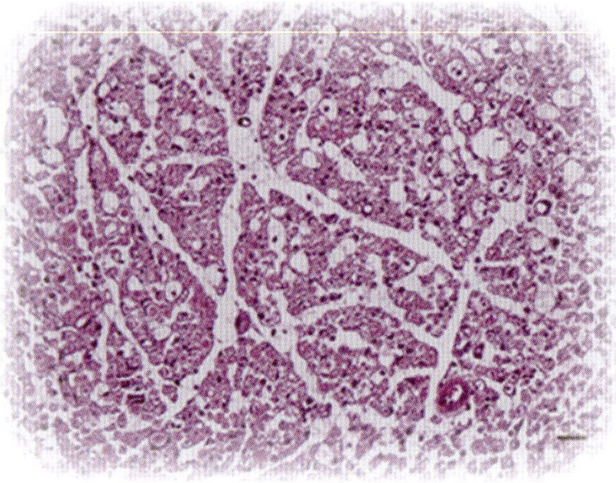

C

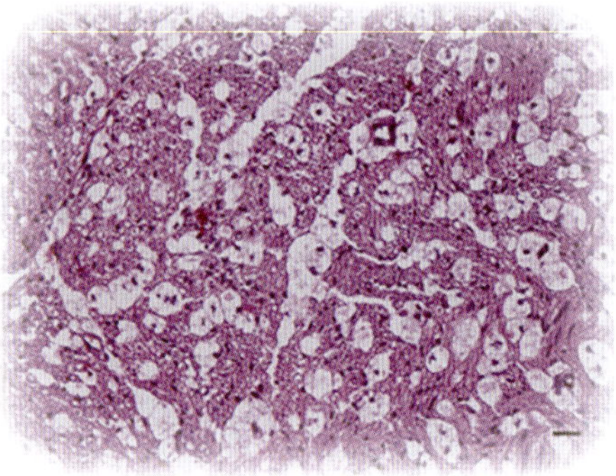

D

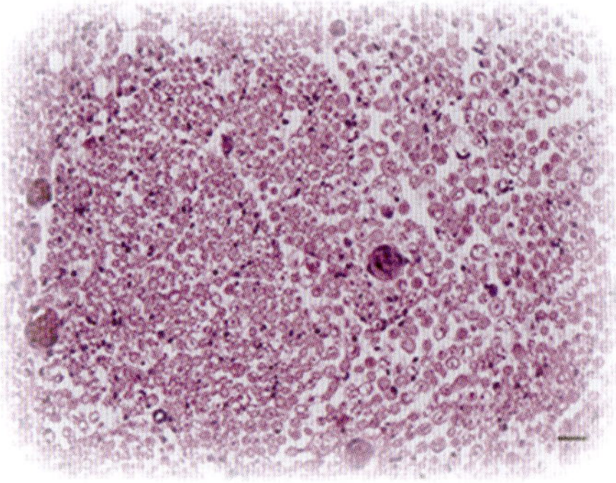

E

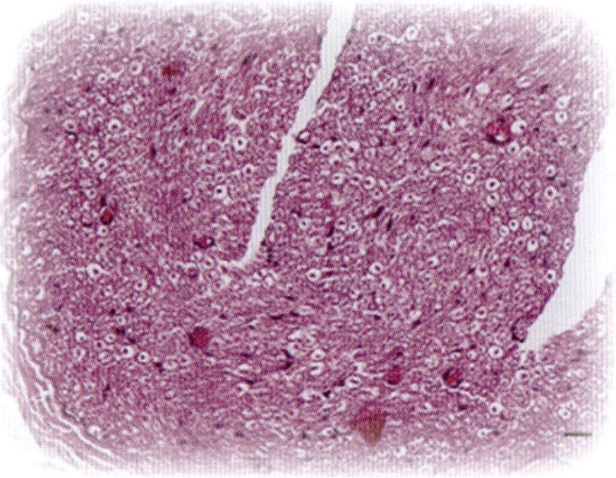

F

图 1.5–2　坐骨神经病理学图像（HE 染色）

正常神经 HE 染色显示神经纤维排列整齐，界限清楚，网状结构存在，可见较均匀的神经膜（Schwann）细胞胞核。A—IRE 术后 3 天，可见神经纤维水肿明显，结构疏松，蓝染的神经膜（Schwann）细胞胞核急剧减少；B—IRE 术后 1 周，可见细胞界限不清，仍见神经纤维肿胀，间隙增大，呈空泡状改变，网状结构消失，可见巨噬细胞；C—IRE 术后 3 周，D—IRE 术后 5 周，C 及 D 仍可见大量的巨噬细胞吞噬细胞碎片形成的泡沫细胞；E—IRE 术后 7 周，F—IRE 术后 10 周，E 及 F 均显示神经结构排列整齐与正常神经结构接近

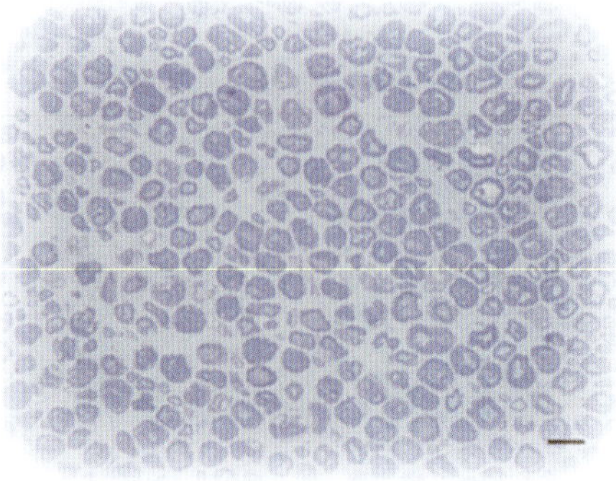

A

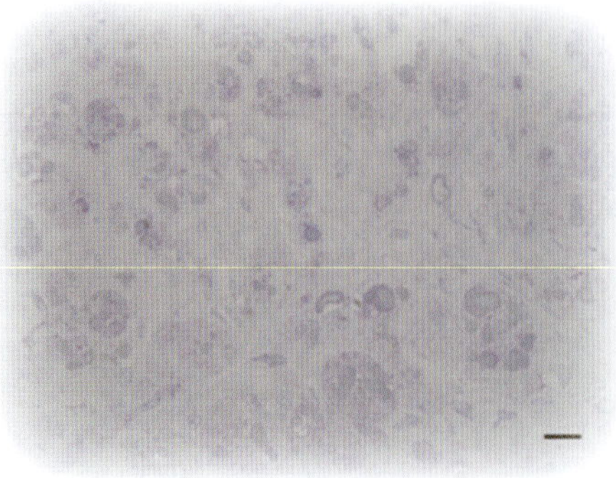

B

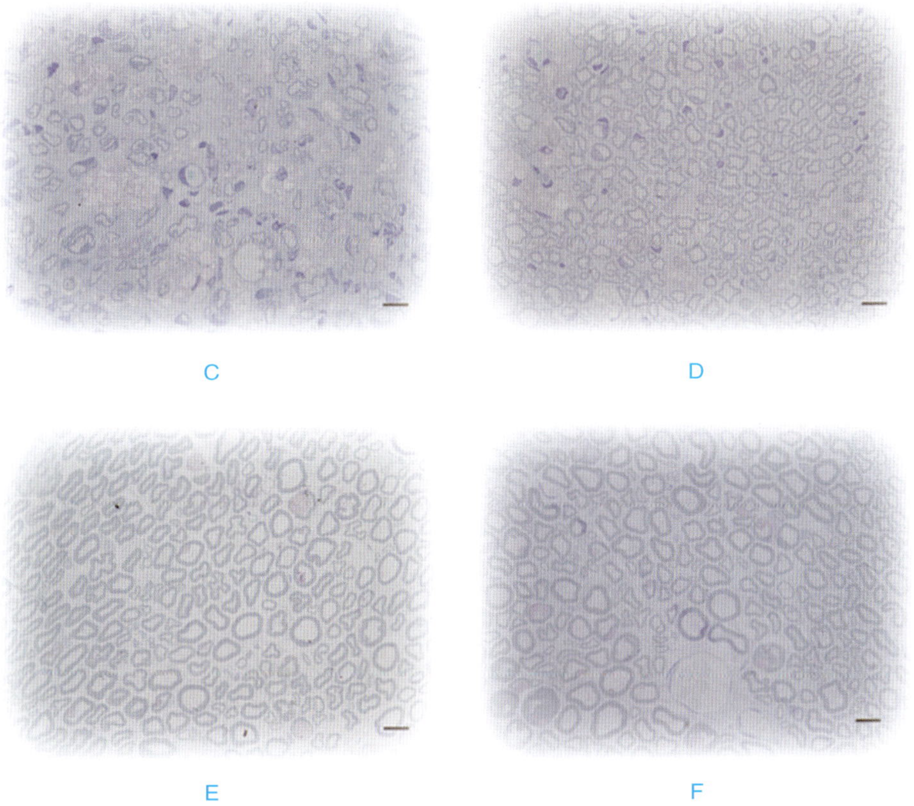

图 1.5-3　IRE 消融坐骨神经后病理图（甲苯胺蓝染色）

A—术后 3 天，B—术后 1 周，A 及 B 一些髓鞘结构开始崩解；术后 1 周后已经很难看到髓鞘结构存在，可见大量的蓝染的细胞碎屑；C—术后 3 周，D—术后 5 周，C 及 D 部分髓鞘结构开始恢复，同时可见一些新生神经纤维；E—术后 7 周，F—IRE 1 周，E 及 F 染色可见大量的新生神经纤维，绝大部分髓鞘结构已经获较好的恢复

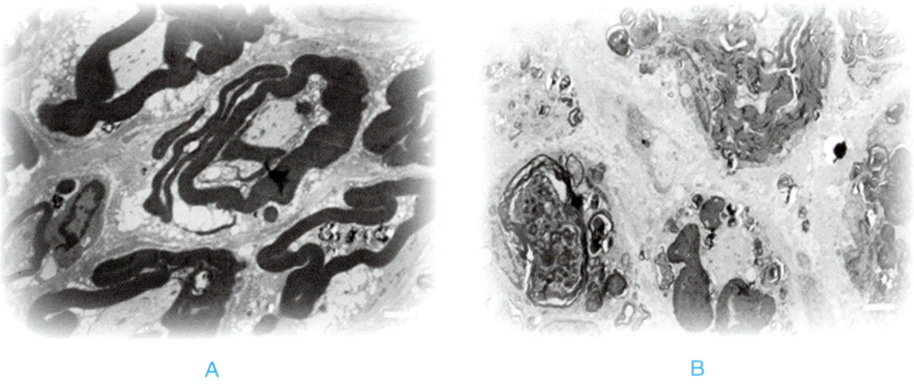

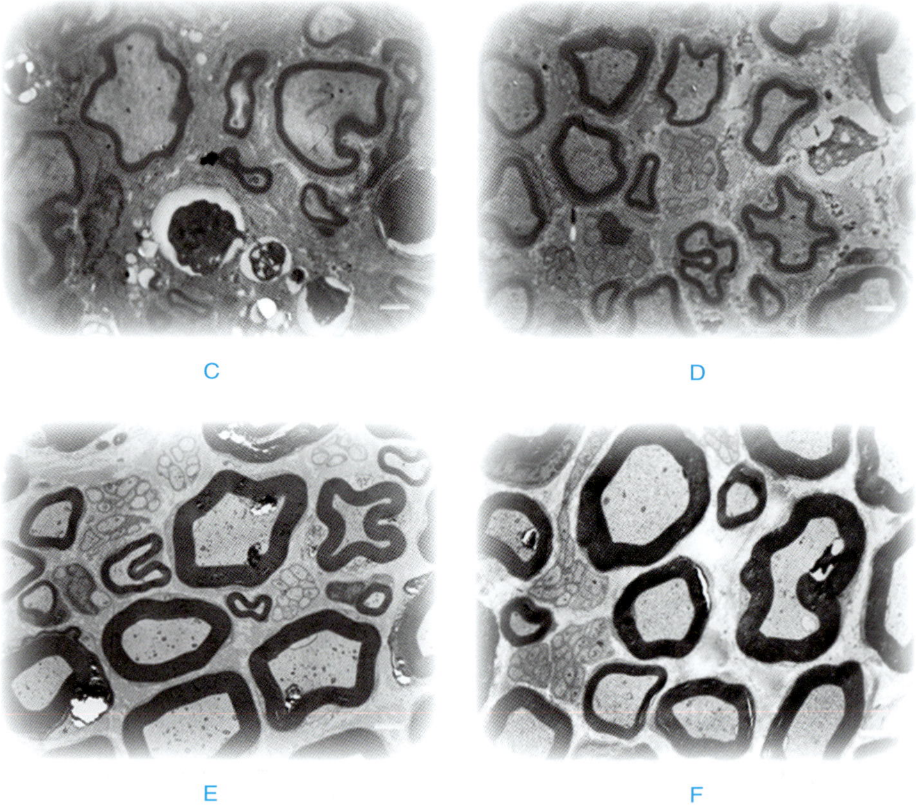

图 1.5-4　IRE 消融坐骨神经后电镜观察

A—术后 3 天，空泡结构增多，炎症细胞浸润组织，可见大量髓鞘结构折叠；B—术后 1 周，可观察到许多髓鞘崩解碎片；C—术后 3 周；D—术后 5 周；C 及 D 仍可见部分髓鞘崩解，但是可见越来越多的神经膜（施旺）细胞包裹的新生神经纤维；E—术后 7 周；F—IRE 消融 10 周，E 及 F 绝大部分损伤区域髓鞘结构已恢复，接近对照组以及正常结构

神经损伤的分类及修复过程

Sunderland 将外周神经损伤分为 5 度[6]：Ⅰ度神经损伤是神经的节段性脱髓鞘改变；Ⅱ度损伤，神经外膜、束膜及内膜均完整；Ⅲ度神经损伤的表现是神经轴突与神经内膜不连续，但神经束膜与外膜完整；Ⅳ度损伤的神经轴突、神经内膜、神经束膜均不连续，但神经外膜尚完整；Ⅴ度神经损伤是整个神经干失去连续性。

退变过程会在神经纤维再生前开始，再生是否完全，很大程度上取决于损伤的严重程度以及之后的退变过程。

Ⅰ度损伤的病理变化轻微，不存在退变与再生。

华勒变性开始出现在Ⅱ度损伤，主要过程包括损伤后神经开始出现顺行性退变，轴突及其包裹的髓鞘开始崩解，巨噬细胞与神经膜细胞吞噬吸收坏死组织碎片；神经再生后，轴突恢复连续性。

Ⅲ度神经损伤会出现明显的损伤区域局部反应，神经纤维末端收缩，局部血管损伤导致出血和水肿；炎性反应造成成纤维细胞增生，损伤节段会形成纺锤状的纤维性瘢痕。

Ⅳ度与Ⅴ度神经损伤局部反应更加显著，神经末端肿大，聚集着大量的神经膜细胞、毛细血管、成纤维细胞、巨噬细胞和胶原纤维；再生的轴突到达近端神经残端后，遇到阻碍，不能继续向远端延伸；神经元胞体以及神经损伤近段也会有所改变；损伤近段的退变范围可能很小（累及损伤节段上一个郎飞结），也可能累及到神经元胞体。

神经损伤后的再生与修复是一个复杂的多层次过程[6, 7]，包括胞体、损伤部位近段区域、远段区域以及末端支配器官。这些部位的病理改变可能会影响正常的修复过程，以致再生延迟或不完全。整个再生过程包括轴突出芽形成，及再生轴突不断向远端生长并最终到达损伤前神经的靶器官[8]。轻微的神经损伤，再生与修复过程在损伤当时便开始，而严重损伤时神经再生在华勒变性之后才会开始。整个再生过程包括细胞信号分子以及神经营养因子参与的级联放大效应[9, 10]。对于Ⅰ度和Ⅱ度损伤，神经功能可以完全恢复，形态与生理上的改变均是可逆的。由于 IRE 过程中并未破坏蛋白质[11]，IRE 损伤神经后的神经保留了神经内膜的完整性。这种损伤类似于 Sunderland Ⅰ度或Ⅱ度损伤，因此 IRE 消融损伤的神经可以完全恢复[4]。

IRE 消融损伤的神经修复

目前治疗神经缺损的金标准是外科手术自体神经移植。回顾已经发表的研究结果[12, 13]发现，针对 10 mm 长度的自体神经移植，术后 60 天坐骨神经功能指数（sciatic functioning index，SFI）依然处于 −79.9 到 −76.74 的水平；与对照组比较，包括自体神经移植在内，尚无任何修复方法可使 SFI 完全恢复正常水平。笔者的实验结果为：IRE 术后 7 周，SFI 恢复到了对照组水平[14]。显而易见，IRE 术损伤后的神经再生效果佳。神经电生理检测、组织形态学以及行为学分析均表明，

IRE 消融处理后的坐骨神经功能可完全恢复。根治性外科手术治疗恶性肿瘤包裹神经的理想目标是切除肿瘤，保留神经组织，但这在以往很难实现。而不可逆性电穿孔消融技术的出现使保留神经组织的目标有望实现。IRE 消融术后患者的神经功能会短时期内丧失，但最终能获完全的恢复。

学术评价

目前热消融方法在肿瘤治疗领域广泛应用，热消融后组织呈现凝固性坏死，若坏死组织残留体内，会对身体器官产生毒性作用[11]，而且神经组织受到热效应灭活后也无法再生。实验结果表明，IRE 处理后的神经组织可完全恢复功能。这显示 IRE 消融术与目前流行的其他多种肿瘤去除方法相比有其独特的优势。

IRE 损伤的神经组织能完全恢复的可能原因如下。

组织结构在 IRE 过程中并未受到损伤[11] 不可逆电穿孔不会破坏基底膜或神经内膜的完整性。这种损伤类似于 Sunderland Ⅰ度或Ⅱ度损伤。神经内膜与神经束膜结构的完整有利于神经纤维再生。再生的轴突沿着正常结构延伸到损伤远端，因此这一类的神经损伤可完全恢复[6]；严重的轴突损伤可能导致神经元死亡，而神经元存活是神经纤维再生的必要条件[15]。这一研究虽然未做神经的逆向示踪实验，但通过实验过程中观察到的神经功能完全恢复，可以推断神经元在 IRE 过程中未受到损伤。所有实验动物在接受 IRE 的过程中，均可见坐骨神经支配的肌肉出现收缩现象。实验动物无一例死亡，且术后 7 周观察肌肉组织也完全正常。这些实验结果表明 IRE 是安全的消融肿瘤方式，可以应用于临床[16]。

IRE 是一种非热效应的消融技术[17] Shafiee 等[18]通过理论计算给出了不可逆性电穿孔的上限，超过此上限将会产生热效应。而这一实验设定的场强参数是 3800 V/cm，低于上限值，故不会产生热效应。已有研究[19, 20]证实，IRE 是通过诱导细胞凋亡造成的组织灭活。这个特点有诸多益处，比如灭活组织可以快速再生；神经膜细胞在神经再生过程中起关键作用，这些细胞不仅对崩解破坏的髓鞘有吞噬作用，而且还可产生一些神经营养因子；再生过程可见神经膜细胞与髓鞘结构存在，这些可能是临近区域移行过来的细胞。

实验过程中，IRE 是直接作用于神经组织 损伤早期，可见到神经组织小血管内皮的损伤；术后 3 周，损伤的血管内皮恢复正常。微血管系统的保存也有利于 IRE 消融区域神经的再生。

将 IRE 直接作用于大鼠坐骨神经，观察了该消融术后的长期效应。虽然术后短期神经功能丧失，局部消融区域内神经膜细胞以及髓鞘结构也会凋亡、崩解，但邻近部位的细胞会游离到消融部位参与神经的再生，最终术后 7 周神经功能完全恢复[14]。对血管及神经组织的研究结果表明：IRE 应用于骨肉瘤的保肢治疗有可能会扩大原有的保肢手术适应证。

笔者将 IRE 技术应用到神经方面，观察 IRE 原位消融神经后的效果及功能恢复情况。实验结果表明：IRE 可有效消融大鼠坐骨神经，致使神经功能丧失，所支配靶肌肉麻痹，病理学及透射电镜均显示消融区域神经膜细胞凋亡，然而损伤后期周边正常部位神经的神经膜细胞游离至消融区域代替原有细胞形成髓鞘，神经的基底膜结构完整，未受到损伤，从而促使神经纤维再生[14]。IRE 消融后 7 周坐骨神经功能从形态、电生理等方面均完全恢复正常。大鼠是小型动物，它们的神经再生能力较人类强，这一结论在应用于临床前，还需在大型动物体内进行实验[21, 22]。

Schoellnast 等[23]于 2011 年也发表了 IRE 消融猪坐骨神经的实验研究，观察了 IRE 消融神经后的急性及亚急性病理变化，实验中同样发现神经基底膜结构完整，不受消融影响。

2013 年 Schoellnast 等[24]发表 IRE 消融猪坐骨神经后的 8 周观察结果，发现 IRE 消融后坐骨神经内膜结构完整而无破坏，8 周后神经膜细胞增殖，神经轴突获再生，但神经功能并未完全恢复。考虑到这一研究观察时间仅 8 周，仍然需要对 IRE 消融损伤后的神经功能恢复进行长时间的观察研究。

展望

虽然对 IRE 消融损伤后的神经功能的恢复研究尚欠深入，但基于目前的研究结果，有理由相信 IRE 有可能进一步扩大对肢体恶性肿瘤的应用范围，同时对侵犯神经的肿瘤提供新的治疗手段，且使完整保留神经功能成为可能。

（李　伟　李　钊　范清宇）

参考文献

[1] Maor E, Ivorra A, Leor J, *et al*. The effect of irreversible electroporation on blood vessels. *Technol Cancer Res Treat*, 2007, 6(4): 307~312

[2] Maor E, Ivorra A, Rubinsky B. Non thermal irreversible electroporation: novel technology for vascular smooth muscle cells ablation. *PLoS ONE*, 2009, 4: e4757. Doi: 10.1371/journal. pone. 0004757

[3] Kingham TP, Karkar AM, D'Angelica MI, *et al*. Ablation of perivascular hepatic malignant tumors with irreversible electroporation. *J Am Coll Surg*, 2012, 215(3): 379~387

[4] Onik G, Mikus P, Rubinsky B. Irreversible electroporation: implications for prostate ablation. *Technol Cancer Res Treat*, 2007, 6(4): 295~300

[5] Onik G, Rubinsky B. Irreversible Electroporation: First Patient Experience Focal Therapy of Prostate Cancer. In: Rubinsky B, editor. Irreversible Electroporation. *Springer Berlin Heidelberg*, 2010, 235~247

[6] Burnett MG, Zager EL. Pathophysiology of peripheral nerve injury: a brief review. *Neurosurg Focus*, 2004, 16(5): E1

[7] Seckel BR. Enhancement of peripheral nerve regeneration. *Muscle Nerve,* 1990, 13(9): 785~800

[8] Ide C. Peripheral nerve regeneration. *Neurosci Res*, 1996, 25(2): 101~121

[9] Zheng M, Kuffler DP. Guidance of regenerating motor axons in vivo by gradients of diffusible peripheral nerve-derived factors. *J Neurobiol*, 2000, 42(2): 212~219

[10] Zochodne DW, Levy D. Nitric oxide in damage, disease and repair of the peripheral nervous system. *Cell Mol Biol* (*Noisy-le-grand*), 2005, 51(3): 255~267

[11] Lee EW, Thai S, Kee ST. Irreversible electroporation: a novel image-guided cancer therapy. *Gut Liver*, 2010, 4(Suppl 1): S99~S104

[12] Rafiuddin Ahmed M, Jayakumar R. Peripheral nerve regeneration in RGD peptide incorporated collagen tubes. *Brain Res*, 2003, 993(1~2): 208~216

[13] Fernandes M, Valente SG, Fernandes MJ, *et al*. Bone marrow cells are able to increase vessels number during repair of sciatic nerve lesion. *J Neurosci Methods*, 2008, 170(1): 16~24

[14] Li W, Fan Q, Ji Z, *et al*. The effects of irreversible electroporation (IRE) on nerves. *PLoS ONE*, 2011, 6(4): e18831. Doi: 10.1371/journal. pone. 0018831

[15] Fu SY, Gordon T. The cellular and molecular basis of peripheral nerve regeneration. *Mol Neurobiol*, 1997, 14: 67~116

[16] Rubinsky B. Irreversible electroporation in medicine. *Technol Cancer Res Treat*, 2007, 6(4): 255~260

[17] Davalos RV, Mir IL, Rubinsky B. Tisue ablation with irreversible electroporation. *Ann Biomed Eng*, 2005, 33(2): 223~231

[18] Shafiee H, Garcia PA, Davalos RV. A preliminary study to delineate irreversible electroporation from thermal damage using the arrhenius equation. *J Biomech Eng*, 2009, 131(7): 074509

[19] Edd JF, Davalos RV. Mathematical modeling of irreversible electroporation for treatment planning. *Technol Cancer Res Treat*, 2007, 6(4): 275~286

[20] Lavee J, Onik G, Mikus P, *et al*. A novel nonthermal energy source for surgical epicardial atrial ablation: irreversible electroporation. *Heart Surg Forum*, 2007, 10(2): E162~167

[21] Fullarton AC, Lenihan DV, Myles LM, *et al*. Obstetric brachial plexus palsy: a large animal model for traction injury and its repair. Part 1: age of the recipient. *J Hand Surg Br*, 2000, 25(1): 52~57

[22] Hess JR, Brenner MJ, Fox IK, *et al*. Use of cold-preserved allografts seeded with autologous Schwann cells in the treatment of a long-gap peripheral nerve injury. *Plast Reconstr Surg*, 2007, 119(1): 246~259

[23] Schoellnast H, Monette S, Ezell PC, *et al*. Acute and subacute effects of irreversible electroporation on nerves: experimental study in a pig model. *Radiology,* 2011, 260(2): 421~427

[24] Schoellnast H, Monette S, Ezell PC, *et al*. The delayed effects of irreversible electroporation ablation on nerves. *Eur Radiol*, 2013, 23(2): 375~380

1.6 脉冲电场对免疫功能的影响

- ◎ 随着肿瘤免疫学的迅猛发展，免疫治疗已成为继手术、放疗以及化疗之外的第四种重要的肿瘤治疗策略
- ◎ 虽然 IRE 对其消融区域内的细胞进行灭活并杀死的作用不依赖机体免疫系统的参与，但其原位残留的大量细胞残骸能显著地影响机体的免疫状态
- ◎ 目前有限的研究结果已提示，IRE 消融后引起的免疫反应对于机体的抗肿瘤能力有明显的促进作用

免疫系统在肿瘤治疗中的作用

百年来，研究学者致力于研究利用人类自身的免疫系统对抗肿瘤，希望能像治疗感染性疾病一样通过调动自身免疫系统来杀灭肿瘤和预防肿瘤的复发。100 年前，Coley 等发现应用链球菌和金黄色葡萄球菌毒素能够控制某些癌症的生长，后来将这种毒素称为 Coley 毒素；1922 年科学家证实卡介苗可以刺激免疫反应，从而用来治疗膀胱癌；20 世纪 80 年代白细胞介素 2 与干扰素 α 成功治疗转移性黑素瘤以及肾透明细胞癌。这些均不断激励学者们继续从干预免疫系统的途径寻找肿瘤治疗的突破，而免疫编辑假说、局部免疫豁免假说以及双相调节假说的提出为肿瘤的免疫逃逸现象作出了更加全面的解释，并基于这些理论提出了相应的治疗方法。

20 世纪 50 年代 Burnet 和 Thomas 提出免疫监视假说，后由此演进为免疫编辑学说（即免疫引导肿瘤的进化方向）；在肿瘤初期，免疫系统能杀灭转化细胞，发挥免疫监视作用；在免疫系统与肿瘤细胞的相互作用过程中，免疫原性较强的肿瘤细胞被抑制或杀灭，而免疫原性较弱的肿瘤细胞则获得增殖的机会（免疫雕刻）；免疫雕刻的结果是免疫原性微弱的肿瘤细胞不受免疫系统控制，不断生长与扩散，此时肿瘤进入免疫逃逸阶段[1]。基于在免疫逃逸阶段免疫系统与肿瘤之间错综复杂的关系，Rosenberg 等[2]设计了重建免疫系统的方法，首先采用

化疗及放疗清除体内原有的淋巴细胞，再回输体外准备的肿瘤抗原特异性淋巴细胞并使用大剂量白细胞介素（IL）-2 维持其活性，临床研究证明免疫重建策略在治疗转移性黑素瘤中获得成功。

获得性局部免疫豁免假说认为，即使在肿瘤免疫逃逸阶段，患者的抗肿瘤免疫能力仍基本正常，但肿瘤细胞通过表达免疫抑制分子在肿瘤局部诱导了免疫抑制微环境，形成“免疫豁免区域”，致使免疫效应细胞不能发挥作用。随着大量研究的逐渐深入，学者们认为肿瘤细胞可在四个阶段诱导免疫抑制：（1）在炎性微环境中因为存在肿瘤细胞表达的抑制分子便不能诱导免疫反应；（2）抑制树突细胞的成熟及向区域淋巴结迁移；（3）在区域引流淋巴结抑制树突细胞向 T 细胞呈递抗原以及抑制 T 细胞活化；（4）诱导调节 T 细胞（Treg 细胞），使活化的免疫效应细胞在肿瘤微环境中不能发挥作用。针对上述的若干免疫抑制问题，有学者在活化肿瘤抗原特异性记忆性 T 细胞、阻断免疫系统的负性调节机制等方面进行干预，取得了明显的临床进展。双相调节假说认为在肿瘤免疫逃逸阶段，免疫细胞对肿瘤细胞的作用取决于肿瘤微环境，它们既可能抑制、也可能促进肿瘤生长及转移[3, 4]。所以免疫调节药物也成为目前免疫治疗的研究热点。

随着肿瘤免疫学的迅猛发展，免疫治疗已成为继手术、放疗以及化疗之外的第四种重要的肿瘤治疗策略，美国《科学》（Science）杂志将肿瘤免疫疗法作为 2013 年六大科学领域方面值得关注的领域之一。免疫治疗成为实体瘤综合治疗的主要组成部分：先用肿瘤疫苗与抗体调整免疫系统，再用全身或局部治疗方法诱导肿瘤细胞的免疫原性死亡以及祛除临床可见肿瘤，随后进一步强化免疫反应，患者将获得长期生存[4]。

传统热消融方法对肿瘤免疫的影响

随着热消融临床应用的不断拓展，学者们开始注意到这些报道中一些关于热消融治疗原位肿瘤后，转移灶也逐渐消退的报道[5, 6]。研究学者认为局部消融所产生的坏死组织释放抗原而引起免疫反应，而后被募集而来的抗原提呈细胞所捕获，进而诱导产生肿瘤特异性抗体。

有效的肿瘤特异性免疫反应需要包括免疫细胞（效应细胞、调节细胞等），体液成分（细胞因子、趋化因子、抗体等）在内的多种复杂因素参与，而肿瘤微环境也是肿瘤免疫应答中重要的因素，所以学者们从多个方面进行了研究[7, 8]，发现热消融后机体内的细胞因子、趋化因子以及其他应激产物[包括 IL-1β、IL-6、IL-8 以及肿瘤坏死因子（TNF）]在内的多种促炎症因子的血清含量有所增加[7, 8]。通过动物模型的建立，发现射频消融能够显著上调热休克蛋白（HSP-70，HSP-90）以及 gp96 的转录与表达，其中 HSP-70 的表达主要集中在消融边缘及过渡区域，并且 HSP-70 在过渡区域的表达上调早在消融后的24 小时内就出现，并一直持续至消融后的第三天[9, 10]。已有多项研究显示热休克蛋白（HSP）是刺激树突细胞成熟并使其捕获肿瘤特异性抗原呈递给其他免疫细胞过程中的重要因子，这些都提示了热消融肿瘤组织后机体内多种免疫相关的重要体液成分发生了变化[11]。

射频消融后免疫细胞的浸润立即开始出现，其中包括粒细胞、巨噬细胞、浆细胞、树突细胞以及 CD3+、CD4+ 淋巴细胞。值得注意的是，中性粒细胞与淋巴细胞的浸润不仅在消融的肿瘤原位增加，还出现在转移灶。这些瘤周或瘤内免疫细胞的变化在一定程度上显示了消融后残留的肿瘤组织对于细胞免疫的影响。此外，临床研究[12]发现射频消融及冷冻消融治疗肿瘤时术后患者外周血中均呈调节 T 细胞（CD4+，CD25+，Foxp3+）显著减少 。另一项包含 20 例肝细胞癌的研究[13, 14]显示，虽然 T 细胞亚群无明显变化，但是激活的 T 细胞以及 NK 细胞数量增加，这一研究小组还发现消融术后的第一、第四周，效应 NK 细胞显著扩增。尽管这些研究的结果不尽一致，但均提示了热消融能够通过改变外周血淋巴细胞亚群、中性粒细胞、单核细胞、树突细胞以及 B 淋巴细胞等组成来影响机体的细胞免疫。

Wissniowski 等[15]在对兔肝癌肿瘤模型的研究中发现，射频消融术后 2 周肿瘤抗原特异性 T 细胞的激活显著增加，一直持续到术后 6 周。实验还发现射频消融组的动物生存情况明显优于手术切除组。Den Brok 等[16]将射频消融治疗后表达鸡卵白蛋白（OVA）抗原的小鼠肿瘤模型体内提取脾细胞，输注到裸鼠体内后发现，裸鼠具有了针对表达鸡卵白蛋白抗原的肿瘤细胞的特异性免疫，而对不表达 OVA 抗原的肿瘤细胞不能形成有效的免疫；肿瘤细胞二次接种的实验也证实了射频消融治疗后的小鼠获得了针对表达 OVA 抗原肿瘤细胞的特异性细胞免疫能力。这些也都提示了射频消融肿瘤组织后机体产生了针对肿瘤特异性抗原的细胞免疫，并且一定程度上使机体产生了具有对肿瘤的免疫保护能力。

在过去的数年间出现了很多关于热消融技术对机体免疫功能影响的研究，尽管这些研究的结果不尽相同。但在一些问题上学者们取得了共识，即热消融技术灭活肿瘤组织后残留的肿瘤坏死组织能影响机体的免疫功能，而这些免疫功能的改变可能是通过下列数方面实现的：（1）局部的炎性反应释放免疫信号，如热休克蛋白等；（2）刺激免疫效应细胞的募集及激活，包括树突细胞在内的免疫细胞进入灭活的组织周围或残留的肿瘤组织内；（3）激活抗肿瘤适应性免疫系统，其中包括能清除和控制原位肿瘤、癌周微转移、远处转移灶、建立持续免疫记忆功能的 CD4+、CD8+T 细胞以及抗体等，而这些肿瘤特异性抗原的来源包括坏死以及受损的细胞。另外，除了这些直接的机制，灭活肿瘤后调节 T 细胞减少以及免疫抑制的去除也在一定程度上参与机体免疫功能的调节。

脉冲电场相关治疗方法对肿瘤免疫的影响

脉冲电场（pulsed electric field，PEF）因其独特生物学效应，在肿瘤治疗中越来越受到人们的重视。近年来，发现脉冲电场对细胞结构和功能的影响，生物治疗，尤其在肿瘤治疗的临床应用中显示了它的优势，进而使其成为生物电磁技术领域的研究热点，这其中包括了电化学疗法（ECT）、纳秒波脉冲电场（nsPEF）以及不可逆性电穿孔（IRE）。

电化学疗法

利用细胞电穿孔结合抗肿瘤药物治疗肿瘤，称为肿瘤的电化学疗法。很多研究表明，影响电穿孔效率的因素包括电场参数（电场强度、脉冲次数、脉宽及脉冲频率）、脉冲波形、电击缓冲液，单个细胞的生理状况以及细胞种类等。细胞电穿孔的最低电场强度为 450 ~ 650 V/cm，低于这个强度，细胞不能被电穿孔，随着电场强度的增加，电穿孔的效率与细胞的死亡率均增加[17]。通常，细胞的最低电穿孔强度至细胞死亡的电场强度之间为电化学疗法的应用范围[18]。电化学治疗肿瘤的确切机制尚待探讨。研究者认为电化学治疗的机制是通过电场使胞膜发生穿孔，提高抗肿瘤药物的生物吸收效率，从而提高药物的疗效。

电化学疗法的优点包括：（1）采用相对低的药物浓度治疗，这种低浓度的药物仅产生较小的毒副作用；（2）适合于重要器官的肿瘤或非常靠近重要器官的肿瘤， 这些肿瘤如果采取外科、放疗会造成器官的功能永久性损伤；（3）适合于传统化疗、外科、放疗失败的肿瘤；（4）这种治疗模式能克服肿瘤的耐药性以及减少肿瘤的转移[18]。随着研究的深入，学者们逐渐认识到电化学治疗的原理不仅是通过改变细胞的通透性使得化学药物能够进入细胞而杀死肿瘤细胞，通过电场的施加它还能够抑制肿瘤部位的血流及血管生长，减少或切断肿瘤的营养供给[19]。

在电化学治疗研究的最初阶段，学者们就注意到了免疫系统在这过程中“扮演”的角色，在使用平阳霉素的电化学疗法治疗小鼠纤维肉瘤模型的过程中，虽然对于肿瘤生长抑制的作用无明显的区别，但治疗后免疫缺陷小鼠的治愈率要远低于普通小鼠[20, 21]。为了进一步证明免疫系统的重要性，使用平阳霉素的电化学疗法治疗免疫正常小鼠纤维肉瘤模型，对照组使用免疫抑制剂，结果显示免疫抑制组的肿瘤治愈率明显低于未进行免疫抑制的荷瘤小鼠[21]。Mir[22]研究小组的进一步研究显示，联合免疫调节剂白细胞介素-2的全身或局部给药能显著改善免疫系统健全的荷瘤小鼠电化学治疗的效果，这提示了电化学治疗联合免疫调节治疗的可能性及其有效性[21]。随后他们针对单纯的IL-2体内半衰期较短的缺点，尝试给予能够在体分泌白细胞介素-2的细胞，进一步提高联合电化学治疗的有效性[22]。

纳秒波脉冲电场

学者们发现单独使用电场强度26～300 kV/cm、脉冲宽度为10～300纳秒的脉冲电场可以导致肿瘤细胞程序性死亡（凋亡）并能有效抑制肿瘤的生长[23, 24]。纳秒波脉冲电场灭活的主要机制可能是内处理效应。内处理效应是指细胞在电场强度≥10 kV/cm的纳秒级陡脉冲作用下出现的一系列与微秒级陡脉冲作用截然不同的细胞反应，表现为核膜穿孔、微核产生、基因表达增强；线粒体穿孔并导致胞内钙离子释放；

诱导细胞周期改变等，为诱导肿瘤细胞发生凋亡提供了可能[25~27]。也即纳米级的陡脉冲的作用时间极短，远短于胞膜电势差复极的时间，其灭活细胞主要是由于细胞内细胞器的损伤、诱导了细胞凋亡程序的启动[25]。

另外，其他一些因素也能参与了细胞的凋亡：实验证实陡脉冲可以导致电极针阳极区肿瘤组织呈脱水状态，阴极区肿瘤组织呈水肿反应。肿瘤细胞及周围组织的 pH 值改变，使细胞内的钙离子浓度降低，肿瘤细胞酶的活性被破坏，组织蛋白坏死变性、凝固沉淀，这种生存环境的改变促进肿瘤组织的死亡。陡脉冲作用组织后，可导致血管内皮细胞及肌层呈凝固性坏死，这种脉管效应影响组织血供，促进细胞死亡[28]。

在最初的研究中发现，在陡脉冲处理的肿瘤组织周围有单核细胞及淋巴细胞的浸润。提示陡脉冲电场可能激活了机体免疫系统，从而进一步抑制肿瘤的生长。随着研究的深入，国内胡丽娜课题小组[29，30]发现，陡脉冲处理组淋巴细胞增生反应、淋巴细胞活性的表达明显高于荷瘤对照组；与同期荷瘤大鼠对照组比较，干扰素 –γ 表达水平升高，而白细胞介素 –4 表达水平降低。陡脉冲处理肿瘤组织后显著提高动物机体 NK 细胞的活性和腹腔巨噬细胞产生肿瘤坏死因子 α 的能力[31~33]。这些研究都提示陡脉冲在杀伤肿瘤细胞的同时，也能诱发机体抗癌免疫反应，增强机体的免疫功能。

IRE 消融

IRE 作为新兴的消融技术被应用在临床治疗恶性肿瘤的时间尚短，但是越来越多的研究逐渐证实了其在恶性肿瘤治疗中的应用价值。IRE 同样具有原位热消融技术灭活肿瘤组织后能够残留大量肿瘤特异性抗原的特点，而且，由于 IRE 的灭活效应主要不涉及热效应，其灭活组织内的蛋白（肿瘤特异性抗原）不会因高热而产生变性；其空间结构不会因高热而变化，相对于热消融其肿瘤抗原保留较好，这些灭活的组织细胞，可被认为是肿瘤全细胞疫苗。另外，由于 IRE 灭活肿瘤组织的同时保留了包括血管结构在内的细胞外基质结构，灭活的血管内皮细胞也能在一段时间后再生以及血管再通，这些均为包括抗原呈递细胞在内的多种免疫细胞到达灭活组织区域获取肿瘤相关抗原提供了组织结构基础[34~36]。鉴于上述理论有理由相信，IRE 相对于其他热消融技术更能有效的激活机体免疫功能，诱发机体抗肿瘤免疫反应。

Al-Sakere[37] 的研究小组设计了在最初关于 IRE 灭活肿瘤组织后机体免疫变化的研究，他们通过对 C57B1/6 荷瘤小鼠行 IRE 消融肿瘤后取组织行病理检查观察（1 ~ 72 小时）发现，IRE 消融区内的淋巴细胞、巨噬细胞等免疫细胞相关抗原的染色较术前减少了，这是由于 IRE 的灭活效应在杀伤肿瘤细胞的同时也将区域内的免疫细胞杀伤，且由于 IRE 消融后的一段时间内，微血管因栓塞的原因而使得免疫细胞尚未到达肿瘤消融区域。此研究仅观察了 IRE 后极短时间内的组织改变，而对 IRE 术引起的血运重建后，免疫细胞在消融组织局部的聚集情况以及对于消融肿瘤组织周围免疫细胞的即时改变等尚待进一步研究，而此前其他研究组对 IRE 消融作用的研究已多次证实包括淋巴细胞在内的免疫细胞会聚集在消融肿瘤组织的周围[38]。

笔者课题组的研究首次对 IRE 消融处理肿瘤组织后机体的淋巴细胞以及细胞因子进行了初步的观察[39]。实验结果表明，IRE 可以安全有效地消融大鼠骨肉瘤组织，病理学检查显示 IRE 消融后瘤周及瘤内出现显著的淋巴细胞浸润，大鼠外周血淋巴细胞亚群组成、脾细胞内细胞因子以及血清细胞因子均呈现出不同程度的变化。

虽然原位 IRE 区域的肿瘤灭活并不依赖免疫系统的参与，但 Neal[40] 研究小组证实 IRE 有助于机体抗肿瘤效果的增强，在他们的实验中分别制备了免疫系统正常的 BALB/c 小鼠以及免疫缺陷小鼠的荷瘤模型，对肿瘤进行部分灭活，随后的肿瘤生长曲线显示，免疫系统正常的小鼠相对于免疫缺陷小鼠其肿瘤生长明显减缓。对于接受了 IRE 治疗的两组小鼠再次接种肿瘤，结果显示免疫正常的小鼠肿瘤生长显著受到抑制，而且有近 50% 的小鼠再次接种后未能成瘤，这一数据显著高于免疫缺陷小鼠组；另外，对于肿瘤周围的免疫细胞的实验显示，免疫正常小鼠的 IRE 消融区域周围有明显的 CD3+ 细胞聚集。

上述实验均提示，虽然 IRE 对于其消融区域内的细胞进行灭活，其杀死细胞的作用不依赖机体免疫系统的参与，但是其原位残留的大量细胞残骸能显著影响机体的免疫状态，仅就目前有限的研究结果已经提示，其免疫反应对于机体的抗肿瘤能力有明显的促进作用。

另外，传统的观点认为，肿瘤细胞的凋亡与坏死这两种细胞基本的死亡方式其所致的免疫反应是完全不同的：坏死是由于组织的机械损伤，以胞膜崩解与胞内物质的释放为特征，很多细胞内容物均具有免疫激活作用。而凋亡又称程序性死亡，凋亡细胞不像坏死细胞释放胞内物质（如 HSP，DNA，RNA，HMGB1 等），凋亡不但不能引起免疫识别，反而可能导致机体免疫耐受，但是随着近年来研究的深入，这种传统观点逐渐受到挑战，即凋亡的细胞依然有可能引起免疫激活，而肿瘤细胞的坏死也分为抗原性坏死、非抗原性坏死；但无论其争论如何进行，关于 IRE 灭活后肿瘤细胞死亡的方式，目前研究结果提示应同时包括凋亡及坏死[41~43]，所以 IRE 消融肿瘤细胞后免疫系统的激活并不与上述理论相矛盾，但因目前关于 IRE 免疫相关研究寥寥无几，其具体的机制尚未明了。目前的工作仅为 IRE 消融技术灭活处理肿瘤组织后机体免疫状态变化的初步观察研究，仅是显露了该技术的冰山一角。目前尚无其他更多相关报道，对于 IRE 消融技术对机体免疫功能影响的全面认识以及机制的阐明，仍需要更多、更深入的研究。

展望

随着大量基础研究新突破不断应用于肿瘤临床治疗中，对于恶性肿瘤，已经基本形成了综合治疗的理念共识。IRE 作为一项新的肿瘤消融治疗手段，一定程度上能够达到手术切除去除肿瘤的原位控制效果。其消融后残留大量肿瘤残骸（肿瘤全细胞疫苗）能显著影响机体的免疫功能。虽然迄今专门针对 IRE 与免疫功能研究的报道非常少，但基于目前的发现与理论，有理由相信 IRE 联合免疫治疗将为恶性肿瘤患者带来更佳预后的希望。

（李晓祥　李　钊　范清宇）

参 考 文 献

[1] Schreiber RD, Old LJ, Smyth MJ. Cancer immunoediting: integrating immunity's roles in cancer suppression and promotion. *Science*, 2011, 331: 1565~1570

[2] Rosenberg SA, Restifo NP, Yang JC, *et al*. Adoptive cell transfer: a clinical path to effective

cancer immunotherapy. *Nat Rev Cancer*, 2008,(8): 299~308

[3] Mellor AL, Munn DH. Creating immune privilege: active local suppression that benefits friends, but protects foes. *Nat Rev Immunol*, 2008, (8): 74~80

[4] 彭瑞清，张晓实．肿瘤免疫治疗新观点及其临床实践．实用肿瘤杂志，2013: 339~342

[5] Gravante G, Sconocchia G, Ong SL, *et al*. Immunoregulatory effects of liver ablation therapies for the treatment of primary and metastatic liver malignancies. *Liver Int*, 2009, 29: 18~24

[6] Al-Derwish OM, Mokete M, Kuppurajan N, *et al*. Spontaneous regression of pulmonary metastases from renal cell carcinoma detected by computed tomography. *BJU Int*, 2003, 92 Suppl 3: e30

[7] Jansen MC, van Wanrooy S, van Hillegersberg R, *et al*. Assessment of systemic inflammatory response (SIR) in patients undergoing radiofrequency ablation or partial liver resection for liver tumors. *Eur J Surg Oncol*, 2008, 34: 662~667

[8] Evrard S, Menetrier–Caux C, Biota C, *et al*. Cytokines pattern after surgical radiofrequency ablation of liver colorectal metastases. *Gastroenterol Clin Biol*, 2007, 31: 141~145

[9] Yang WL, Nair DG, Makizumi R, *et al*. Heat shock protein 70 is induced in mouse human colon tumor xenografts after sublethal radiofrequency ablation. *Ann Surg Oncol*, 2004, 11: 399~406

[10] Todorova VK, Klimberg VS, Hennings L, *et al*. Immunomodulatory effects of radiofrequency ablation in a breast cancer model. *Immunol Invest*, 2010, 39: 74~92

[11] Blachere NE, Udono H, Janetzki S, *et al*. Heat shock protein vaccines against cancer. *J Immunother Emphasis Tumor Immunol*, 1993, 14: 352~356

[12] Fietta AM, Morosini M, Passadore I, *et al*. Systemic inflammatory response and downmodulation of peripheral CD25+Foxp3+ T-regulatory cells in patients undergoing radiofrequency thermal ablation for lung cancer. *Hum Immunol*, 2009, 70: 477~486

[13] Zerbini A, Pilli M, Penna A, *et al*. Radiofrequency thermal ablation of hepatocellular carcinoma liver nodules can activate and enhance tumor-specific T-cell responses. *Cancer Res*, 2006, 66: 1139~1146

[14] Zerbini A, Pilli M, Laccabue D, *et al*. Radiofrequency thermal ablation for hepatocellular carcinoma stimulates autologous NK-cell response. *Gastroenterology*, 2010, 138: 1931~1942

[15] Wissniowski TT, Hansler J, Neureiter D, *et al*. Activation of tumor-specific T lymphocytes by radio–frequency ablation of the VX2 hepatoma in rabbits. *Cancer Res*, 2003, 63: 6496~6500

[16] den Brok MH, Sutmuller RP, van der Voort R, *et al*. In situ tumor ablation creates an antigen source for the generation of antitumor immunity. *Cancer Res*, 2004, 64: 4024~4029

[17] Mali B, Jarm T, Snoj M, *et al*. Antitumor effectiveness of electrochemotherapy: a systematic review and meta-analysis. *Eur J Surg Oncol*, 2013,39: 4~16

[18] Mir LM, Glass LF, Sersa G, *et al*. Effective treatment of cutaneous and subcutaneous malignant tumours by electrochemotherapy. *Br J Cancer*, 1998, 77: 2336~2342

[19] Sersa G, Cemazar M, Parkins CS, *et al*. Tumour blood flow changes induced by application of electric pulses. *Eur J Cancer*, 1999, 35: 672~677

[20] Mir LM, Orlowski S, Belehradek J, Jr, *et al*. Electrochemotherapy potentiation of antitumour

effect of bleomycin by local electric pulses. *Eur J Cancer*, 1991, 27: 68~72

[21] Mir LM, Orlowski S, Poddevin B, *et al*. Electrochemotherapy tumor treatment is improved by interleukin-2 stimulation of the host's defenses. *Eur Cytokine Netw*, 1992, 3: 331~334

[22] Mir LM,Orlowski S. Mechanisms of electrochemotherapy. *Adv Drug Deliv Rev*, 1999, 35: 107~118

[23] Frey W, White JA, Price RO, *et al*. Plasma membrane voltage changes during nanosecond pulsed electric field exposure. *Biophys J*, 2006, 90: 3608~3615

[24] White JA, Pliquett U, Blackmore PF, *et al*. Plasma membrane charging of Jurkat cells by nanosecond pulsed electric fields. *Eur Biophys J*, 2011, 40: 947~957

[25] White JA, Blackmore PF, Schoenbach KH, *et al*. Stimulation of capacitative calcium entry in HL-60 cells by nanosecond pulsed electric fields. *J Biol Chem*, 2004, 279: 22964~22972

[26] Beebe SJ, Fox PM, Rec LJ, *et al*. Nanosecond, high-intensity pulsed electric fields induce apoptosis in human cells. *FASEB J*, 2003, 17: 1493~1495

[27] Beebe SJ, Blackmore PF, White J, *et al*. Nanosecond pulsed electric fields modulate cell function through intracellular signal transduction mechanisms. *Physiol Meas*, 2004, 25: 1077~1093

[28] Nuccitelli R, Chen X, Pakhomov AG, *et al*. A new pulsed electric field therapy for melanoma disrupts the tumor's blood supply and causes complete remission without recurrence. *Int J Cancer*, 2009, 125: 438~445

[29] 米彦，孙才新，姚陈果等．陡脉冲电场对荷瘤 Wistar 大鼠免疫功能的影响．生物医学工程学杂志，2007, 24: 253~256

[30] 罗小东，胡丽娜，孙才新等．陡脉冲对荷瘤鼠淋巴细胞及细胞因子的影响．中国免疫学杂志，2006, 22: 1096~1099

[31] Luo XD, Sun JC, Liu F, *et al*. Energy controllable steep pulse (ECSP) treatment suppresses tumor growth in rats implanted with Walker 256 carcinosarcoma cells through apoptosis and an antitumor immune response. *Oncol Res*, 2012, 20: 31~37

[32] Nuccitelli R, Tran K, Lui K, *et al*. Non-thermal nanoelectroablation of UV-induced murine melanomas stimulates an immune response. *Pigment Cell Melanoma Res*, 2012, 25: 618~629

[33] 罗小东，胡丽娜，孙才新等．能量可控陡脉冲对荷瘤大鼠免疫功能的影响．重庆大学学报，2005, 28: 106~109

[34] Maor E, Ivorra A, Leor J, *et al*. The effect of irreversible electroporation on blood vessels. *Technol Cancer Res Treat*, 2007, 6: 307~312

[35] Maor E, Ivorra A, Rubinsky B. Non thermal irreversible electroporation: novel technology for vascular smooth muscle cells ablation. *PLoS One*, 2009, 4: e4757. Doi: 10.1371/journal.pone.0004757

[36] Maor E, Ivorra A, Mitchell JJ, *et al*. Vascular smooth muscle cells ablation with endovascular nonthermal irreversible electroporation. *J Vasc Interv Radiol*, 2010, 21: 1708~1715

[37] Al-Sakere B, Bernat C, Andre F, *et al*. A study of the immunological response to tumor ablation with irreversible electroporation. *Technol Cancer Res Treat*, 2007, 6: 301~306

[38] Al-Sakere B, Andre F, Bernat C, *et al*. Tumor ablation with irreversible electroporation. *PLoS One*, 2007, 2: e1135. Doi: 10.1371/journal. pone. 0001135

[39] Li X, Xu K, Li W, *et al*. Immunologic response to tumor ablation with irreversible electroporation. *PLoS One*, 2012, 7: e48749. Doi: 10.1371/journal.pone.0048749

[40] Neal RE. 2nd, Rossmeisl JH, Jr, Robertson JL, *et al.* Improved local and systemic anti-tumor efficacy for irreversible electroporation in immunocompetent versus immunodeficient mice. *PLoS One*, 2013, 8: e64559

[41] Xiao D, Yao C, Liu H, *et al*. Irreversible electroporation and apoptosis in human liver cancer cells induced by nanosecond electric pulses. *Bioelectromagnetics*, 2013, 34: 512~520

[42] Goldberg A, Rubinsky B. The effect of electroporation type pulsed electric fields on DNA in aqueous solution. *Technol Cancer Res Treat*, 2010, 9: 423~430

[43] Miller L, Leor J, Rubinsky B. Cancer cells ablation with irreversible electroporation. *Technol Cancer Res Treat*, 2005, 4: 699~705

1.7 IRE 消融的安全性研究

- ◎ IRE 消融的安全性是其在临床应用前需解决的首要问题
- ◎ IRE 消融主要的并发症（心律失常和肌肉收缩等），可通过心电同步技术和肌肉松弛等措施予以避免，对于靠近心脏的消融是安全的
- ◎ IRE 消融不损害消融区内及周围支气管、血管、胆管、胰管、神经、肠道、结缔组织以及巩膜等
- ◎ 临床关于 IRE 消融安全性的单中心、多中心前瞻性研究与系统性回顾分析表明，其并发症可控，安全性令人满意

美国 FDA 于 2012 年 4 月批准不可逆性电穿孔（irreversible electroporation，IRE；纳米刀）这一新技术应用于临床。IRE 是利用脉冲高压电场，使靶细胞的胞膜产生不可恢复的纳米级穿孔，进而导致细胞死亡，消融肿瘤。与传统的冷 / 热消融技术相比，IRE 消融具有下列特征：消融区域细胞完全死亡，消融区与非消融区之间界限清晰，其在肉眼与病理以及影像学上的表现基本一致；消融区与非消融区之间基本没有“中间带”，通常仅为数个细胞的厚度；更为重要的是，IRE 消融对消融区内及其周围的重要解剖结构如支气管、血管、胆管、胰管、输尿管、神经与肠道等损伤较小，甚至可完整保存。

由于 IRE 具有上述优势，对不可手术切除的恶性肿瘤，如晚期肝癌、肺癌、胰腺癌、肾癌及前列腺癌等，IRE 技术可能成为一种新的治疗手段。但在正式临床应用前，IRE 消融的安全性是需考虑的首要问题；它是否会给患者带来并发症风险，对靠近血管、胆管、胰管、输尿管、神经及肠道的肿瘤消融，能否在保证肿瘤组织消融完全的前提下，尽可能的减少邻近脏器的损伤，以降低并发症的发生率，这些都是 IRE 在临床推广应用前需要解决的重要问题。

动物实验

由于 IRE 是利用高压脉冲电来进行肿瘤消融，会否影响心脏与

肌肉组织的正常电活动，是该技术在安全性上首先需要解决的问题。2011 年，Deodhar 等[1]使用猪模型研究 IRE 技术对心脏的影响，并探讨了心电同步技术能否改善 IRE 消融的安全性问题。

实验结果显示，未使用心电图同步技术，在位于离心脏 1.7 cm 区域进行的 7 次 IRE 消融，全部诱发严重威胁生命的心律失常，而使用心电同步技术，在同样区域进行了 12 次 IRE 消融，未观察到严重心律失常发生。对于离心脏 1.7 cm 以外区域的 IRE 消融，无论是否使用心电同步技术，均无严重心律失常发生，但未使用心电同步技术者的轻度心律失常仍较使用心电同步技术者多。因此，作者认为 IRE 消融时心律失常与电极和心脏的距离远近相关；心电同步技术可避免 IRE 消融时发生严重的心律失常。

du PBC 等[2]的研究探讨了 IRE 用于心包插管消融的安全性和可行性。实验在 9 头猪上进行，打开心包，用三种定制的装置（图 1.7–1）对左心室区心外膜进行环状或线状 IRE 消融。研究分为 2 组：A 组在 4 头猪心脏左心室基底部制造心外膜 IRE 损害；B 组用电极直接作用于 5 头猪心脏的左前降支冠状动脉，3 周后对 IRE 损害区内冠状动脉及损害区旁外表未受损伤的心肌作（免疫）组织学研究，并与对照组未做 IRE 的 2 头猪的心脏进行比较：冠状动脉损害以内膜增生作为标志。在 B 组消融前、后及处死前作左前降支冠状动脉造影。在 A 组，共检

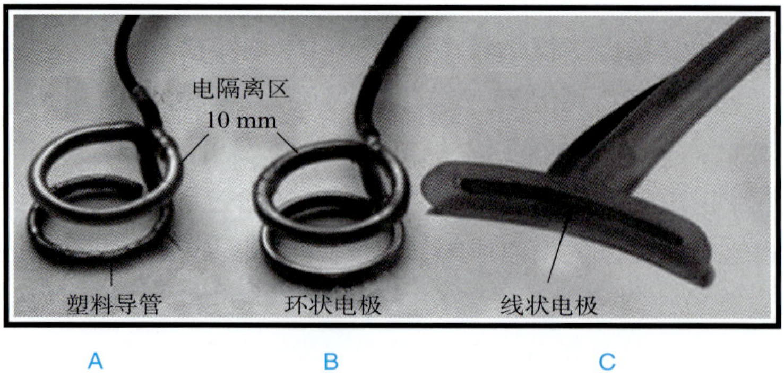

图 1.7–1 装置图

A—有一 20 mm 环状 7F 消融环，带有 10 个（2 mm/ 个）电极；B—单个 20 mm 环状 7F 电极，两者带有一环状垫片，使消融电极保持与心包有 10 mm 的间距；C—线状吸引装置，在 42 mm × 7 mm 的塑料帽内，装有一根 35 mm × 3 mm 的线状电极

［引自：du PBC, *et al. Europace*, 2013, 15(1): 145］

查 103 支冠状动脉分支，其中，56 支位于 IRE 消融区内动脉分支中的 5 支；47 支消融区外动脉分支中的 1 支显示内膜增生，所有动脉分支狭窄程度均小于 50%。B 组被 IRE 消融的左前降支动脉均无内膜增生，造影均不显示狭窄（图 1.7–2、1.7–3）。

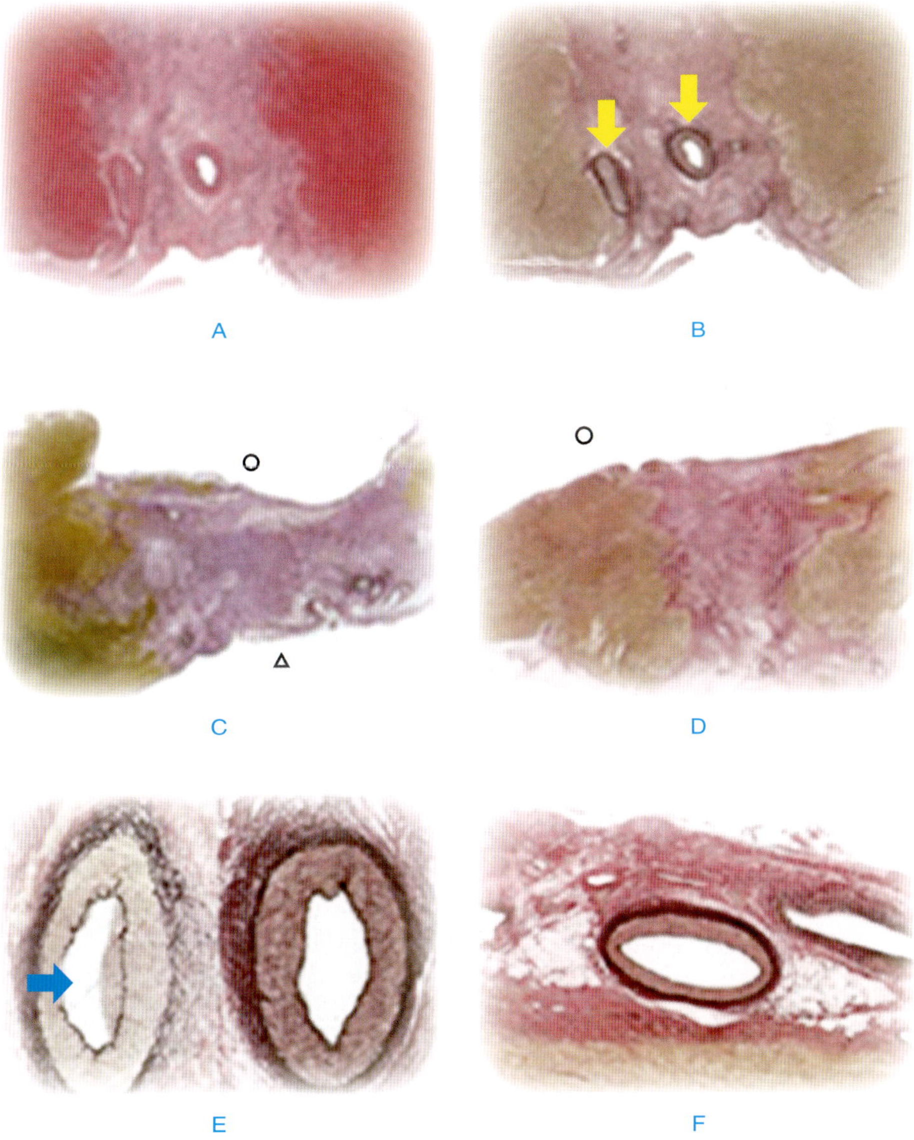

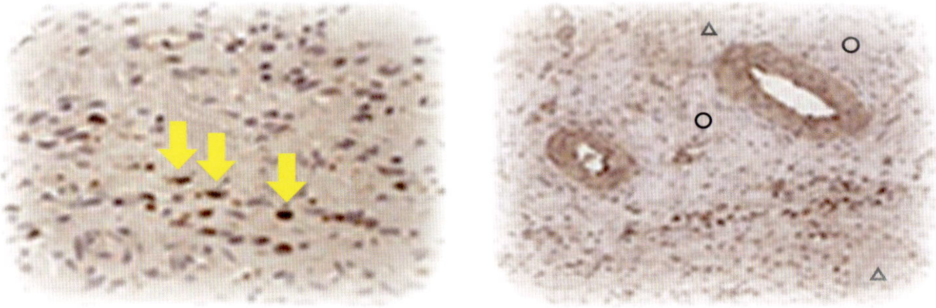

图 1.7-2　心肌 IRE 消融后组织学分析

A—显示外膜损伤区（HE 染色），中间是 IRE 区，两侧粉红色区是未受损的心肌；B—与 A 相同区域（EVG 染色），损伤区内有多根小动脉分支，2 支大的未受损的冠状动脉分支；C，D—穿壁性损害（EVG 染色），△示心外端和○示心内端；E—IRE 区大冠状动脉（EVG 染色），左侧一支有内膜增生（蓝箭头），右侧一支无增生；F—IRE 损伤区周围未受损的左前降枝（EVG 染色），粉红色区是消融区，图底部棕色区是完好的心肌；G—IRE 损害，棕色区示成纤维细胞内结缔组织生长因子表达（黄箭头）；H—冠状动脉分支周围结缔组织生长因子表达，△示 IRE 区内结缔组织生长因子表达，○示血管周围区无结缔组织生长因子表达

[引自：du PBC, *et al*. *Europace*, 2013, 15 : 147]

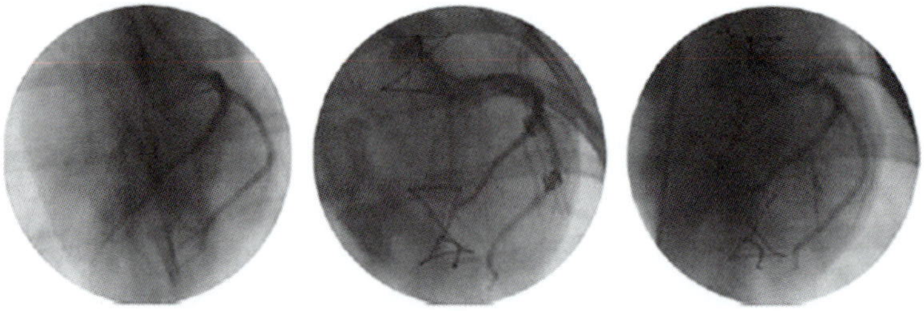

图 1.7-3　左前降枝冠状动脉造影图

A—IRE 前；B—IRE 消融后即刻；C—消融后 3 周

[引自：du PBC, *et al*. *Europace*, 2013, 15 (1): 148]

该研究发现 IRE 消融区动脉和对照动脉的中层与内层均有弥漫性结缔组织生长因子（connective tissue growth factor，CTGF）表达，但在紧邻冠状动脉周围区未见 CTGF 表达，这表明在 IRE 消融区无再建和瘢痕组织形成，同时也表明不仅冠状动脉，而且动脉周围的结缔组织也未受 IRE 的影响。由此可见，动脉未受损害，也未经历重建过程。该研究还提示：心外膜 IRE 消融，即使靠近很大的心肌损害区，冠状动脉仍能保持完好，且冠状动脉的血流不影响 IRE 消融的效果，因此

在靠近冠状动脉的区域行 IRE 消融是安全的。

不同的消融部位会带来不同的安全性问题。在本书相关章节中，已列举了 IRE 技术消融肺脏、肝脏、胰腺及前列腺病灶的安全性，此处不再赘述。根据文献的报道，IRE 对于肺脏的消融，可造成消融区弥漫性肺泡损伤致纤维化和炎性浸润，且与非消融区分界清晰，消融区的血管保存完整，支气管无明显异常；对于肝脏，消融区与非消融区界限清晰，消融区内细胞完全坏死，无热吸除效应，血管及胆管保存完整；而对胰腺，消融区内胰管和血管无破坏；对于前列腺，消融不影响消融区内的尿道、血管、神经和直肠等[3~13]。上述表明，IRE 技术消融病灶对一些脏器的安全性有较确凿的临床前和临床研究证据。

另外 IRE 消融对直肠和眼睛的安全性，也有若干报道发表。Schoellnast 等[14]对 11 头猪共行 44 处靠近直肠壁的 IRE 消融（图 1.7–4）。其中 A 组 5 头猪，直肠内不置任何装置；B 组 6 头猪直肠内置充满水的螺旋形装置以阻止直肠壁移动。术后 7 ~ 15 天处死动物，作直肠病理检查。结果显示 A 组的损害仅限于直肠固有肌层外层（图 1.7–5），而 B 组绝大部分直肠出现穿壁性损害，其中 7 头猪还出现透壁性坏死并有化脓性黏膜炎症（图 1.7–6）。此研究提示 IRE 治疗肠管周围病变时，只要肠管保持运动状态，能收缩，IRE 消融就不会引起肠壁明显损害。

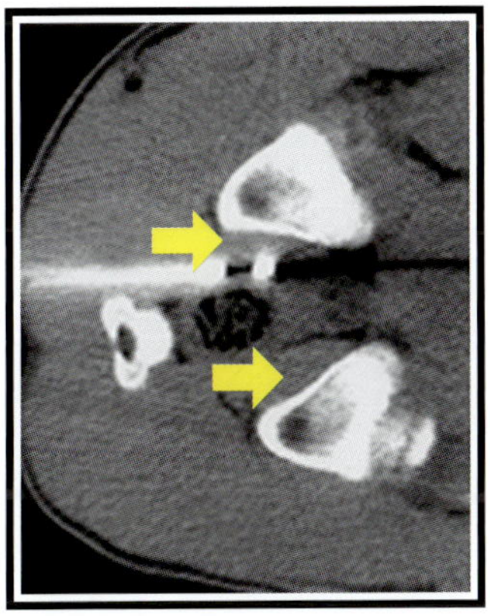

A

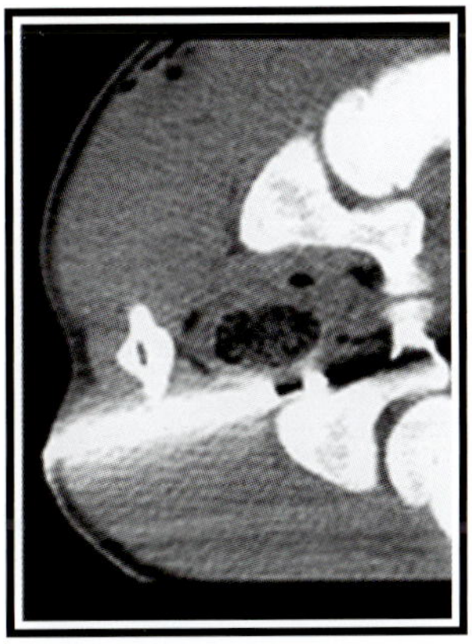

B

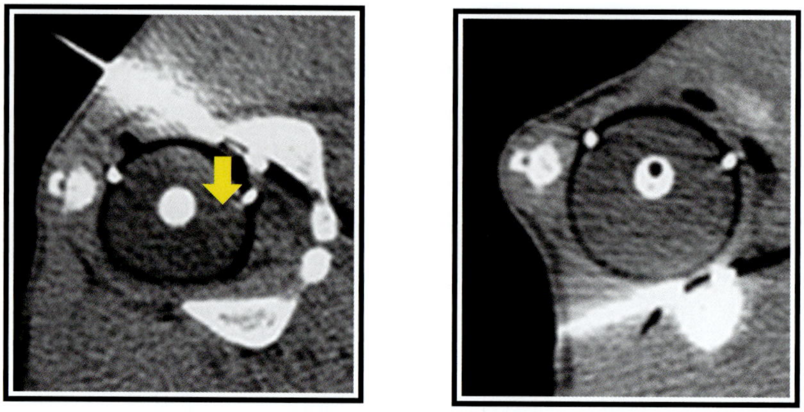

C　　D

图 1.7–4　直肠周围病变 IRE 消融示意图

A，B—A 组；C，D—B 组
[引自：Schoellnast H, *et al*. *Cardiovasc Intervent Radiol*, 2013, 36: 215]

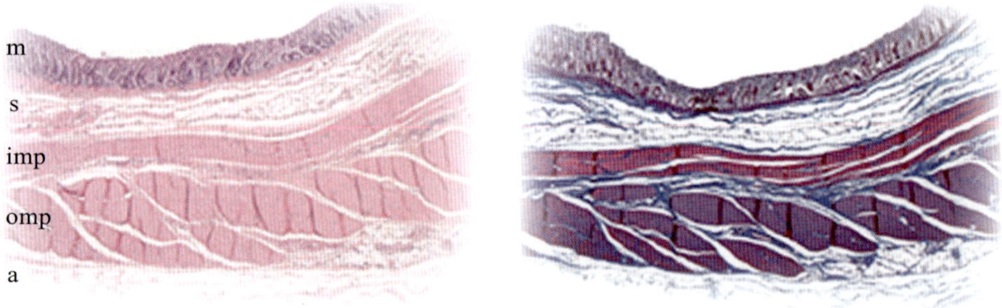

A　　B

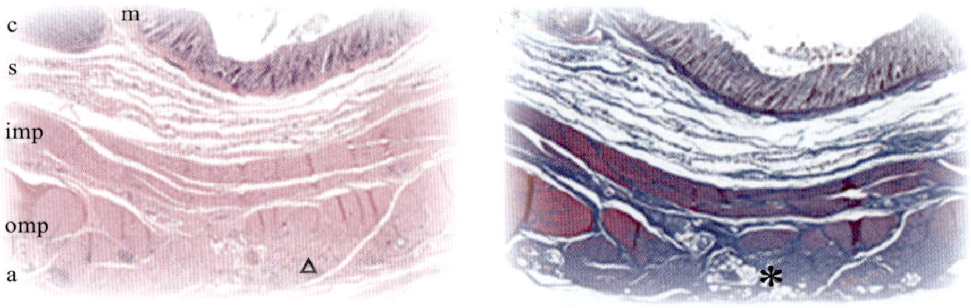

C　　D

图 1.7–5　A 组直肠病理图

A，B—非消融区的正常直肠；C，D—消融区周围直肠，可见固有肌层的外层有纤维化和炎症(△ *)。A，C 为 HE 染色；B，D 为 MT 染色
[引自：Schoellnast H, *et al*. *Cardiovasc Intervent Radiol*, 2013, 36: 218]

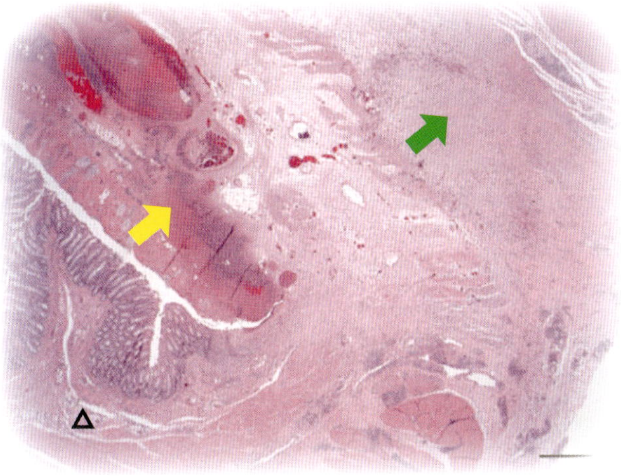

图 1.7-6 B 组直肠病理图（HE 染色）

黄箭头—黏膜坏死；绿箭头—化脓性炎症与透壁的肉芽组织；△—相邻的正常直肠壁
[引自：Schoellnast H, *et al*. *Cardiovasc Intervent Radiol*, 2013, 36: 219]

Mandel 等 [15] 报道了 IRE 消融对眼睛结构的安全性研究：对眼色素层黑色素瘤手术剜除的眼行 IRE 消融，参数为 50 ~ 100 微秒，1000 ~ 2000 V/cm。IRE 消融前后测量肿瘤生物阻抗和病理组织学检查。结果发现 IRE 引起肿瘤消融，胞膜破坏，但非细胞性的巩膜却保存。消融区细胞电容量消失，整个肿瘤阻抗明显减弱，阻抗频度依赖性丧失。组织学改变类似于 IRE 治疗其他实质性肿瘤的改变，表现为几小时后细胞质广泛性失去。其可能的机制为，在均质性电场中胞膜电荷与细胞直径相关，眼色素层黑色素瘤细胞平均直径 15 ~ 23 μm，而典型淋巴细胞直径是 7 μm；当此两种细胞暴露于同样电场时，眼色素层黑色素瘤细胞的膜电荷将比淋巴细胞的电荷高 2 ~ 3 倍，即淋巴胞膜崩解的阈值是黑色素瘤细胞的 2 ~ 3 倍。在本实验电场中，淋巴细胞不受影响，而黑色素瘤细胞则被破坏（图 1.7-7）。

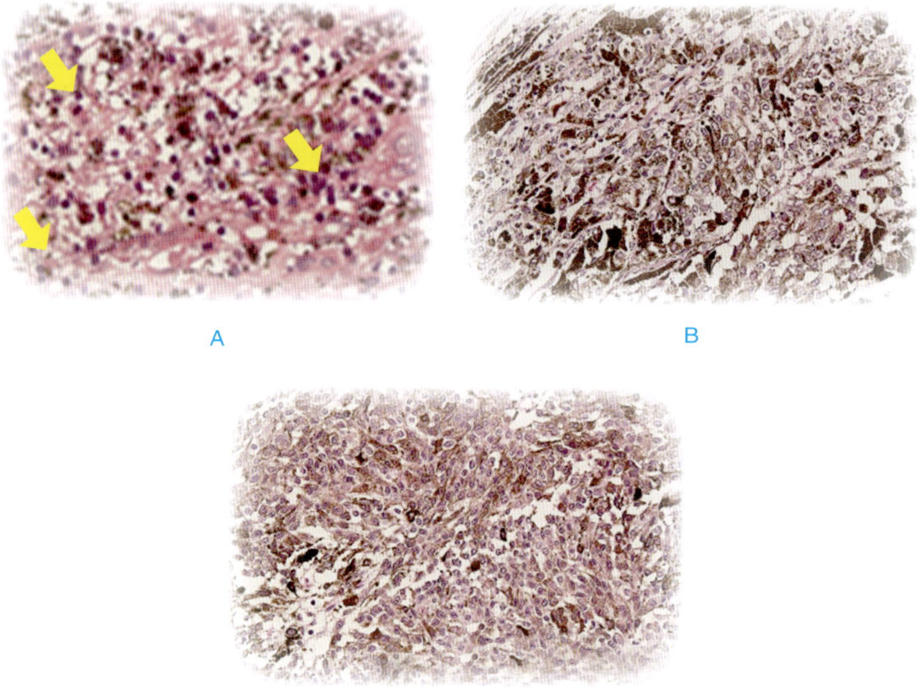

图 1.7–7　病理图（HE 染色）

A—除了少数淋巴细胞未受影响外（箭头），整个区域未见存活细胞，上皮样细胞均被消融；B，C—靠近巩膜和电极区域，肿瘤细胞核变大，泡沫化，胞质丧失

［引自：Mandel Y, *et al*. *PLoS One*, 2013, 8(9): e71789］

更有意义的是，电脉冲选择性作用于细胞，能保留血管、神经或结缔组织，不会破坏巩膜。作者认为未来的研究应进一步评估 IRE 消融作为眼色素层黑色素瘤替代疗法的安全性以及过渡到临床的可行性。

临床研究

基于对 IRE 消融动物模型的安全性研究，学者们开始探讨 IRE 消融的临床安全性问题。对于高压脉冲电消融是否会影响到心脏功能，Mali 等 [16] 进行了初步研究：4 例患者入组，电场强度 680 ~ 960 V/cm，心电图未见任何异常。由于 IRE 消融的电场强度较电化学治疗高，通常在 2500 ~ 3000 V/cm，故 Mali 的电压较低的研究结果仅有参考价值。目前，IRE 消融需要使用心电同步技术以保证避免心脏并发症的发生。2011 年，有临床上探讨 IRE 安全性问题的文章发表 [17]。21 例患者接受 28 次 IRE 消融，其中 17 次 IRE 消融是治疗肝脏肿瘤，8 次治疗肾脏肿瘤，3 次治疗肺脏肿瘤。并发症包括：所有患者出现暂时性收缩期血压升高，麻醉不充分的患者出现肌肉收缩，13 次术后疼痛（46%），4 次术后酸碱平衡失常（14%），3 次电极穿刺操作不当引起气胸（11%）。有 7 次消融过程中出现室性心动过速（25%），其中 4 次伴有血压降低。在后来的一次报道中[18]，30 例接受 IRE 消融的患者中，因使用心电同步技术处理（即用 ECG 控制性触发装置，使脉冲输入仅在心脏收缩周期的非随意期），其中仅 2 次治疗并发心律失常，其中 1 例室上性心动过速，1 例心房颤动。同时，6 例肾脏肿瘤患者的 IRE 消融临床安全性报告显示，未发现在 IRE 过程中及术后有明显心电图、血流动力学或血清生物学改变，仅 1 例发生一过性室上性心律失常[19]。Thomson 等[20]报道了单中心对 IRE 消融安全性的相关研究，38 例进展期且既往治疗失败的肝癌、肾癌或肺癌，全麻下共接受 69 次 IRE 消融治疗，在治疗前、中和后的 1、3 个月行血液生化检查及对治疗病灶行 CT 检查，结果 30 天内无死亡。初期病例中，4 例发生暂时性室性心律失常，均自行缓解，在其后的 30 例中，应用心电同步技术，仅有 2 例发生心律失常（室上性心动过速和心房颤动）。术中出现肌肉收缩的现象，但未引起电极移位。38 例患者中的 6 例接受了肺肿瘤的 IRE 消融术，其中有 2 例因肿瘤位于肺中心部而并发气胸，均无需特殊处理而自行缓解，所有接受肺脏 IRE 消融的患者无出现咳血、胸膜痛和胸腔积液。其余部位消融术后 1 例发生上尿道梗阻，1 例肾上腺意外地被 IRE 消融而发生暂时性严重高血压，无消融区邻近器官受损证据。其他不良反应与 IRE 无直接相关，包括 2 例发生暂时性神经麻痹，系由于长时间麻醉手臂伸展过度所致。因此，术中如能合理运用全身麻醉、心电同步等技术，IRE 消融的安全性还是令人满意的。

在上述研究的基础上，Philips 等[21]报道了多中心前瞻性临床研究，评价 IRE 消融的效果（包括安全性）。来自 7 个中心共 150 例患者，按时间顺序分为 A、B 和 C 三组，每组 50 例患者，共进行 167 次 IRE 消融，肝脏和胰腺占的比例最大，分别为 39.5% 和 35.5%。在不良事件方面，共有 2 例围手术期死亡（0.6%），42 例（A 组 14、B 组 11、C 组 17 例）共发生 84 例 / 次并发症，发生率最高的为围手术期恶心呕吐（6 例）、感染（6 例）和严重疼痛（5 例）。术中无心律失常发生，仅有 1 例无症状的 ST 段压低，后自行缓解。共发生 18 例大于三级严重并发症（A 组 6、B 组 3、C 组 9 例），其中胆瘘 1 例，胆道狭窄 1 例，出血 2 例（需要输血治疗），门静脉栓塞 1 例。统计分析显示三组中，C 组病灶最大（3.9 vs. 3 cm，P=0.001），数目最多（3.2 vs. 2.2，P=0.07），血管侵犯最多（P=0.001），接受的 IRE 消融最多（P=0.001），手术时间最长（P<0.001），但 C 组并发症及严重并发症的发生率并无显著升高（P=0.24），分别占 13.3%（总 29.9%）和 4.19%（总 12.6%），可见 IRE 消融术的安全性是值得肯定的。此外，Scheffer 等[22]对近年来临床上 IRE 消融肿瘤的安全性和有效性作了系统性回顾分析，记录所有的不良事件和肿瘤反应，评价随访结果。16 项研究中，221 例患者[包括肝脏（n=129）、胰腺（n=69）、肾脏（n=14）、肺脏（n=6）、盆腔（n=1）、淋巴结（n=2）]，共 325 个肿瘤；术中无严重不良事件。术后胰腺组共有 3 例严重不良事件，包括胆瘘 2 例，门静脉血栓形成 1 例。术后 3 月肝肿瘤组完全缓解率为 67%~100%（肿瘤 < 3 cm 为 93% ~ 100%）。胰腺 IRE 消融联合手术组较对照组显著延长患者生存期（20 个月 vs. 13 个月），且疼痛缓解明显。因此，对于一些特殊的肿瘤患者（如肿瘤靠近血管或胆管），IRE 消融可在消融肿瘤组织的同时，尽量避免严重并发症的发生，是这些肿瘤患者的一种新的治疗选择。

学术评价

在正式临床应用前，IRE 消融的安全性是需要首先考虑的问题。在对于靠近心脏的 IRE 消融，1.7 cm 也许是一个安全距离，并且心电同步技术有利于预防心律失常的发生。由于 IRE 消融具有明确的细胞选择性，临床上可利用这种细胞选择性以减少消融对血管、神经等结构产生的损伤。另外 IRE 消融是利用高脉冲电压在胞膜上产生纳米级的穿孔，其对胞膜结构丰富的组织敏感，细胞坏死明确，而对富含胶原和弹力纤维的组织（如结缔组织、血管和神经）IRE 消融损伤相对较小，这对靠近血管、神经的肿瘤消融来说至关重要。同时，IRE 无热吸除效应，即其消融效果不受血流的影响，因此即便是大血管周围的组织也能被完全消融。因此，肺脏、肝脏、肾脏等脏器的 IRE 消融结果显示，IRE 消融的安全性相对较高。对于肺，IRE 消融不损害支气管及血管；对于腹部脏器如胰腺、肝脏及肾脏的 IRE 消融，消融区周围的胰管、胆管、输尿管和血管得到完整保存；肠道周围的 IRE 消融，只要肠管保持运动状态，能收缩，IRE 消融不会引起肠壁损害。

在动物模型研究的基础上，研究人员进行了系统的临床研究，包括单中心和多中心的前瞻性研究与系统性回顾分析。初步的研究结果显示，IRE 消融引发的并发症可控，不同脏器消融引发的并发症略有不同。尽管 IRE 消融并发症的发生率与传统射频、微波及冷冻消融相比，并无降低，但由于 IRE 消融所选择的多是不合适接受其他手术消融治疗的病例，相当一部分病灶靠近血管、胆管、胰管、输尿管及神经等重要结构，其治疗的风险及难度较大，出现严重并发症的可能性也会相应增加。同时，由于传统的射频、微波及冷冻消融，其物理特性已被熟知，在进行治疗时会主动避开相关神经、血管等结构，以减少并发症的发生。对于 IRE 消融的安全性来说，目前相关报道有限，尚需进一步研究以提高其安全性。

展望

IRE 消融的安全性是其应用到临床进行肿瘤治疗的前提。初步的动物实验及临床研究结果显示，IRE 技术无热吸除效应，且对消融区内及周围的支气管、血管、胆管、胰管、神经、肠道、结缔组织及巩膜等重要结构损伤较小；所引起的并发症大多可控；安全性较好；故该技术有可能成为靠近重要脏器的不可切除的恶性肿瘤的一种新的治疗手段。

（张志凯）

参考文献

[1] Deodhar A, Dickfeld T, Single GW, *et al*. Irreversible electroporation near the heart: ventricular arrhythmias can be prevented with ECG synchronization. *Am J Roentgenol*, 2011, 196(3): W330~335

[2] du P BC, van Driel VJ, van Wessel H, *et al*. Minimal coronary artery damage by myocardial

electroporation ablation. *Europace*, 2013, 15(1): 144~149

[3] Dupuy DE, Aswad B, Ng T. Irreversible electroporation in a swine lung model. *Cardiovasc Intervent Radiol*, 2011, 34(2): 391~395

[4] Deodhar A, Monette S, Single GW Jr, *et al*. Percutaneous irreversible electroporation lung ablation: preliminary results in a porcine model. *Cardiovasc Intervent Radiol*, 2011, 34(6): 1278~1287

[5] Rubinsky B, Onik G, Mikus P. Irreversible electroporation: a new ablation modality—clinical *implications. Technol Cancer Res Treat*, 2007, 6(1): 37~48

[6] Lee EW, Loh CT, Kee ST. Imaging guided percutaneous irreversible electroporation: ultrasound and immunohistological correlation. *Technol Cancer Res Treat*, 2007, 6(4): 287~294

[7] Lee YJ, Lu DS, Osuagwu F, *et al*. Irreversible electroporation in porcine liver: short-and long-term effect on the hepatic veins and adjacent tissue by CT with pathological correlation. *Invest Radiol*, 2012, 47(11): 671~675

[8] Charpentier KP. Irreversible electroporation for the ablation of liver tumors: are we there yet ? *Arch Surg*, 2012, 147(11): 1053~1061

[9] Lencioni R, Cioni D, Della PC, *et al*. Hepatocellular carcinoma: new options for image-guided ablation. *J Hepatobiliary Pancreat Sci*, 2010, 17(4): 399~403

[10] Au JT, Kingham TP, Jun K, *et al*. Irreversible electroporation ablation of the liver can be detected with ultrasound B-mode and elastography. *Surgery*, 2013, 153(6): 787~793

[11] Charpentier KP, Wolf F, Noble L, *et al*. Irreversible electroporation of the pancreas in swine: a pilot study. *HPB (Oxford)*, 2010, 12(5): 348~351

[12] Wimmer T, Srimathveeravalli G, Gutta N, *et al*. Comparison of simulation-based treatment planning with imaging and pathology outcomes for percutaneous CT-guided irreversible electroporation of the porcine pancreas: a pilot study. *J Vasc Interv Radiol*, 2013, 24(11): 1709~1718

[13] Onik G, Mikus P, Rubinsky B. Irreversible electroporation: implications for prostate ablation. *Technol Cancer Res Treat*, 2007, 6(4): 295~300

[14] Schoellnast H, Monette S, Ezell PC, *et al*. Irreversible electroporation adjacent to the rectum: evaluation of pathological effects in a pig model. *Cardiovasc Intervent Radiol*, 2013, 36(1): 213~220

[15] Mandel Y, Laufer S, Belkin M, *et al*. Irreversible electroporation of human primary uveal melanoma in enucleated eyes. *PLoS One*, 2013, 8(9): e71789

[16] Mali B, Jarm T, Corovic S, *et al*. The effect of electroporation pulses on functioning of the heart. *Med Biol Eng Comput*, 2008, 46(8): 745~757

[17] Ball C, Thomson KR, Kavnoudias H. Irreversible electroporation: a new challenge in "out of operating theater" anesthesia. *Anesth Analg*, 2010, 110(5): 1305~1309

[18] Thomson KR, Cheung W, Ellis SJ, *et al*. Investigation of the safety of irreversible electroporation in humans. *J Vasc Interv Radiol*, 2011, 22(5): 611~621

[19] Pech M, Janitzky A, Wendler JJ, *et al*. Irreversible electroporation of renal cell carcinoma: a

first-in-man phase I clinical study. *Cardiovasc Intervent Radiol*, 2011, 34(1): 132~138

[20] Thomson KR, Cheung W, Ellis SJ, *et al*. Investigation of the safety of irreversible electroporation in humans. *J Vasc Interv Radiol*, 2011, 22(5): 611~621

[21] Philips P, Hays D, Martin RC. Irreversible electroporation ablation (IRE) of unresectable soft tissue tumors: learning curve evaluation in the first 150 patients treated. *PLoS One*, 2013, 8(11): e76260

[22] Scheffer HJ, Nielsen K, de Jong MC, *et al*. Irreversible electroporation for nonthermal tumor ablation in the clinical setting: a systematic review of safety and efficacy. *J Vasc Interv Radiol*, 2014, 25(7): 997~1011

1.8 IRE 消融的影像学监测

- ◎ 影像学监测在 IRE 消融术中的引导与监测、术后评估及预后判断中的作用极为重要
- ◎ IRE 属非热性消融，消融区内无气泡产生，声像图可清晰显示，故超声可作为监测 IRE 消融的首选
- ◎ CT 在观察消融区范围、形态以及 IRE 消融效果评估中起到重要作用
- ◎ MRI 的某些序列可呈现 IRE 消融区的变化；在消融前注射对比剂，消融区域即刻作 T1 加权和 T2 加权检查，加权序列的典型表现均为高强度信号，但两者形成的生理学依据迥异
- ◎ 迄今，有关影像学监测 IRE 的研究多限于动物体内、外实验，临床研究刚起步；尚需积累更多的临床经验，充分肯定其有效性和安全性，方能常规用于临床治疗

IRE 是一种非热性消融肿瘤的新技术，可在影像学引导下经皮穿刺，将电极探针放置在肿瘤内，导入高压直流电，释放长度和间隔均为 50~100 微秒的固定脉冲，破坏胞膜脂质双层结构，在膜上形成无数的永久性纳米孔道，改变胞膜通透性，使大小不等的分子自由进出细胞，致细胞死亡；故又称纳米刀（Nanoknife）[1]。影像学监测在 IRE 实施过程中的作用极为重要。经皮穿刺需在影像引导下进行，方能确保电极探针置于恰当靶部位；借助影像可观察消融区的范围，评估电场能量是否足够；并能估计消融区有无病变残留，预测其复发的可能性，从而初步判断消融效果。目前最广泛应用的影像监测手段是 B 超，并在其基础上拓展了对比–增强超声成像（contract–enhanced ultrasonography，CEUS）检查[2]、超声弹性成像（elaslography，ESG）等新技术[3]。对 CT、MRI 在 IRE 消融过程中的监测作用也开展了动物实验和临床研究，初步评估了其应用价值[4, 5]。熟知 IRE 消融时的影像所见，并了解这些改变与组织学变化之间的关系十分重要。

超声

动物实验

超声动态观察消融区回声及大小变化

IRE 术后，超声可观察到消融区的动态变化。Appelbaum 等[1] 给 16 头约克夏猪麻醉后剖腹，充分暴露肝脏；在彩色 Doppler 超声引导下，选择直径大于 3 mm 血管占比不多的肝实质作为消融靶区；共行 58 次 IRE。消融时及消融后 1 ~ 120 分钟内，定时获取声像学资料。IRE 后 2 ~ 3 小时处死动物，取出肝脏标本，行大体和组织病理学检查，确定消融区范围；将组织学坏死区大小与超声测量值进行比较。超声监测所见可分为四个时相（图 1.8–1）。

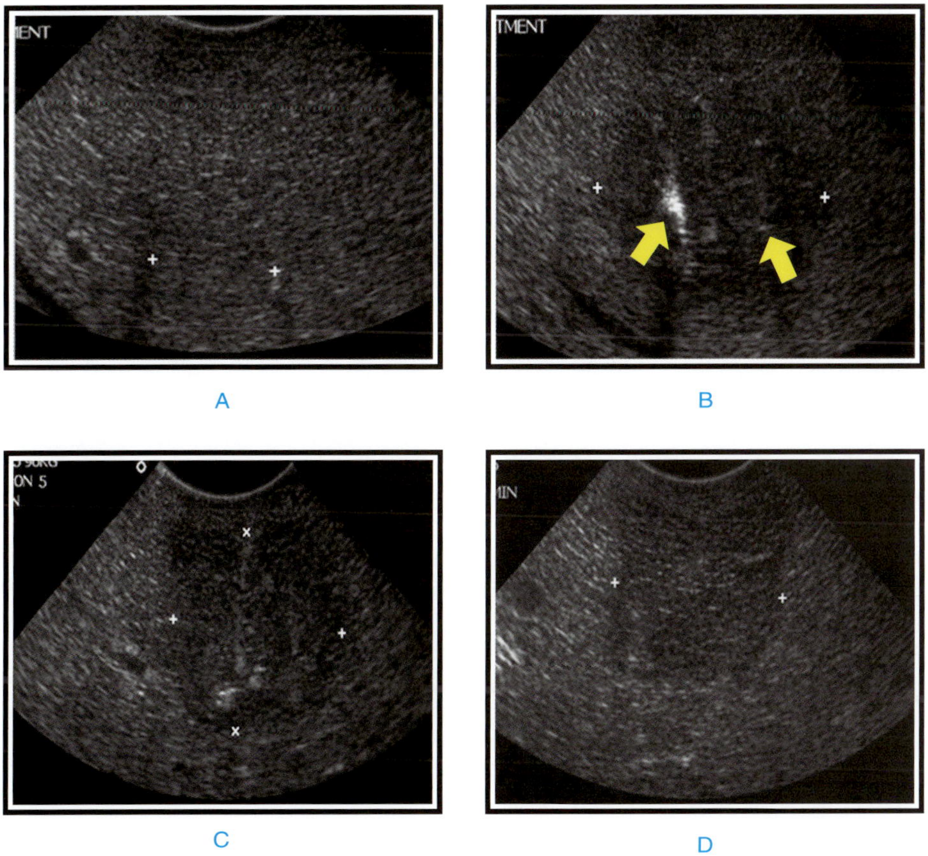

A　　B

C　　D

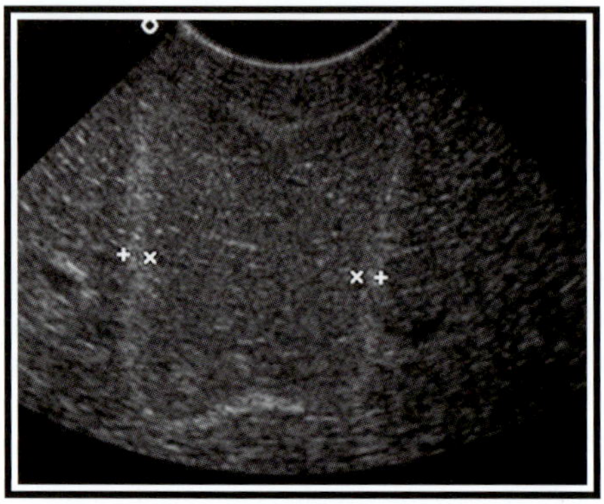

E

图 1.8–1　IRE 消融时的超声影像

A—消融前扫描，有助证实放置的电极间隔 1.5 cm（游标所示）；B—Ⅰ相所见：IRE 启动后 1 分钟采集的扫描图像，边缘清晰的低回声消融区（游标所示），围绕电极（黄箭头）；C—Ⅱ相所见：消融后 10 分钟获取的声像图，低回声消融区由 3.6 cm 减小为 2.6 cm，游标显示其边缘；D—Ⅲ相所见：消融后 15 分钟扫描，低回声区衍变为等回声区，游标显示边缘；E—为Ⅳ相所见：消融后 98 分钟扫描，连续性高回声环绕周边（游标之间）

[引自：Appelbaum L，*et al*. *Radiology*, 2012, 262(1): 120]

Ⅰ相　消融期间声像图，可见消融区呈边缘清晰的低回声区，围绕电极尖端为直径约 2~5 mm 的高回声区；消融区平均最大直径为 3.4 cm ± 0.5 cm。

Ⅱ相　消融后急性期所见，低回声区直径进行性缩小，在平均 13 分钟 ±3 分钟时，平均最大径缩为 2.5 cm ± 0.4 cm；多数消融区电极周围的高回声区消失；Doppler 超声见消融区内血管畅通，血流正常。

Ⅲ相　亚急性期回声，消融后 20 ~ 40 分钟，消融区回声逐渐增强，衍变为等回声区，其最大径渐增至 3.1 ~ 3.6 cm。

Ⅳ相　边环形成，在消融后 41 分钟 ±19 分钟，围绕等回声区形成宽约 2 ~ 7 mm（平均 4 mm ± 1 mm）的高回声环；包括此高回声环，测得的消融区直径增至 3.3 cm ± 0.6 cm；Doppler 超声仍显示血管畅通。组织学证实，整个消融区内肝细胞核固缩，胞质缩减，呈典型凝固性坏死。在此基础上，三维分布的出血性浸润逐渐充盈窦状隙，使之增宽。此种出血性浸润可能与消融区周边形成的高回声环有关，测量外周高回声环能准确地预测消融区范围。

由于 IRE 术后消融区的细胞并非立即死亡，而是滞后于 IRE；故了解术后即刻超声测量的消融区范围与消融后 24 小时大体切面检查所见的关系十分重要。为此，重庆医科大学一附院 Liu 等[6]对山羊作了活体研究，对其肝脏行超声引导经皮 IRE，分别于术后即刻和 24 小时用超声测量消融区最大直径（D_1 和 D_2）。2 头山羊在 IRE 消融完成后立即剖取肝脏，余 22 头在测量到 D_2 后处死，测量肝脏大体截面消融区最大径（D_3）。上述数据的平均值分别为：D_1=39.58 mm ± 2.13 mm，D_2=37.07 mm ± 3.51 mm 和 D_3=36.44 mm ± 2.04 mm。D_1 和 D_3 之间呈良好的线性关系（r=0.949）。另外，用葡萄糖 –6– 磷酸酯酶和琥珀酸脱氢酶给肝脏标本染色，以测定肝组织内质网、线粒体的功能及其活性。结果证实，在 IRE 消融后 24 小时才发生消融区完全坏死。

作者认为，若超声引导经皮 IRE 消融确能准确地定位于肝脏靶区域，手术者在消融过程中可通过回归方程式评估坏死范围，预测用于靶组织的电场能量是否合适；这一点对 IRE 应用于临床时相当重要。至于 D_1 和 D_2 之间差异显著（P<0.05）的原因，作者归咎于 IRE 消融后即刻由于高能量电穿孔使跨膜纳米孔道开放，细胞内水分子增加，以致消融区水肿，因而体积增大。24 小时后消融区肝细胞呈坏死与脱水，范围缩小。因此，测量 D_2 更能准确地反映坏死区范围。比较 D_2 与 D_3，两者间无显著差异（P>0.05）；表明超声引导 IRE 消融能准确地测量靶区域。此外，本研究采用二维超声成像，观察到消融区的血管结构保持完整，在血管内见到彩色血流信号；再次证实 IRE 消融肿瘤安全、有效，不会伤及靶区血管的完整性及其基本功能。

Schmidt 等[7]将活猪剖腹后暴露肝脏，在超声引导下，直接将电极探针插入不同部位的肝实质内进行消融。术后数分钟、6 小时和 24 小时，以及杀死动物剖取肝脏前，用超声测量消融区的大小。取出的肝脏用硝基蓝四氮唑染色后测定消融坏死范围。结果超声测得术后即刻的平均最大直径为 20.1 mm ± 2.7 mm，动物被处死前的消融区平均最大直径为 20.4 mm ± 2.4 mm；组织学测到的平均最大直径为 20.3 mm ± 2.9 mm。在 IRE 消融 6 小时后，消融区内死亡细胞的平均百分率为 77%；24 小时后升至 98%。由此认为：超声在消融后数分钟内测量的消融区大小与真实的细胞坏死区相符合，故超声测量消融区有临床应用价值。

超声弹性成像

ESG 是一种对组织力学特征成像的非创性影像技术，是对 B 超成像的补充。其原理：利用超声回波测量组织的弹性，根据对比度和应变率而成像，可反映组织质地的变化；随组织硬度增加，声像图色泽由红→黄→绿→蓝变化。ESG 用于探测肝脏病变，最早是作为辨别肝硬化、纤维化的无创方法，替代肝活检。后又发现，ESG 测得肝癌组织的硬度大于癌周的正常肝组织，硬度强弱与肿瘤类型有关，以肝内胆管细胞癌（ICC）硬度最高，其次为继发性肝腺癌和肝细胞癌（HCC），再次为肝淋巴瘤。在慢性丙型肝炎时，肝脏硬度增加提示合并 HCC。ESG 可探测到肝内深达 10 cm 的病灶[3]。ESG 也能对乳腺、前列腺、甲状腺和胰腺肿瘤鉴别良、恶性组织。已有研究探讨了 ESG 用于射频消融（RFA）肝脏肿瘤的价值，发现 RFA 治疗部位的硬度大于正常肝组织。在 RFA 前后，ESG 均显示肝肿瘤与正常肝组织的硬度呈极佳对照。在肝硬化背景下，HCC 病灶与周围的硬化肝实质相比较，其硬度可增大、相同或减小。但在 RFA 后，肿瘤的硬度均高于自身消融前和周围硬化肝。HCC 复发病灶的硬度低于之前消融过的组织；由此提示 ESG 有助监测 RFA 术后的肿瘤复发。与其他超声成像技术相似，ESG 监测属热消融模式的 RFA 时因在消融过程中病灶内产生气泡，在声像图形成“气泡云”（gas bubble cloud），以致消融区境界显示不清；与组织病理测得的坏死范围相关性较差。

Sloan–Kettering 癌症中心的 Au 等[3]为评估 IRE 消融时 ESG 的监测作用，在活体猪的肝脏进行 IRE 消融实验。他们发现，IRE 消融区在 ESG 呈绿→蓝色，提示消融使局部肝实质的硬度增加，被消融组织的硬度是正常肝实质的 2 倍。由于无热消融时生成气泡产生的噪声，在声像图上，消融区与相邻组织间境界分明；且消融区的边缘出现清晰的浅蓝色边框，代表变硬的组织（图 1.8–2）。

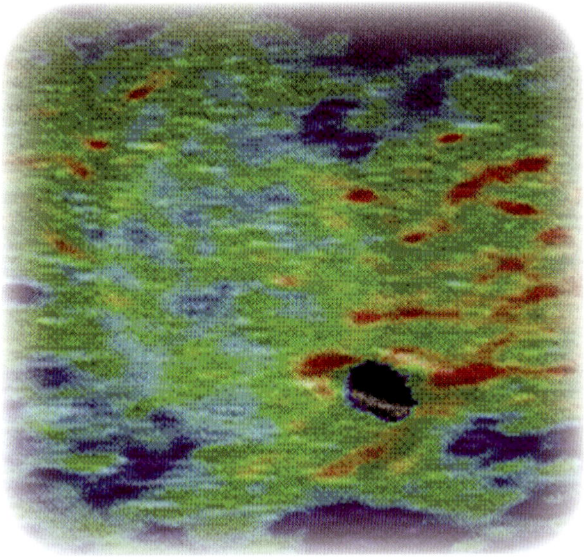

图 1.8–2　IRE 消融肝脏的弹性成像图

IRE 术后 7 小时消融区境界清晰，随组织硬度增加而呈蓝色，其轮廓围有浅蓝色环，未见人为生成的气泡产生的伪像

[引自：Au JT，*et al. Surgery*, 2013, 153(6): 788]

IRE 术后不久，ESG 显示的消融区略小于 B 超所见。但在术后 4 小时，两种成像技术显示消融区大小相似。在 7 小时，ESG 测得的所有消融区平均直径为 2.58 cm（1.64 ~ 4.04 cm），平均面积为 546 cm^2（210 ~ 937 cm^2）；而 B 超成像分别为 2.66 cm（1.66 ~ 4.01 cm）和 602 cm^2（242 ~ 1112 cm^2）。由此可见，ESG 在提供消融组织硬度信息的同时，还能测量其范围，且数据与 B 超声像图的结果相似，也与 HE 染色显示的组织坏死区呈适度相关性。上述结果表明，临床可应用 ESG 引导 IRE 消融，使电极探针准确定位于靶组织，确保获得清晰的阴性边缘；ESG 还可预测消融区范围，图像显示其硬度增加，可视为组织被成功消融，不再存活；这可作为预测复发危险性低的替代标记。因此，ESG 用于 IRE 消融监测是对 B 超的有益补充（图 1.8–3）。

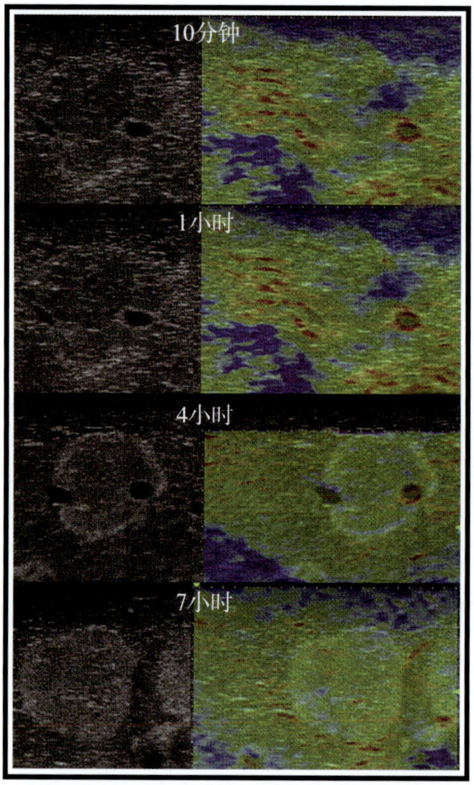

图 1.8-3 IRE 消融区的 B 超与超声弹性成像

A—超声成像；B—超声弹性成像
[引自：Au，*et al*. *Surgery*, 2013, 153(6): 789]

IRE 消融不具热吸除效应，不因病灶周围存在大血管或胆管而影响消融效果。由于肝脏具丰富的肝动脉、肝静脉、门静脉和胆管网络，IRE 的这一特性提示其用于肝肿瘤的消融格外令人瞩目。至于 ESG 显示的消融边缘清晰，是否意味残留病灶的发生率降低和远期肿瘤复发的可能性减少，尚有待证实。由于上述研究对象为正常的猪肝组织，当临床应用 IRE 消融肝肿瘤时，ESG 能否预测消融作用，是否改进了 B 超成像的质量，均有待进一步临床研究证实。此外，临床应用 ESG 尚受患者肥胖、肋间隙狭窄、腹腔积液以及操作者经验不足等因素的影响，可能导致操作失败 [8]。

临床研究

对比—增强超声成像（CEUS）监测 IRE 消融

CEUS 又称声学造影，系通过外周静脉注入对比造影剂，从而产生强烈回声对比效应的技术。目前采用的对比造影剂为含氟碳气体或六氟碳高分子微泡造影剂，如六氟化硫微泡（Sono Vue，声诺维）。CEUS 主要用于心脏、肝脏和妇科等疾病的检查。肝脏 CEUS 可观察造影剂的增强时间、特点，分析时间-强度曲线；显著提高了对肝脏实质性占位病变的诊断与鉴别诊断的准确性。Wiggermann 等[2] 通过 CEUS 动态记录消融区微血管形成，对其监测 IRE 消融肝恶性肿瘤的价值作了前瞻性研究。对 15 例肝脏恶性肿瘤患者（包括 HCC、继发性肝癌和 ICC）行经皮 IRE 消融，术前、术后即刻与 20 分钟时应用 CEUS 观察病灶。获得的影像资料由两位经验丰富的放射学专家分别作回顾性评估，采用 5 分计分法分析其与微血管化的关系。结果发现在 IRE 后，病灶中央及其周边的微循环明显减少（图 1.8–4），中央区微循环平均评估值从 3.13 ± 1.38 降至 0.47 ± 0.64（$P<0.01$），病灶周边与消融边缘从 3.37 ± 1.13 降为 1.57 ± 0.46（$P=0.001$）；而大循环则无明显变化。该结果证实，在 CEUS 监测 IRE 消融过程中，动态记录消融灶的微循环变化十分重要，使准确评估消融结果成为可能。但 CEUS 需重复使用对比造影剂，有可能损伤肾功能，必须重视。

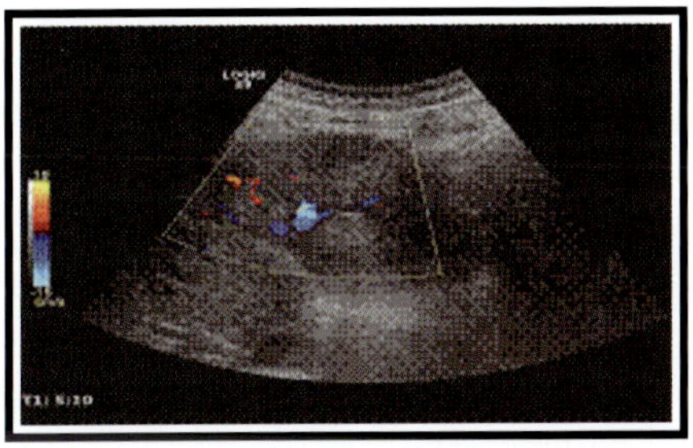

A

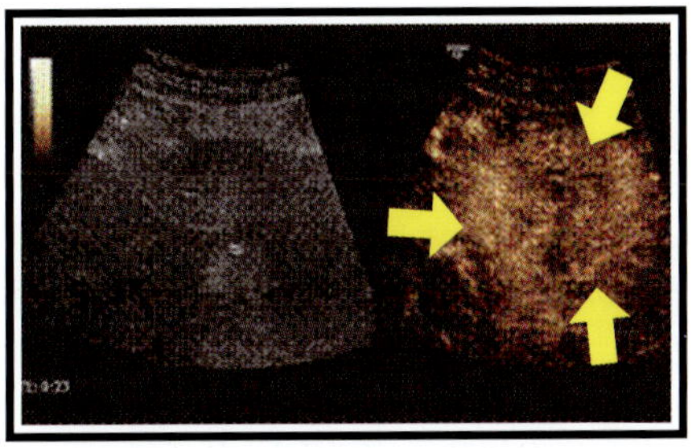

B

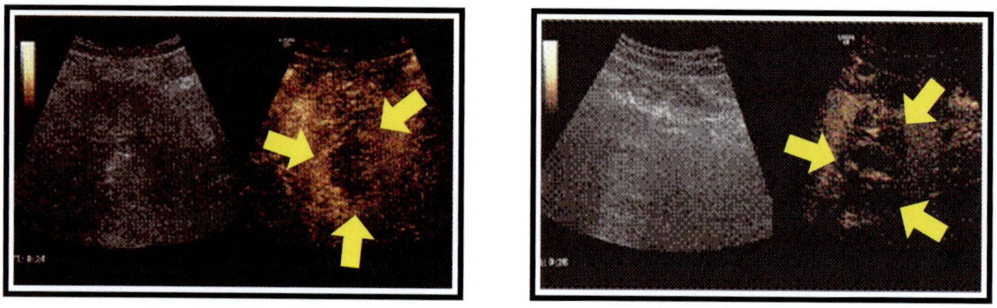

C　　　　D

图 1.8–4　CEUS 时肝肿瘤的 B 超和彩色多谱勒超声成像

A—病灶回声不均匀，在 B 超扫描时显示不清，彩色 Doppler 超声成像仅显示肝内血管，未能发现肿瘤血管；B—注射 2.4 ml 六氟化硫微泡对比剂后的 CEUS 扫描（右侧图像），见 HCC 内有不规则的动脉血管过度形成（箭头）；C—IRE 消融后，肿瘤中心血管的过度形成开始减少，但肿瘤边缘仍显示不规则的过度血管形成（箭头）。B 超扫描时 IRE 电极呈高回声反射；D—IRE 消融结束时，B 超未能准确显示回声不均匀的病灶；在 CEUS 图像，消融区中心无动脉血管过度形成，可见通畅的静脉血管穿过；周边微血管形成显著减少（箭头）

[引自：Wiggermann P, *et al*. *Clin Hemorheol Microcirc*, 2012, 52: 421~423]

超声引导 IRE 消融胰腺肿瘤

一项一期临床试验设计为超声引导下经皮穿刺 IRE 消融治疗局限性胰腺癌，入组的 5 例患者均不宜手术切除、化学治疗或在标准抗肿瘤治疗后仍无法切除病灶。患者在全身麻醉后行 IRE 消融，治疗过程顺利，未发生严重的治疗相关性不良反应；无 1 例死于治疗后 30 天内。1 例在 IRE 治疗后接受了剖腹手术，成功地行胰、十二指肠和门静脉切除术。2 例在消融后 6 个月复查 CT 和（或）CEUS，未见肿瘤复发征象。该试验结果证实超声引导下经皮穿刺 IRE 消融局限性胰腺癌安全性好，初步结果显示有效 [9]。

CT

动物实验

与超声常用于消融过程中实时监测不同，CT 更多地作为评估消融后反应的标准。Lee 等 [4] 首次报道对比—增强 CT 观察 IRE 消融区的特征。4 头约克夏猪在超声引导下经皮穿刺，将 IRE 电极探针置于肝脏内，共消融 23 个部位。消融后即刻用多排 CT 作对比前扫描，旋即按 1 ml/kg 剂量，以 3 ml/s 的速度加压注射碘海醇（Iohexol）。注射后 20 秒呈现动脉相，60 秒时出现门静脉相，180 秒时为延迟静脉相。5 ~ 6 小时后处死动物。大体标本予常规和主要的组织学染色。用三维软件分析 CT 影像资料，并将 CT 显示的消融区大小与病理确定的范围进行比较。注射对比剂前消融区在 CT 呈等密度，显示欠清晰；在增强后消融区变为低密度区；门静脉相时低密度区的轮廓最为清晰。近一半消融灶在 CT 图像上可见与大体病理检查相一致的环绕的边缘，从 CT 测得的消融区范围、形态也与病理确定的结果密切相关。CT 的另一特征是在延迟静脉相消融区内部增强，但电极附近小范围内仍保持低密度（图 1.8–5）。

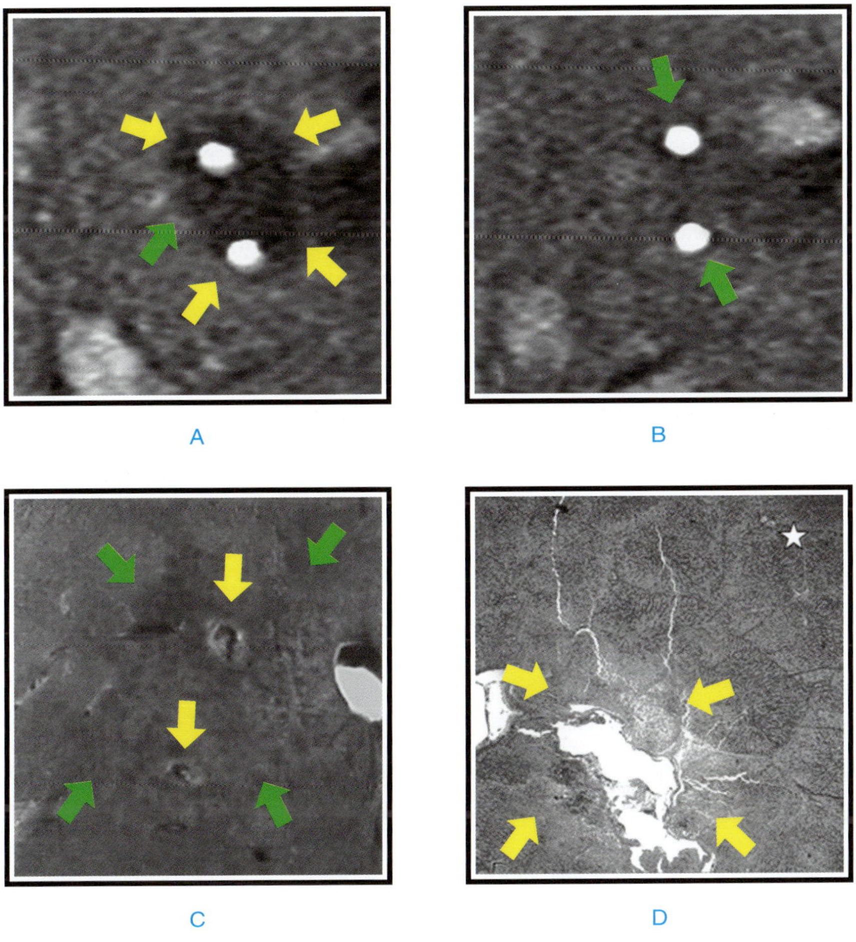

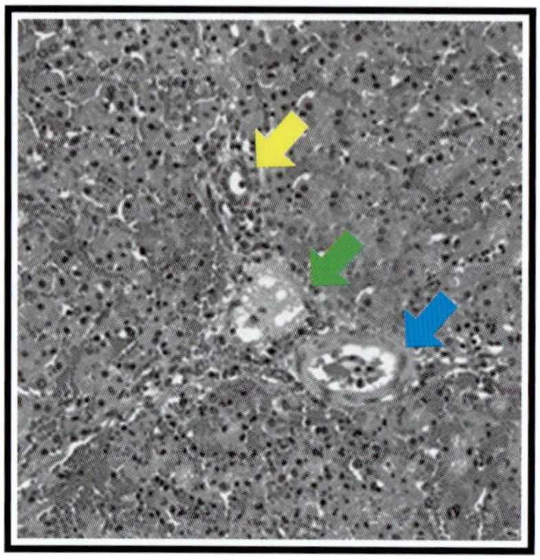

E

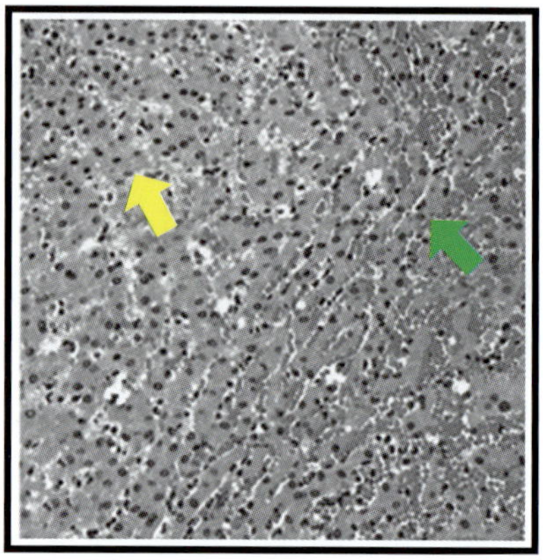

F

图 1.8-5 IRE 消融区对比增强 CT 所见与组织病理学的关系

A—CT 扫描门静脉相显示垂直于电极针道的低密度消融区，边缘清晰（黄箭头），其周围轻度增强（绿箭头）；B—延迟静脉相，消融区内部增强，难以与正常肝实质区分。电极针道周围呈持续低密度（绿箭头），可能被误判为消融区；C—病理标本显示完整的消融区（绿箭头），相当于 CT 门静脉相确定的区域。围绕电极针道的电极周围区（黄箭头）中心局部发白；D—低倍显微镜（HE 染色，40×）IRE 消融区上部，包括电极针道和电极周围区（黄箭头）；E—高倍显微镜（HE 染色，400×）显示 IRE 区 D 图中标有星形记号处，肝窦充血，胆小管（黄箭头）、静脉（绿箭头）和动脉（蓝箭头）均保持完好；F—高倍显微镜（HE 染色，400×）显示电极周围区（黄箭头）和 IRE 消融后残余部分（绿箭头）之间的过渡区，电极周围区中部肝窦充血显著减轻，提示组织趋于凝固化

[引自：Lee YJ，*et al*. *J Comput Assist Tomogr*, 2013, 37(2): 157]

组织病理学显示消融区肝窦充血，但微循环尚保存；而电极周围呈凝固样变。根据上述结果，作者认为猪肝脏在活体行 IRE 消融后即刻予对比增强 CT 扫描，门静脉相所见消融区的范围、形态与组织病理确定的细胞坏死区有很好相关性。

MRI

动物实验

为阐明 IRE 消融在 MRI 的表现与生理意义，探求 IRE 消融后 MRI 所见的生理学依据，Hjouj 等 [5] 对啮齿类动物肝脏行 IRE 消融后的 MRI 序列 T1W、T2W、质子密度（proton density，PD）、梯度回波（gradient recalled echo，GRE）、脂肪抑制序列、光谱衰减反转恢复（spectral attenuated inversion recovery，SPAIR）等进行比较，并对使用钆（Gd）对比剂前后，以及在活体抑或体外消融的参数差异进行研究。由于 IRE 是一种通过脉冲电场选择性破坏组织细胞胞膜，使之死亡的微创消融

技术，能保持细胞外基质与大血管的完整性，故用于治疗重要生物结构如血管和管道周围的肿瘤。研究结果表明，IRE 治疗后获得的 MRI 图像与局部血流的独特模式直接相关。在动物活体行 IRE 消融前 2 分钟，注射钆特酸葡胺（Gd-DOTA），IRE 消融后立即 MRI 扫描。T1W 序列的典型所见为消融区呈高强度信号。若事先未注射 Gd-DOTA，则消融区为等强度信号，偶为低信号。长期存活的动物也显示 T1W 高强度信号与组织消融密切相关。上述结果提示，IRE 引起胞膜穿孔和微血管破裂；增强造影时，对比剂滞留于消融区，局部达高浓度；而在非消融区，对比剂随血流流逝，不会在局部滞留。这也表明，在非增强 MRI 时消融区仅轻度强化的原因。在 IRE 术后 20 分钟注射对比剂获得的 MRI 图像上，消融区呈现低强度和高强度信号混合区。这也符合对比剂产生的高强度信号仅见于消融区内血流能够抵达的部位的这一假设。IRE 损伤微血管（肝窦）使其闭塞；但大血管未伤及，仍保持开放和通畅。

MRI 图像上的低强度信号区则是微血管已被损伤的消融区，对比剂在注入 20 分钟后仍不能进入该区域。这一发现提示，在 IRE 消融后增强 T1W MRI 可用于评估消融区内的大血管状态，高强度信号区代表消融区血管通畅，携带对比剂的血液仍保持流动。

IRE 术前 2 分钟注射 Gd-DOTA，消融后立即作 T2W 序列成像，消融区的典型表现也呈高强度信号，消融之后 20 分钟以上仍为高强度信号。此种影像学改变是因为局部液体积聚，水肿；而非钆对比剂的作用。这种非对比剂效应而呈现的高强度信号具有特殊意义。在未作对比增强的情况下，T1W 显示消融区等强度信号，而 T2W 呈高强度信号，说明 IRE 引起消融区局部血流变化，液体积聚及红细胞淤积。

为证明 MRI 测量值可用于即刻监测大鼠肝脏组织 IRE 术后的消融区，Zhang 等 [10] 将 MRI 兼容的 IRE 电极针插入大鼠肝脏，设定三种电极电压 (1000 V/cm、1500 V/cm 或 2500 V/cm)；并通过 IRE 脉冲输出前、后立即观察 MRIT1W 和 T2W 图像，监控 IRE 消融术过程。将 MRI 测量值同时与术前预设的有限元模型 (finite element model, FEM) 消融区以及解剖证实的组织学消融区进行比较。并通过组内和 Spearman 秩相关系数进行统计分析。结果发现，通过测量 MRI T1W 低强度信号区和 T2W 高强度信号区，可即时了解 IRE 消融范围；同时证实，预设的

FEM 消融区与 MRI 的测量值具有极佳的一致性(T1W 和 T2W 的 rho> 0.90，*P* < 0.001 ）。MRI 测量值也与解剖所见的组织消融区高度相关（T1W 和 T2W 的 rho>0.90，*P* < 0.90 ）。由此认为，MRI 技术可监测 IRE 消融过程，即时显示消融组织区域。在 IRE 消融术中，可利用 MRI 测量值，得出需重复输出的 IRE 脉冲或调整电极位置，以确保靶病灶的完全消融。

展望

应用医学影像技术监测微创性组织消融始于 20 世纪 80 年代；期望在影像学引导下，消融能获得最大的治疗效果，而对消融区周围的正常组织损伤最小。迄今影像学监测仍在各种形式的消融技术中发挥着巨大作用 [5]。

论及三种常用的影像学技术在监测 IRE 消融过程中的作用孰优孰劣，因目前有关的临床前及临床研究尚少，无从下结论。

最近 Zhang 等 [11] 为比较超声、CT 和 MRI 在 IRE 消融啮齿动物肝癌模型肝脏和肿瘤组织的术后改变，以 SD 大鼠为实验动物（*n*=48），其中 24 只大鼠植入 N1–S1 肿瘤。根据不同成像技术将动物分组，其中一个 MRI 亚组大鼠的肝血管被结扎。在 IRE 消融正常肝组织或肝肿瘤前后分别采集图像。对超声图像进行测量、分级，评定回声改变；同时测量 CT 衰减（Hu, 亨氏单位）和 MRI 信噪比 (SNR)。采用 *t* 检验比较 IRE 消融前后衰减和信噪比 。结果显示，正常组织 IRE 消融后的超声内部回声改变较肿瘤组织更明显。消融后正常肝组织的 CT 衰减值较消融前更低（*P*<0.001）。然而，与消融前肿瘤组织（45.14 Hu ± 2.64 Hu）相比，肿瘤组织消融后（42.11 Hu ± 2.11 Hu）的衰减差异小，统计学意义趋向显著（*P*= 0.052）。IRE 消融后正常组织的信噪比也发生明显改变（T1W：术前 145.95 ± 24.32；术后 97.80 ± 18.03；T2W：术前 47.37 ± 18.31；术后 90.88 ± 37.15，*P*=0.023）。肿瘤组织信噪比在 IRE 消融前后差异不显著。结扎肝血管的大鼠在 IRE 消融术后 MRI 信号未见改变。由此可见，B 超、普通 CT 以及 MRI 技术均可快速地观察 IRE 消融术后改变。这些影像学改变呈及时、可视，可以协助手术医师从周围未消融的实质组织中识别消融区。

收集目前的有限资料，参考在其他消融技术中的应用经验，可以认为三种影像学方法各有优势，临床应根据患者的具体情况灵活选用，以求优势互补，达到最佳的监测效果。超声可实时引导经皮穿刺，操作方便，动态观察，重复性佳，对患者无辐射，检查价格低廉；更因为 IRE 不同于 RFA，属非热性消融，不会在消融区内产生气泡，声像图不会出现“气泡云”伪像而影响图像质量。因此，B 超宜作为监测 IRE 的首选技术[1, 6, 7]。超声新技术用于临床监测消融的效果尚需积累更多经验；CEUS 可能需反复多次注射对比剂，有可能损伤肾功能[2]，在选择病例时务必考虑；ESG 的操作要求较高，有关专家提出操作者要接受培训，其经验应在 500 例次以上[8]；导致 ESG 失败的患方因素也很多，如人体质量指数（BMI）> 30 kg/m^2、年龄 > 52 岁及腹型肥胖等。有学者认为，MRI 具有较好的软组织对比性，特别是采用反转恢复频率选择预饱和与脂肪抑制技术的 T2 加权扫描。因此，MRI 监测消融区的效果优于 CT[5]。

（杨大明　王　峰）

参 考 文 献

[1] Appelbaum L, Ben-David E, Sosna J, *et al*. US findings after irreversible electroporation ablation: radiologic-pathologic correlation. *Radiology*, 2012,262(1): 117~125

[2] Wiggermann P, Zeman F, Niessen C, *et al*. Percutaneous irreversible electroporation (IRE) of hepatic malignant tumours: contrast-enhanced ultrasound (CEUS) findings. *Clin Hemorheol Microcirc*, 2012, 52(2~4): 417~427

[3] Au JT, Kingham TP, Jun K, *et al*. Irreversible electroporation ablation of the liver can be detected with ultrasound B-mode and elastography. *Surgery*, 2013,153(6): 787~793

[4] Lee YJ, Lu DS, Osuagwu F, *et al*. Irreversible electroporation in porcine liver: acute computed tomography appearance of ablation zone with histopathologic correlation. *J Comput Assist Tomogr*, 2013,37(2): 154~158

[5] Hjouj M, Lavee J, Last D, *et al*. The effect of blood flow on magnetic resonance imaging of non-thermal irreversible electroporation. *Sci Rep*, 2013, 3: 3088

[6] Liu Y, Xiong Z, Zhou W, *et al*. Percutaneous ultrasound-guided irreversible electroporation: A goat liver study. *Oncol Lett*, 2012, 4(3): 450~454

[7] Schmidt CR, Shires P, Mootoo M. Real-time ultrasound imaging of irreversible electroporation in a porcine liver model adequately characterizes the zone of cellular necrosis. *HPB* (*Oxford*), 2012, 14(2): 98~102

[8] 肝脏硬度评估小组．瞬间弹性成像技术诊断肝纤维化专家意见．中华肝脏病杂志，

2013(21): 420~424

[9] Mansson C, Bergenfeldt M, Brahmstaedt R, *et al*. Safety and preliminary efficacy of ultrasound-guided percutaneous irreversible electroporation for treatment of localized pancreatic cancer. *Anticancer Res*, 2014, 34(1): 289~293

[10] Zhang Y, Guo Y, Ragin AB, *et al*. MR imaging to assess immediate response to irreversible electroporation for targeted ablation of liver tissues: preclinical feasibility studies in a rodent model. *Radiology*, 2010,256(2): 424~432

[11] Zhang Y, White SB, Nicolai JR, *et al*. Multimodality imaging to assess immediate response to irreversible electroporation in a rat liver tumor model. *Radiology*, 2014, 271(3): 721~729

2 不可逆性电穿孔的动物实验及临床研究

2.1 肺 癌

- ◎ 传统的射频等消融技术难以治疗靠近心脏、大血管及主支气管的肺脏肿瘤，然而局部消融治疗又是不可切除性肺癌良好的替代疗法
- ◎ IRE 消融是近年发展起来的一种新的消融技术，临床前研究显示肺组织 IRE 消融可造成消融区弥漫性肺泡损害，消融区内支气管及血管保存完整，靠近心脏的 IRE 消融，应用心电同步技术可预防心律失常的发生
- ◎ 临床研究显示 IRE 消融肺癌安全性较佳，但疗效尚不令人满意，其相关机制有待进一步探讨

据《2012 中国肿瘤登记年报》统计，全国恶性肿瘤发病率与死亡率占第一位的均为肺癌，据 WHO 资料报道，目前全世界每年有超过 100 万人死于肺癌。肺癌已成为人类的头号公敌和杀手[1, 2]。手术切除是治疗肺癌的首选方法，但多数患者被诊断时已为中晚期，往往失去手术机会，且手术不能解决复发和转移问题[3, 4]。合理的放化疗疗效确切，但特异性差，毒、副作用明显[5, 6]；靶向治疗尚不成熟，耐药性问题尚未解决[7]。因此，人们迫切需要更为有效的治疗方法和策略对抗肺癌。

近来，不断发展的局部消融治疗方法，对于失去手术机会，既往放化疗等标准治疗失败的复发或转移的肺癌患者，是一个不错的选择[8]。传统局部消融治疗的方法包括射频消融、微波消融、冷冻消融等，但由于这些方法的自身设计原理和物理特性尚存缺陷导致其在治疗靠近心脏、大血管和气管的肺部肿瘤时，有较明显的局限性，如热吸除效应、损伤重要组织结构等。IRE 消融是一种新的消融技术，其无热吸除效应，

不破坏血管、支气管等结构的特性，相比传统的消融方法具有明显的优势。

动物实验

肺脏属于胸部器官，其与心脏毗邻，肺部肿瘤常靠近或侵犯大血管和主支气管，因此，肺脏 IRE 消融是否会导致心律失常及破坏消融区内血管和主支气管是在动物实验中必须明确的问题。

Dupuy 等 [9] 对 9 头猪行经开胸术的 IRE 肺部消融术，消融部位为右肺中央及中间三分之一中下肺叶。其中 6 头猪以双电极消融；3 头猪以三四个单电极消融，参数为电场强度 1700 ~ 3000 V/cm，脉冲宽度为 70 微秒，脉冲个数为 70 个。术后 2 周处死 3 头猪，术后 4 周处死剩余 6 头猪。处死前 1 小时行胸部 X 线及 CT 检查。处死后取出消融区所在的整个肺脏，行大体检查及消融区病灶的病理组织活检。结果显示所有猪均存活超过预期的时间点。IRE 消融相关并发症包括气胸 1 例，自行缓解；发热 2 例，其中 1 例自行缓解，1 例口服抗生素缓解；咳血 1 例，自行缓解；胸膜粘连 2 例（尸检时发现，图 2.1–1），余猪均未见明显并发症，所有猪无胸腔积液及心律失常发生。处死前 CT 检查示消融区高密度结节影（图 2.1–2）。尸检肺大体检查消融病灶呈黄色变性，密度增加，消融区直径介于 1.1 ~ 2.2 cm；病理检查显示消融区弥漫性肺泡损伤并纤维化和炎性浸润，且与非消融区分界清晰；消融区的血

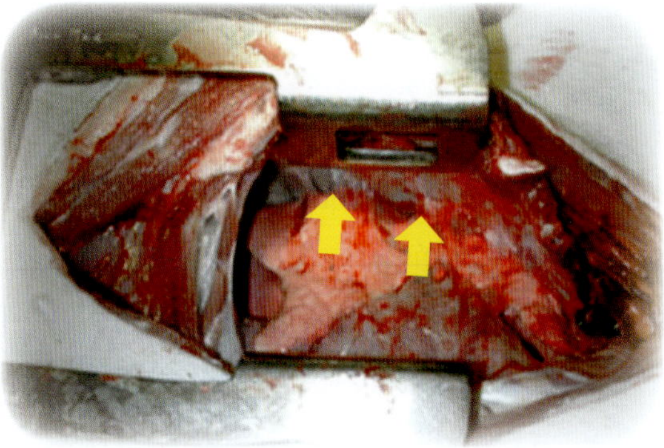

图 2.1–1　因发热接受抗生素治疗的猪的尸检照片

照片中可见广泛胸膜粘连（箭头）
[引自：Dupuy DE，*et al*. *Cardiovasc Intervent Radiol*, 2011, 34(2): 393]

管可见轻微慢性炎症和含铁血黄素，无血栓形成，且保存完整；细支气管的软骨环无明显异常（图 2.1–3）。该研究的结论是 IRE 消融可造成消融区弥漫性肺泡损害，而不损害细支气管及血管，且短期安全性令人满意。

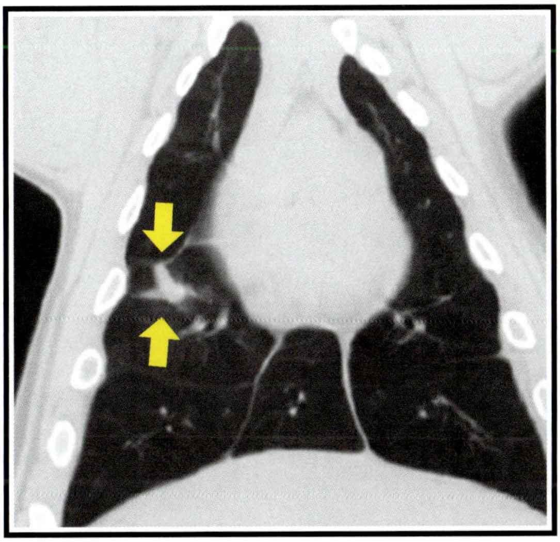

图 2.1–2　IRE 消融 2 周后猪肺的 CT 图像

图像显示高密度结节影（箭头）
[引自：Dupuy DE, *et al*. *Cardiovasc Intervent Radiol*, 2011, 34(2): 393]

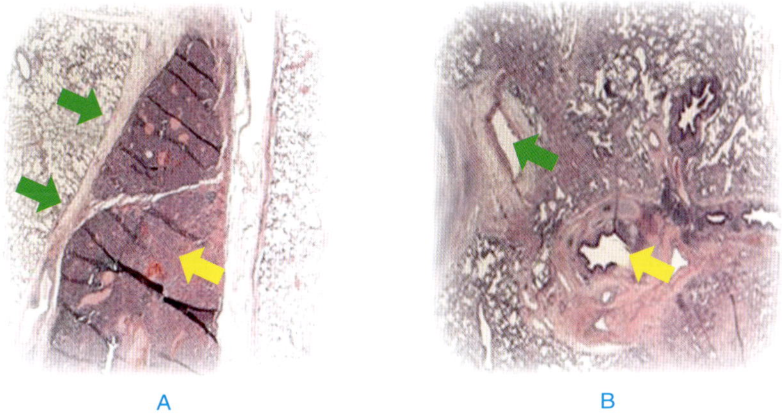

图 2.1–3　IRE 消融 2 周后病理组织活检图片

A—HE 染色显示消融区与周围非消融区分界清楚（绿箭头），细支气管和肺动脉周围消融完全（黄箭头），无热吸除效应；B—高倍镜下显示消融区动脉（绿箭头）和气道（黄箭头）处于开放状态
[引自：Dupuy DE, *et al*. *Cardiovasc Intervent Radiol*, 2011, 34(2): 393]

Deodhar 等[10]进行了肺部经皮 IRE 消融的动物实验研究。消融参数为电场强度 1700 ~ 2500 V/cm，脉冲宽度为 70 微秒，脉冲个数为 90 个。11 头母猪，分别于术后 8 小时（10 个消融区）、24 小时（4 个消融区）、96 小时（3 个消融区）及 3 周（8 个消融区）处死，处死前行 CT 检查，处死后尸检行肺消融区大体检查及病理组织活检，以分别观察 IRE 消融肺的超急性反应、急性反应、亚急性反应及慢性反应。结果 2 例出现气胸，行胸腔置管引流术 2 天后缓解，无心律失常发生。

不同时间点的 CT 检查结果如下：术后即刻，边界清晰的不透明环形影（图 2.1–4A）；术后 1 周，非增强密度影（图 2.1–4B）；术后 3 周，其中 4 个消融区消失（图 2.1–4C），3 个部分残留，1 个融合。

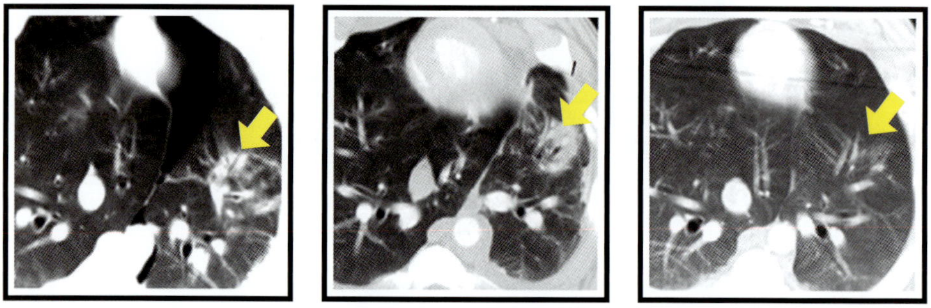

A　　B　　C

图 2.1–4　IRE 消融后不同时间的右侧猪肺的增强 CT 影像

A—消融后 1 天，可见不透明度的界限清晰的环（箭头）；B—消融后 1 周，可见非增强性的区域性坏死（箭头）；C—消融后 3 周，可见清晰的完全坏死灶

［引自：Deodhar A，*et al*. *Cardiovasc Intervent Radiol*, 2011, 34(6): 1281］

尸检大体及病理检查：术后 8 小时，大体检查消融区最大直径 2 ~ 4.5 cm，变红，但无可评估的改变，病理检查示肺泡有充血和水肿等急性病变，肺泡壁细胞表现为固缩，肺泡空间含有少量的纤维蛋白和中性粒细胞，一些肺泡区域有出血和坏死，细胞外基质的气道无异常，消融区与非消融区界限清晰；术后 24 小时，大体检查消融区呈暗红色，延伸至支气管及血管边缘，与非消融区分界清晰（图 2.1–5）；病理组织学检查，消融区所有组织，包括肺泡、细支气管和血管坏死的证据比术后 8 小时更为确凿，表现为核固缩和核破裂，但所有组织的结构仍保存，细胞外基质无异常（图 2.1–6）；术后 96 小时：大体检查与术后 24

小时相似，病理组织学检查发现由于Ⅱ型肺细胞增生和间质纤维化导致的肺泡壁增厚，轻至中度的气管内层上皮细胞增生，邻近胸膜有纤维蛋白性渗出物；术后3周，肺大体表现为黄色变纤维化，消融区最大直径8～13 mm（图2.1-7），病理组织检查显示消融区肺泡和细支气管慢性改变，与非消融区分界清楚，肺泡壁表现为肺泡间质纤维化和Ⅱ型肺细胞增生，消融区细支气管表现为闭塞性细支气管炎，一些受影响的区域表现为肺不张，邻近的胸膜有纤维化，有时可见纤维化的胸膜与纵隔的脂肪组织粘连，消融区内及周边较大的支气管无明显异常（图2.1-8）。结果证实IRE消融是一种潜在的可替代热消融的治疗手段。

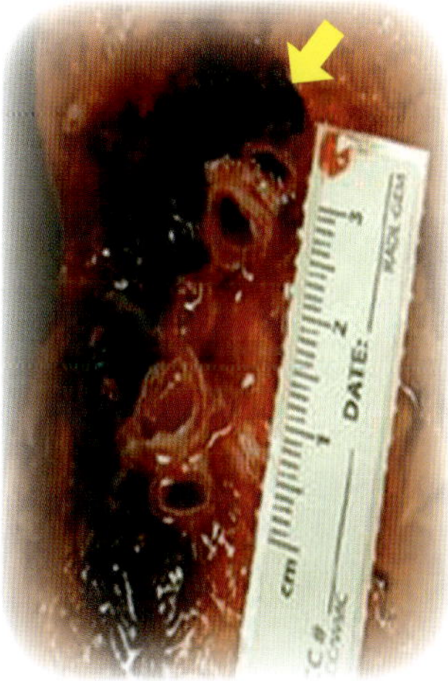

图 2.1-5　肺脏大体标本（IRE 消融 24 小时后）

消融区呈黑红色改变（箭头），已扩展到支气管－血管束的周边，但并未损伤正常肺组织
[引自：Deodhar A，*et al*. *Cardiovasc Intervent Radiol*, 2011, 34(6): 1282]

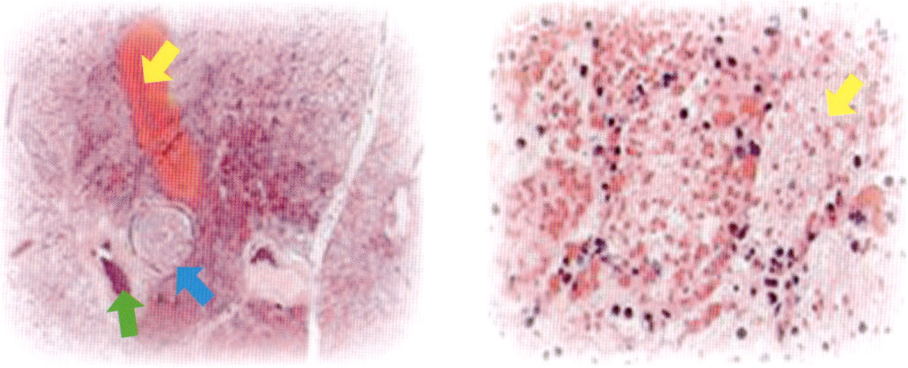

A　　B

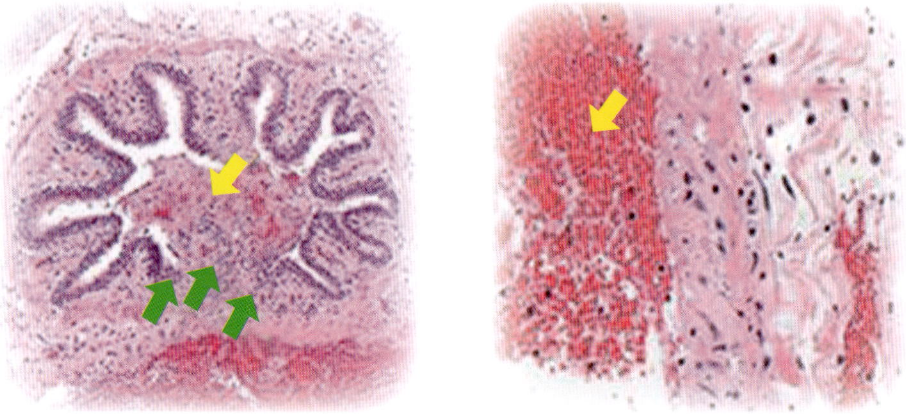

C　　D

图 2.1-6　肺脏病理图（IRE 消融 24 小时后）

A—可见充满血液的线性管道（黄箭头），为插针部位；消融区内可见到支气管（蓝箭头）和中等尺寸的血管（绿箭头）；B—肺泡腔内（黄箭头）含有大量纤维蛋白、红细胞以及少量的中性粒细胞；肺泡壁的细胞出现核固缩和核破裂；C—支气管表现为局部黏膜坏死和蜕皮（黄箭头），肺泡腔内可见大量细胞碎片、纤维蛋白以及红细胞（绿箭头）；D—静脉壁坏死和炎症，出现核固缩和核破裂，含有少量中性粒细胞（黄箭头）

[引自：Deodhar A，*et al*. *Cardiovasc Intervent Radiol*, 2011, 34(6): 1282]

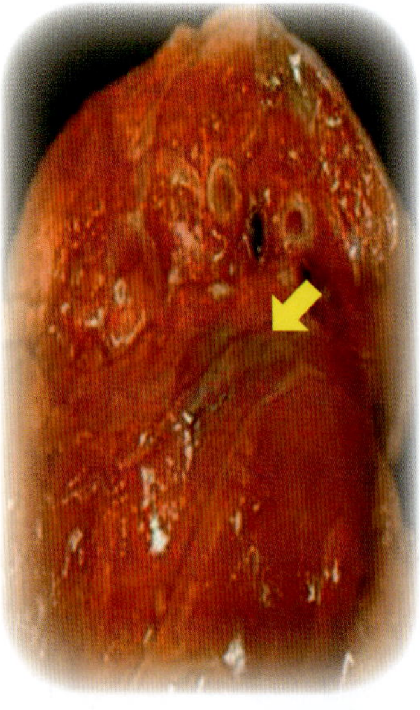

图 2.1-7　肺脏大体（IRE 消融 3 周后）

消融坏死已明显纤维化（箭头）

[引自：Deodhar A，*et al*. *Cardiovasc Intervent Radiol*, 2011, 34(6): 1283]

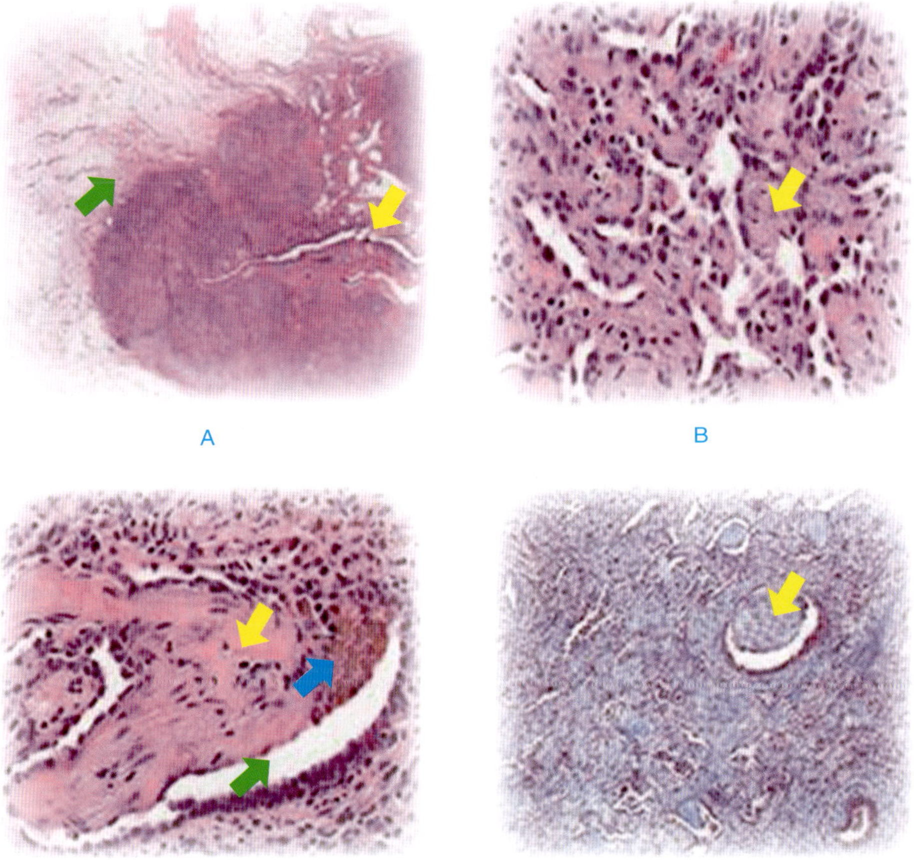

A　　B　　C　　D

图 2.1-8　肺脏病理图 (IRE 消融 3 周后)

A—肺实质密度增加，表现为肺不张和间质纤维化。消融区内可见到正常支气管结构（黄箭头），肺纤维结缔组织性增厚，与纵膈的脂肪组织相黏附（绿箭头）；B—肺泡壁明显增厚（黄箭头）；C—支气管闭塞性炎症（蓝箭头），管腔部分梗阻（黄箭头）和单纯立方上皮（绿箭头）；D—支气管闭塞性炎症，出现间质纤维化（黄箭头）

［引自：Deodhar A，*et al*. *Cardiovasc Intervent Radiol*, 2011, 34(6): 1283］

上述文献报道的临床前研究显示 IRE 消融肺脏不破坏消融区内的血管和支气管；应用心电同步技术可避免心律失常的发生，故 IRE 术的安全性尚可；至于 IRE 消融肺癌的有效性尚需临床进一步的研究证实。

临床研究

关于 IRE 消融肺癌的临床研究也有一些报道。Usman[11] 等对 2 例不可切除的肺部肿瘤在 CT 引导下行经皮 IRE 消融术，1 例为 33 岁男性，2001 年诊断为右大腿滑膜细胞肉瘤，行右大腿截肢术，2004 年发现肺转移行化疗，2006 ~ 2007 年行双肺转移灶切除术，2008 年肺转移再发，接受数次冷冻消融，其中一个转移灶（2.3 cm × 2.4 cm × 1.7 cm）位于右肺近肺门处（图 2.1–9A），靠近大血管及气管，给予经皮 IRE 消融术，术中共使用 3 个单电极，间隔 1.5 ~ 2.0 cm（图 2.1–9B, C），IRE 参数为电场强度 2800 V/cm，脉冲个数为 90 个。6 个月后复查 PET/CT 显示转移灶增大，活性增强，提示进展，后患者接受了其他治疗，并生存 2 年 6 个月。另外 1 例为有多年吸烟史的 70 岁女性，1996 年诊断为非小细胞肺癌，行左下肺叶切除术，术后病理活检纵隔淋巴结阳性，术后诊断Ⅲa 期，2007 年复查 CT 示右上肺门结节并缓慢增大（图 2.1–10A），病理检查示腺鳞癌（2.1 cm × 1.9 cm × 2.1 cm），与原发灶一致，患者既往接受过放疗，有肺纤维化、肺功能降低，不能耐受手术治疗，且其病灶靠近右肺门及大支气管，故决定行经皮 IRE 消融术，共使用 3 个单电极，间隔 1.5 ~ 2.0 cm（图 2.1–10B, C），术中有轻度的肺实质渗血。术后 2 个月复查 CT 示转移灶增大，提示进展，9 个月后复查 CT 显示转移灶侵犯气管，患者于术后 1 年死亡。

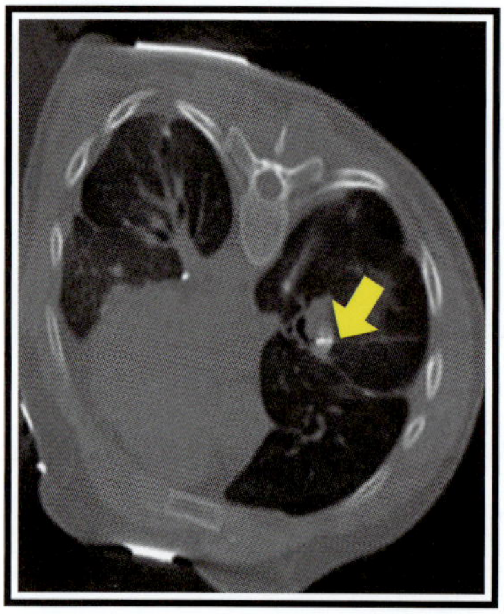

A

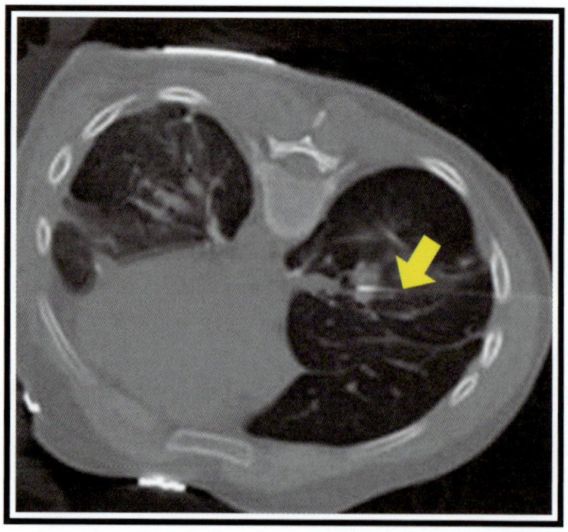

B

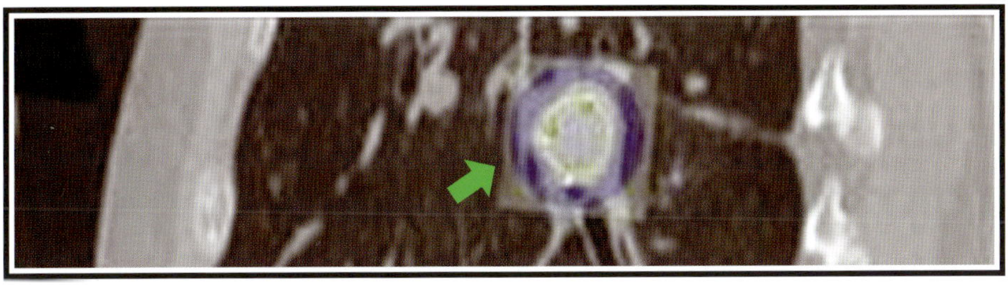

C

图 2.1-9　CT 引导下右肺门转移性肉瘤的 IRE 治疗影像（男性，33 岁）

A—插入肺部的第一根探针（黄箭头）；B—插入肺部的第二根探针（黄箭头）；C—在治疗计划的模拟图上，IRE 消融区已经完全覆盖肿瘤区域（绿箭头）

[引自：Usman M, *et al*. *Med Sci Monit*, 2012, 18(6): CS45]

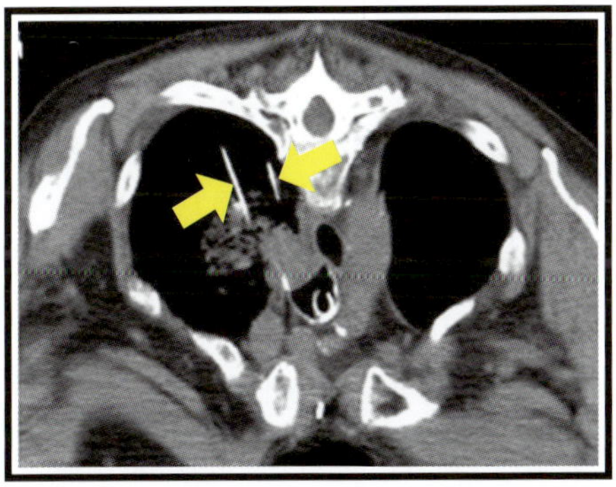

A

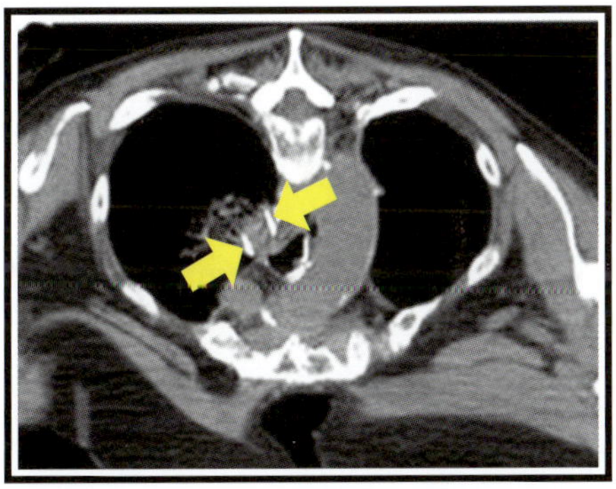

B

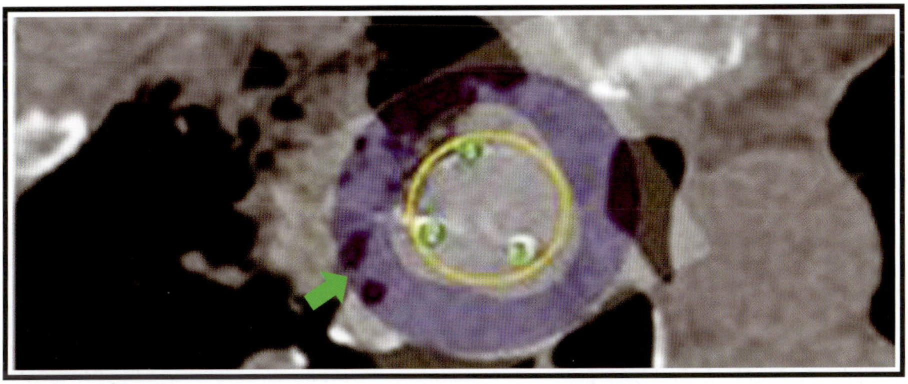

C

图 2.1-10　CT 引导下肺癌的 IRE 治疗影像（女性，70 岁）

A—影像上可见 3 根针中的 2 根插入肿瘤区域（黄箭头）；B—在不同的平面上，可见 3 根针中的 2 根插入肿瘤区域（黄箭头）；C—在治疗计划的模拟图上，IRE 消融区已完全覆盖肿瘤（绿箭头）

[引自：Usman M, *et al*. *Med Sci Monit*, 2012, 18(6): CS46]

作者认为 IRE 消融是不可切除肺肿瘤潜在的治疗方法之一，但对于肺组织，IRE 存在着技术上的局限，例如肺组织密度较低，含有空气，绝缘性强等，导致电流沉积不足及旁路电流，使消融不完全，诸如此类问题有待进一步探讨与解决。

展望

IRE 消融是近年发展起来的一种新的消融技术，其能诱导肿瘤细胞发生不可逆性电穿孔，从而有效杀伤肿瘤细胞，而纳秒级陡脉冲因其脉冲时间很短，引发的细胞内热效应可忽略；因此，IRE 是一种非热能消融术，可避免热消融技术的一些局限性。对其他部位，如肝脏、胰腺、肾脏等肿瘤的 IRE 消融研究已证实其能引起肿瘤细胞的凋亡及坏死，对大血管等周围的肿瘤也消融彻底，但对血管、胰管、胆管、输尿管及神经等组织却无明显损伤，其安全性与疗效可得到保证。IRE 对肺脏肿瘤消融临床前研究的安全性和有效性让人看到希望，偶尔发生可控的心律失常；消融区内血管和主支气管保存完整，一些如气胸、胸膜粘连、发热等并发症可通过胸腔引流术或药物治疗加以控制，消融区内可见弥漫性肺泡损害。然而，这方面的临床研究尚少，仅有的一些病例报道，其疗效也差强人意。究其原因，一方面，肺与心脏毗邻，消融靠近心脏的肺组织的安全性是否可以得到保证？有研究[12]显示，采用心电同步技术的前提下，距离心脏大于 1.7 cm 也许是安全范围，但仍需更多的研究证实；另一方面，肺组织与肝脏、胰腺、肾脏等组织不同，肺为非实质器官，含有气体，密度较小，绝缘性强，产生的旁路电流及电流沉积不足，会导致消融不完全。临床研究报道 IRE 消融治疗的 2 例肺肿瘤，均在半年内复发，且作者还提到尚有更多的失败病例尚未报道。也许，对于肺脏这一较为特殊的器官，学者们还需要更多的基础研究，明确相关机制，才能在临床上让患者获益更多；尽管尚有很长的路要走，但相信学者们不会因此而降低对该方面的研究热情。

（张志凯　牛立志）

参考文献

[1] Siegel R, Ward E, Brawley O, *et al*. Cancer statistics, 2011: the impact of eliminating socioeconomic and racial disparities on premature cancer deaths. *CA Cancer J Clin*, 2011,61(4): 212~236

[2] Chansky K, Sculier JP, Crowley JJ, *et al*. The International Association for the Study of Lung Cancer Staging Project: prognostic factors and pathologic TNM stage in surgically managed non-small cell lung cancer. *J Thorac Oncol*, 2009, 4(7): 792~801

[3] Gorenstein LA, Sonett JR. The surgical management of stage Ⅰ and stage Ⅱ lung cancer. *Surg Oncol Clin N Am*, 2011, 20(4): 701~720

[4] Mountzios G, Dimopoulos MA, Soria JC, *et al*. Histopathologic and genetic alterations as predictors of response to treatment and survival in lung cancer: a review of published data. *Crit Rev Oncol Hematol*, 2010, 75(2): 94~109

[5] Ramlov A, Tietze A, Khalil AA, *et al*. Prophylactic cranial irradiation in patients with small cell lung cancer. A retrospective study of recurrence, survival and morbidity. *Lung cancer (Amsterdam, Netherlands)*, 2012, 77(3): 561~566

[6] Wongvaranon P, Pongrakhananon V, Chunhacha P, *et al*. Acquired resistance to chemotherapy in lung cancer cells mediated by prolonged nitric oxide exposure. *Anticancer Res*, 2013, 33(12): 5433~5444

[7] Davies KD, Mahale S, Astling DP, *et al*. Resistance to ROS1 inhibition mediated by EGFR pathway activation in non-small cell lung cancer. *PLoS One*, 2013, 8(12): e82236

[8] Robert SY, Hong K. Percutaneous lung tumor ablation. *Tech Vasc Interv Radiol*, 2013, 16(4): 239~252

[9] Dupuy DE, Aswad B, Ng T. Irreversible electroporation in a swine lung mode. *Cardiovasc Intervent Radiol*, 2011, 34(2): 391~395

[10] Deodhar A, Monette S, Single GW Jr, *et al*. Percutaneous irreversible electroporation lung ablation: preliminary results in a porcine model. *Cardiovasc Intervent Radiol*, 2011, 34(6): 1278~1287

[11] Usman M, Moore W, Talati R, *et al*. Irreversible electroporation of lung neoplasm: a case series. *Med Sci Monit*, 2012, 18(6): CS43~47

[12] Deodhar A, Dickfeld T, Single GW, *et al*. Irreversible electroporation near the heart: ventricular arrhythmias can be prevented with ECG synchronization. *Am J Roentgenol*, 2011, 196(3): W330~335

2.2 肝　癌

◎ 动物实验显示 IRE 对大血管周围的肝癌组织消融完全，且不破坏消融区内的血管、胆管及神经等结构，其安全性和有效性优于传统的射频、微波及冷冻消融

◎ 临床研究显示 IRE 消融靠近重要结构的肝脏肿瘤的并发症可控，安全性和有效性令人满意，且作为手术替代疗法治疗早期肝癌，初步看来也是可行的

◎ IRE 相关机制、理论、最佳的参数以及其治疗的安全性和疗效尚需进一步探讨以及更多的循证医学证据

原发性肝癌是常见的恶性肿瘤，每年全世界有 70 万人死于这种疾病；中国是肝癌高发区，全世界 40% 的病例在中国。手术切除是目前最佳的治疗手段，但仅 10% ~ 15% 的患者可接受手术治疗。对不能手术切除的肝癌，消融治疗是可选择的治疗手段。射频和冷冻是最常用的消融方法，但射频不适用于大肝癌和临近大血管的肝癌；冷冻也难以避免破坏胆管及大血管等重要结构，且有冰球破裂从而导致一系列并发症的风险。IRE 是一种新的消融技术，其原理是应用电场强度高于 500 ~ 600 V/cm 高幅电脉冲作用于胞膜，引起高穿膜性电压，使膜孔从可逆性开放发展到不可逆性开放，胞膜通透性增加，细胞内水溶性物质和离子能穿膜运行，破坏细胞的内环境稳定，引起细胞死亡。IRE 消融最大的优点是能保存血管、胆管和神经等重要结构，无热吸除效应而使消融完全，且治疗时间短。对于一些射频和冷冻不能安全及有效消融的肝脏肿瘤，IRE 消融也许是一个更合适的选择。

动物实验

文献报道的临床前研究多是在猪等动物模型上进行的肝脏 IRE 消融，通过对消融区内肝脏组织及血管、胆管等结构的大体观察和病理组织学检查，观察消融效果，并了解其对血管、胆管等结构是

否造成破坏，以明确肝脏 IRE 消融的安全性及有效性。是否破坏消融区内或周围的血管及胆管等重要结构，对于衡量 IRE 肝脏消融的安全性具有重要意义，因此学者们对此进行了重点研究。Rubinsky 等[1]利用 14 头猪做了 35 次 IRE 肝消融。结果所有猪术后 14 天内均存活，肝内消融区界限清晰，临近中央静脉的肝细胞消融完全，组织学检查显示肝细胞出血坏死，但消融区内胆管、血管、结缔组织保存完整。Lee 等[2]在超声引导下，对 11 头猪行经皮肝脏 IRE 消融，手术当天处死 3 头猪，术后 2 天、2 周、4 周及 8 周再分别处死 2 头，术前、术后和处死前分别予增强 CT 扫描，并进行病理学检查观察。结果发现，靠近肝静脉的 23 个消融灶大小约为 3 ~ 9 mm，所有消融灶包绕 25% 以上的血管周围，却未检测到因血管周围组织损伤而造成的血管轮廓畸形及血栓形成。其中 9 例出现小于 50% 的血管狭窄，3 ~ 4 周后均恢复正常口径；长期随访未发现远期肝静脉狭窄发生（图 2.2-1，图 2.2-2，图 2.2-3）。

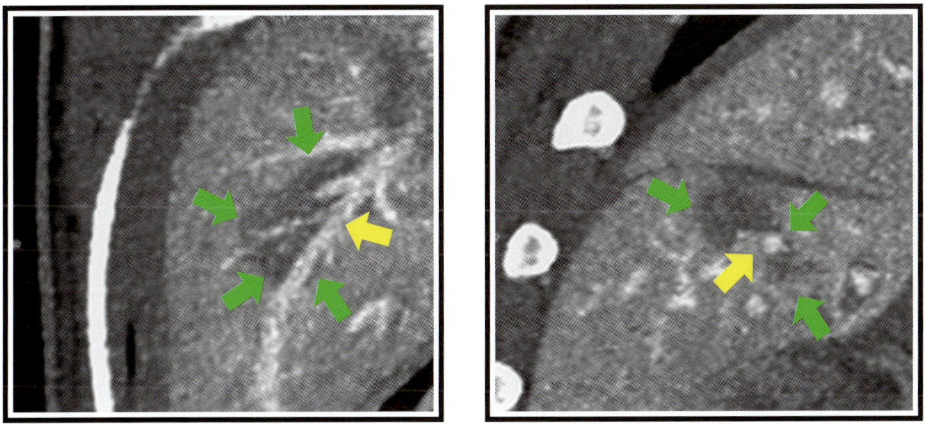

A　　　　B

图 2.2-1　猪肝脏血管周围 IRE 消融区（术后即刻）CT 影像

A—长轴，黄箭头示肝静脉及其分支的轮廓无畸形，绿箭头围绕的消融区；B—短轴，黄箭头示无畸形肝静脉的横截面，绿箭头围绕的消融区的横截面

[引自：Lee YJ, *et al*. *Invest Radiol*, 2012, 47(11): 672]

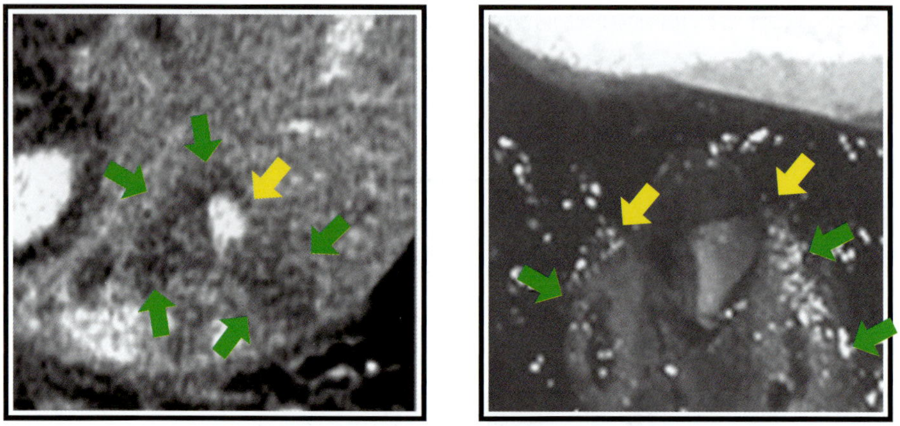

A　　　　B

图 2.2-2　猪肝脏血管周围 IRE 消融区（术后 2 天）CT 影像和大体病理图

A—CT 图，黄箭头示肝静脉轮廓无畸形，绿箭头围绕的消融区几乎完全包绕肝静脉；B—大体病理图，绿箭头围绕的肝静脉周围完全消融，黄箭头示消融区临近肝静脉

[引自：Lee YJ, *et al*. *Invest Radiol*, 2012, 47(11): 673]

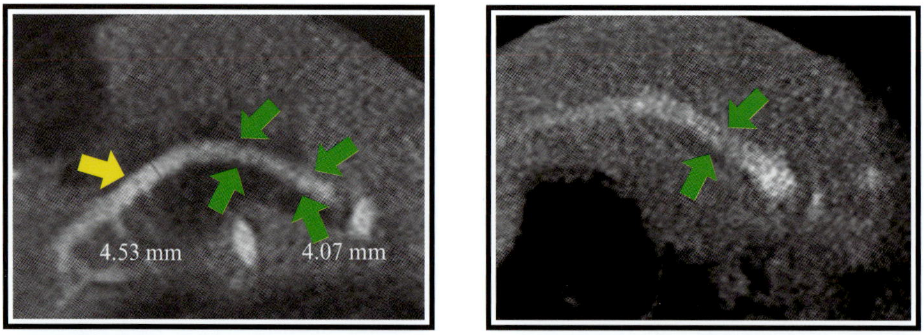

A　　　　B

图 2.2-3　IRE 消融对肝静脉作用的 CT 影像

A—CT 图，黄箭头示肝静脉周围完全消融，绿箭头示肝静脉轮廓无畸形，仅有轻度狭窄；B—绿箭头示肝静脉 4 周后恢复正常

[引自：Lee YJ, *et al*. *Invest Radiol*, 2012, 47(11): 673]

Lencioni 等 [3] 在猪模型上进行肝脏 IRE 消融，发现消融区呈低回声，中心区高回声。大体和显微镜下显示大的圆形消融区，与周围非消融区界限分明，且肝静脉保存完好（图 2.2-4）。Au 等 [4] 采用 90 个脉冲和 100 毫秒的脉冲宽度对猪行开腹的 IRE 肝脏消融（图 2.2-5），

每头猪消融肝脏 5 个区域；消融 7 个小时后猪肝脏消融区呈苍白色（大体行 TTC 染色），与周围非消融区分界清晰，且大血管和胆管未受影响（图 2.2-6），组织学观察发现细胞坏死（HE 染色）。

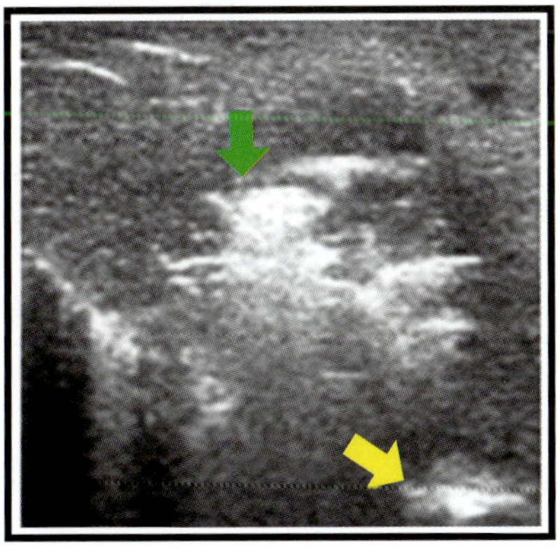

A

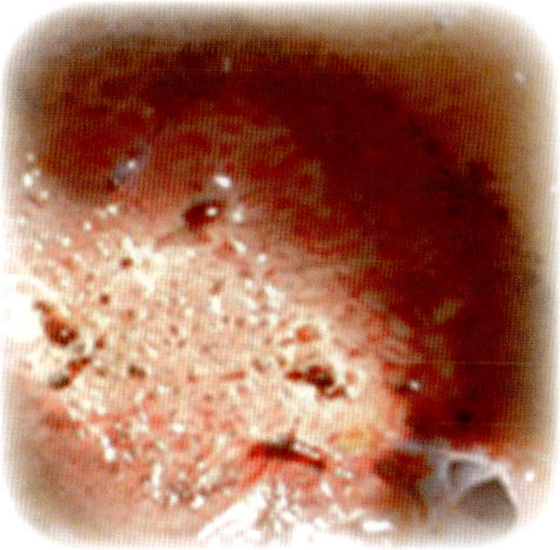

B

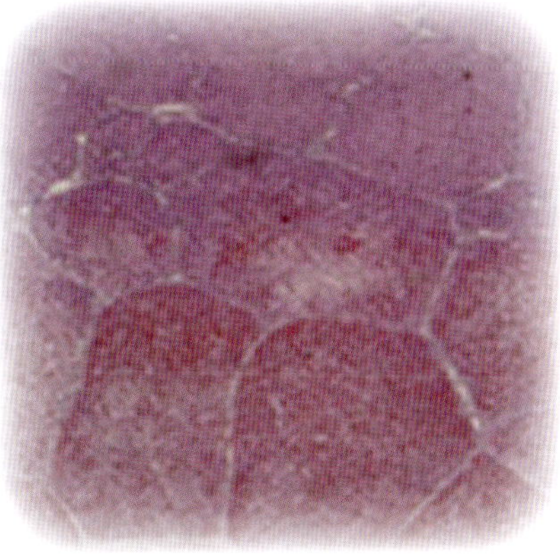

C

图 2.2-4　肝脏 IRE 消融超声图、大体图及病理图

A—超声图，术中消融区呈低回声（黄箭头），中心区高回声（绿箭头）；B—大体图，消融区与周围非消融区界限清晰；C—病理图（HE 染色），消融区与周围非消融区界限清晰

［引自：Lencioni R, *et al*. *J Hepatobiliary Pancreat*, Sci. 2010, 17(4): 402］

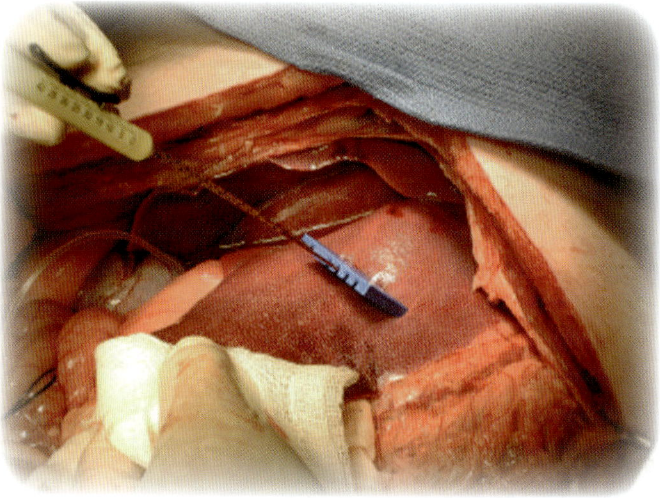

图 2.2-5 对猪开腹行肝脏 IRE 消融

[引自：Au JT, *et al*. *Surgery*, 2013, 153(6): 788]

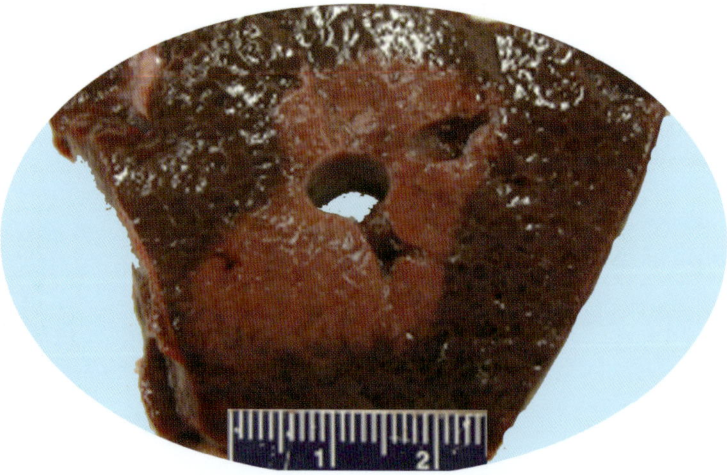

图 2.2-6 猪肝脏经 IRE 消融后的大体标本

大体可见消融区域呈苍白色，与周围非消融区分界清晰，大血管和胆管保存完整（TTC 染色）
[引自：Au JT, *et al*. *Surgery*, 2013, 153(6): 791]

有了安全性的保障，学者们进一步研究了肝脏 IRE 消融的有效性，并探讨其作用机制。Charpentier 等[5]对 8 头猪做了 16 次 IRE 肝脏消融。参数为 90 个脉冲，2500 ~ 3000 V/cm，脉冲宽度 100 毫秒。结果形成椭圆形消融区（2.3~3.3 cm ×1.5 cm）。消融区肝细胞出血性坏死（图 2.2-7），临近肝静脉的肝组织被完全消融，消融区内肝动脉、门静脉及胆管均保存完整。（图 2.2-8）。

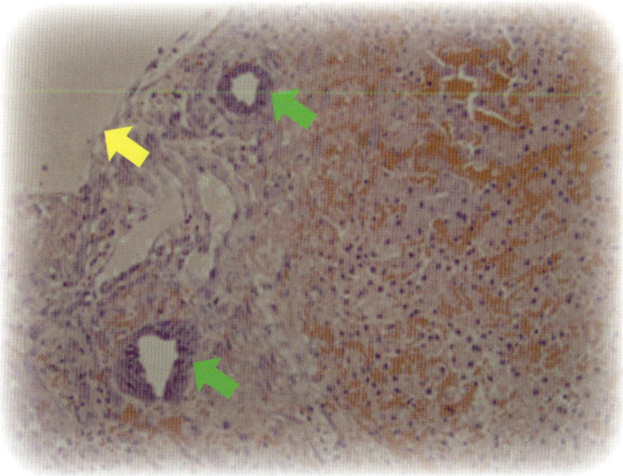

图 2.2-7　猪肝经 IRE 消融后的病理图 (HE 染色，20×)

IRE 消融后，肝组织 HE 染色显示消融区肝细胞出血性坏死，门静脉（黄箭头）和胆管（绿箭头）仍保存

[引自：Charpentier KP, *et al*. *HPB* (*Oxford*), 2011, 13(3): 170]

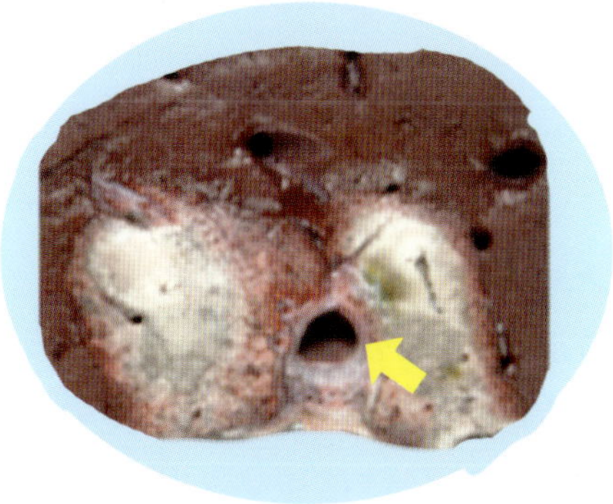

A

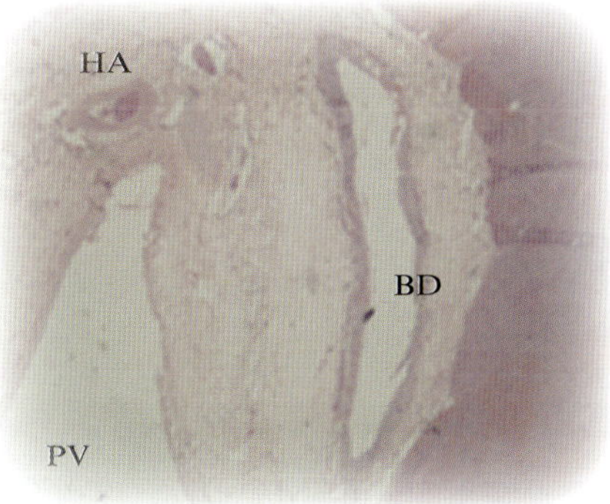

B

图 2.2-8　IRE 消融后猪肝大体标本及病理图

A—消融区中心肝静脉形态正常（箭头），临近静脉的肝细胞坏死；B—HE 染色显示临近中央静脉的肝细胞出血性坏死，肝动脉（HA）、门静脉（PV）及胆管（BD）均保存

[引自：Charpentier KP, *et al*. *HPB* (*Oxford*), 2011, 13(3): 171]

Lee 等[6]等对 4 头猪行肝 IRE 消融，在 8.4 分钟 ± 1.8 分钟的时间内共制造出 11 个平均体积为 16.8 cm^3 的消融区，其与非消融区界限清晰。消融区内细胞完全坏死，血管及胆管保存完整（图 2.2–9）。所有被消融的肝细胞中均测出 Bcl–2 蛋白，而在正常肝细胞则无，提示凋亡也许是细胞死亡的主要机制。此外，Guo 等[7]还制造了 Sprague-Dawley 大鼠未分化性肝细胞肝癌的模型。他们使用 8 个 100 毫秒脉冲，2500 V/cm 电场强度进行肝癌 IRE 消融。术后 7 ~ 15 天，治疗组（共 10 只）中 9 只大鼠的肿瘤出现坏死。

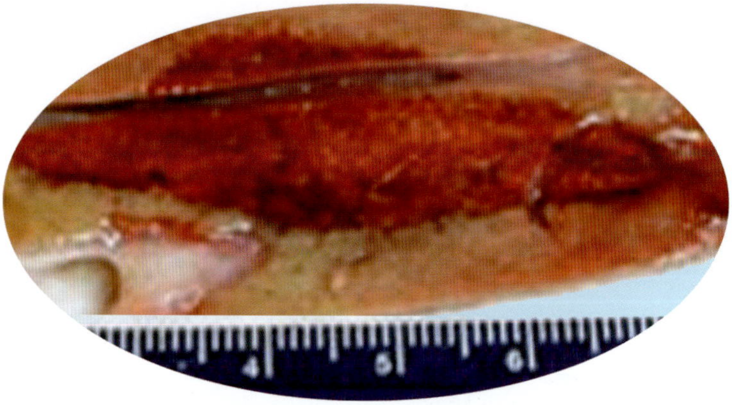

图 2.2–9　猪肝脏经 IRE 消融后大体标本图

消融区内血管及胆管未见结构破坏
[引自：Lee EW, *et al*. *Technol Cancer Res Treat*, 2007, 6(4): 290]

临床研究

经动物实验证实，对于靠近肝门区、血管、胆管及神经等重要结构的肝癌，IRE 消融较传统的消融方法具有明显的优势。Kasivisvanathan 等[8]报道 1 例 61 岁乙状结肠癌肝转移患者，经肝切除手术和化疗 9 个月后复发，其Ⅳ段残端肝切缘出现新的转移灶，并增大至 28 mm × 19 mm（图 2.2–10A）。再次化疗无效。患者接受超声引导下 IRE 消融后次日出院，无需止痛处理。3 个月后，肿瘤直径缩小至 20 mm × 17 mm，体积从 5.25 cm^3 缩至 3.16 cm^3（图 2.2–10B）。此外，Cannon 等[9]对 44 例患者的肝肿瘤行 48 次 IRE 消融进行了报道。其中肝癌 14 例，结肠癌肝转移 20 例，其他肿瘤肝转移 10 例，所有肿瘤与血管、胆管或毗邻器官的距离均 < 5 mm。治疗参数为电场强度 3000 V/cm，脉冲宽度 20 ~ 100 微秒，脉冲个数为 90 个。术中根据肿瘤大小采用一个或多个电极，电极间间隔 0.5 ~ 2 cm，术中采用心电同步技术。所有 IRE 消融术均顺利完成，仅有 5 例患者共发生 9 例 / 次并发症，其中有 2 例 / 次与 IRE 消融无关（白细胞增多和尿路感染），4 例 / 次与 IRE 消融非直接相关（脱水、胆道支架阻塞、胆道支架阻塞导致的胆管炎和急性肾功能衰竭），另外 3 例 / 次与 IRE 消融可能相关（神经性膀胱功能障碍、腹痛和腰痛），所有并发症均在 30 天内恢复。3 个月、6 个月和 12 个月无局部复发，生存率分别为 97.4%、94.6% 和 59.5%。

有学者对 IRE 消融能否取代手术治疗早期肝癌进行了初步尝试。Lencioni 等 [10] 尝试以 IRE 治疗 1 例早期肝细胞癌，5 个月后肿瘤完全消失（图 2.2–11）。

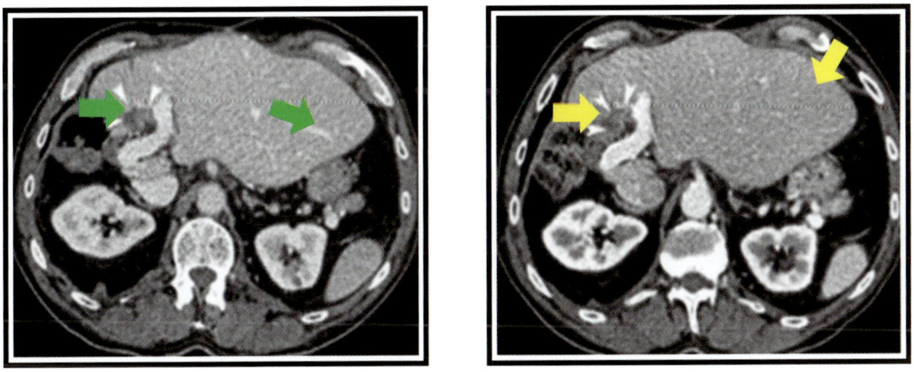

A　　　　B

图 2.2–10　结肠癌肝转移患者 IRE 消融前后增强 CT 门脉相

A—IRE 消融前，肿瘤（箭头）临近门静脉和肠管；B—消融后 3 个月，肿瘤缩小（箭头）。
[引自：Kasivisvanathan V, *et al*. *Cardiovasc Intervent Radiol*, 2012, 35(6): 1532]

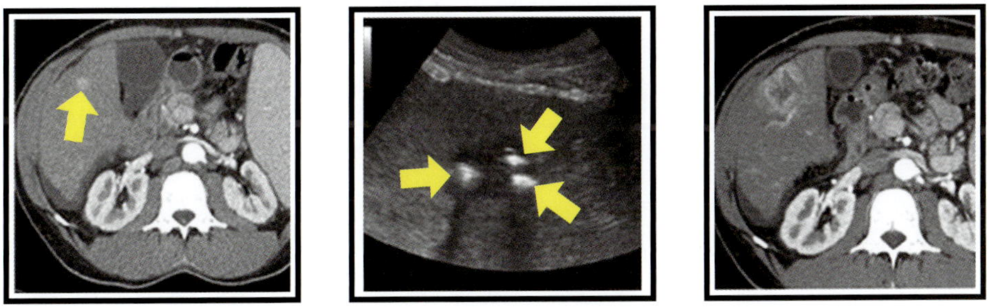

A　　　　B　　　　C

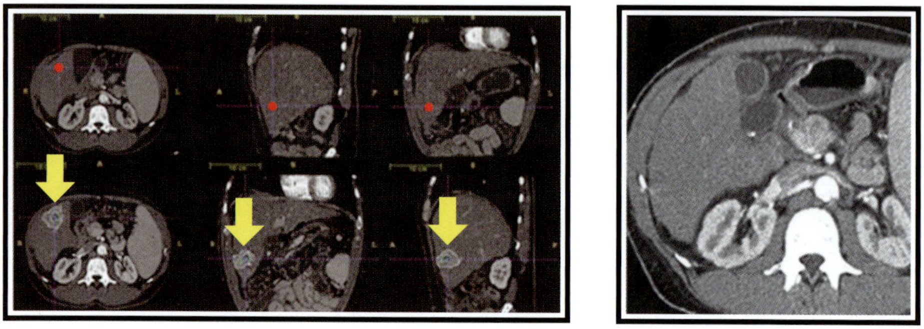

D　　　　　　　　　　E

图 2.2–11　1 例 IRE 治疗早期肝癌的影像学随访图像

A—治疗前 CT 动脉相显示 12 mm 大的富血管性肿瘤结节（箭头）；B—IRE（3 根单极电极探针箭头）结束时超声图，显示肿瘤区呈低回声；C—消融后 24 小时增强 CT 显示肿瘤区低密度，边缘增强；D—半自动容量分割法测定消融容量（黄箭头），超过原先肿瘤（上层三小图中的红点）直径；E—治疗后 5 个月 CT 显示原肿瘤已消失

［引自：Lencioni R, *et al*. *Radiology*, 2012, 262(1): 48］

Narayanan 等 [11] 还对 IRE 消融肝癌的疼痛等并发症进行了系统分析，并与射频消融进行了随机对照。21 例患者共 29 个病灶，接受 28 次 IRE 消融，另 22 例患者共 27 个病灶，接受 25 次射频消融。结果发现两组患者疼痛评分和吗啡用量无差异，但 IRE 消融组出现气胸、血胸、胸腔积液各 1 例。

展望

IRE 通过反复的电脉冲引起去稳定性穿膜电势，在不产生热的情况下，引起胞膜脂质双分子层纳米级穿孔，导致细胞内离子泄漏，细胞内环境被破坏，最终可使细胞死亡。体外实验显示应用 1500 V/cm 10 个 300 微秒脉冲即可使肝肿瘤细胞完全性消融 [12]。

通过 IRE 消融肝癌的动物实验，学者们重点验证了 IRE 消融是否会破坏消融区内的血管和胆管等结构，以及对大血管周围的肝脏组织消融是否完全。大量的研究显示，IRE 消融区内的血管和胆管等结构保存完整，并且大血管周围的肝脏组织消融完全，IRE 技术理论上的优势在动物实验中得到了初步验证。学者们在临床上大胆尝试对靠近肝门、血管及胆管的肝癌进行消融，其安全性和有效性再次得到了验证，且对于早期肝癌有望达到完全治愈。当然，IRE 能否完全取代手术仍需更多的前瞻性临床研究。

总之，对于肝癌，IRE 消融与热消融相比优势颇多。热消融的应用有一系列限制：首先，其仅限于≤ 3 cm 肿瘤，对大的肝癌，完全效应率仅 10% ~ 25%；其次，热消融需要在靶组织内达到 60 ℃才能引起细胞死亡，但在临近大血管的肿瘤，由于热吸除效应，难以达到此温度，以致不能达到完全消融，术后复发率高；第三，热消融易损伤临近消融区的正常结构，危险性较大。而 IRE 为非热能消融，因此不受血流热吸除效应的影响，能完全消融临近大血管的肿瘤组织且不损害血管的正常结构 [13,14]。

当然，IRE 相关机制、理论、最佳的参数以及其治疗的安全性和疗效还需要进一步研究及更多的循证医学证据。IRE 治疗肝癌，因其无热吸除效应，可完全消融临近下腔静脉、大肝动脉或门静脉结构的肿瘤，且不损伤这些重要结构。但目前对 IRE 消融肝癌的适应证、禁忌证以及治疗参数尚无详尽研究，这将是未来将 IRE 进行临床推广应用的必经之路。

（张志凯　牛立志）

参 考 文 献

[1] Rubinsky B, Onik G, Mikus P. Irreversible electroporation: a new ablation modality—clinical implications. *Technol Cancer Res Treat*, 2007, 6(1): 37~48

[2] Lee YJ, Lu DS, Osuagwu F, *et al*. Irreversible electroporation in porcine liver: short-and long-term effect on the hepatic veins and adjacent tissue by CT with pathological correlation. *Invest Radiol*, 2012, 47(11): 671~675

[3] Lencioni R, Cioni D, Della PC, *et al*. Hepatocellular carcinoma: new options for image—guided ablation. *J Hepatobiliary Pancreat Sci*, 2010, 17(4): 399~403

[4] Au JT, Kingham TP, Jun K, *et al*. Irreversible electroporation ablation of the liver can be detected with ultrasound B-mode and elastography. *Surgery*, 2013, 153(6): 787~793

[5] Charpentier KP, Wolf F, Noble L, *et al*. Irreversible electroporation of the liver and liver hilum in swine. *HPB (Oxford)*, 2011, 13(3): 168~173

[6] Lee EW, Loh CT, Kee ST. Imaging guided percutaneous irreversible electroporation: ultrasound and immunohistological correlation. *Technol Cancer Res Treat*, 2007, 6(4): 287~294

[7] Guo Y, Zhang Y, Klein R, *et al*. Irreversible electroporation therapy in the liver: longitudinal efficacy studies in a rat model of hepatocellular carcinoma. *Cancer Res*, 2010,70(4): 1555~1563

[8] Kasivisvanathan V, Thapar A, Oskrochi Y, *et al*. Irreversible electroporation for focal ablation at the porta hepatis. *Cardiovasc Intervent Radiol*, 2012, 35(6): 1531~1534

[9] Cannon R, Ellis S, Hayes D, *et al*. Safety and early efficacy of irreversible electroporation for hepatic tumors in proximity to vital structures. *J Surg Oncol*, 2013, 107(5): 544~549

[10] Lencioni R, Crocetti L. Local-regional treatment of hepatocellular carcinoma. *Radiology*, 2012, 262(1): 43~58

[11] Narayanan G, Froud T, Lo K, *et al*. Pain analysis in patients with hepatocellular carcinoma: irreversible electroporation versus radiofrequency ablation - initial observations. *Cardiovasc Intervent Radiol*, 2013, 36(1): 176~182

[12] Miller L, Leor J, Rubinsky B. Cancer cells ablation with irreversible electroporation. *Technol Cancer Res Treat*, 2005, 4(6): 699~705

[13] Davalos RV, Mir IL, Rubinsky B. Tissue ablation with irreversible electroporation. *Ann Biomed Eng*, 2005, 33(2): 223~231

[14] Al-Sakere B, Bernat C, Andre F, *et al*. A study of the immunological response to tumor ablation with irreversible electroporation. *Technol Cancer Res Treat*, 2007, 6(4): 301~306

2.3 胰腺癌

◎ 胰腺癌的早期诊断困难，80% 的胰腺癌确诊时已不可切除

◎ 胰腺解剖位置特殊，射频、微波及冷冻等传统消融方法均易损伤消融区内的血管、胰管、胆管及神经等结构，且因热 / 冷吸除效应导致肿瘤残余

◎ 临床前和临床研究结果显示，IRE 对消融区内的血管、胰管、胆管及神经等结构无影响，且无热 / 冷吸除效应，其安全性优于传统的消融疗法

◎ 电脉冲治疗仪器的研制、治疗机制的完善、最佳参数的选择、残存肿瘤细胞的处理及安全性等都有待进一步探讨

近年，胰腺癌的发病率明显上升，且预后极差，1 年和 5 年生存率分别仅为 24% 和 5%[1]。根治性手术是目前胰腺癌的最佳治疗方法，但因其早期诊断困难，手术切除率低，仅 15% ~ 20% 的患者有机会接受根治术 [2]。对于失去手术机会的患者，放、化疗是标准治疗，但其中位生存期仅 6 ~ 11 月 [3, 4]。胰腺解剖位置较特殊（位于胃后方，位置较深），胰头被十二指肠包绕；胰体横跨下腔静脉和主动脉；胰管与胆总管合并，共同开口于十二指肠大乳头。射频消融、微波消融及冷冻消融等传统局部消融方法均易产生热 / 冷吸除效应，难以实现瘤区的完全消融 [5~7]，且易损伤消融区内的血管、胰管、胆管及神经等，安全性不确切。与之相比，IRE 消融克服了上述所有缺点，在胰腺癌消融的安全性和有效性方面具有独一无二的优势。

动物实验

2010 年 Charpentier 等 [8] 首次报道了猪胰腺 IRE 消融的安全性研究。他对 4 头猪的胰腺进行开放性 IRE 消融，设定电场强度 1500 V/cm，脉冲宽度 100 毫秒，结果所有猪均存活到预定的时间且无明显并发症。IRE 消融后，胰腺即刻出现水肿和出血（图 2.3–1A）；术后 48 小时，大体标本（图 2.3–1B）和组织学检查均显示消融区组织坏死而血管和

胰管保存完整（图 2.3–2A）；术后 2 周，消融区至其边界 10 mm 纤维化且胰管仍保留完好（图 2.3–2B），距其边界 15 mm 显示无组织学改变。所有猪未出现胰腺炎的临床表现。Wimmer 等 [9] 动物实验的结果与 Charpentier 的相似。他设定电场强度 1500 ~ 2500 V/cm，脉冲宽度 70 ~ 100 微秒，脉冲数 70 ~ 90 个；并将 6 头猪分为 3 组，在对其胰腺行 IRE 消融后当天、1 天、14 天分别行 CT 检查；消融后 1 天、14 天、28 天行病理学检查；消融前、消融后 1 天、14 天分别检测血清淀粉酶和脂肪酶。结果发现消融区域随着时间推移显示为水肿、缩小，直至瘢痕形成（图 2.3–3）。病理学检查显示，消融后 1 天出现坏死和水肿（图 2.3–4A）；消融后 14 天转变为局部纤维化和腺体萎缩，消融区域周围血管未见异常（图 2.3–4B），淀粉酶和脂肪酶无明显升高。

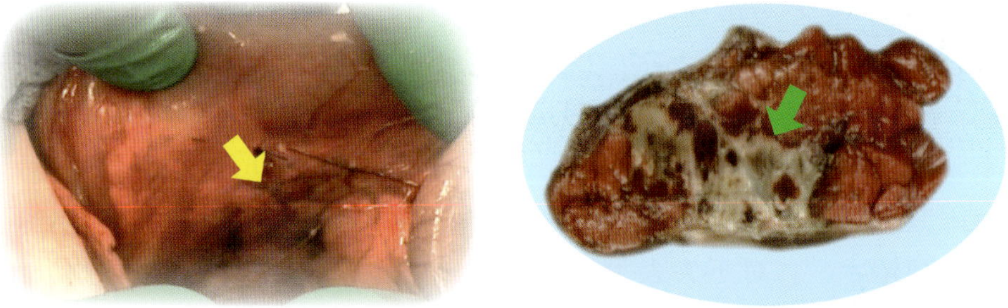

A B

图 2.3–1　IRE 术后猪胰腺大体标本

A—术后消融区局部即刻水肿、出血（黄箭头）；B—术后 48 小时消融区坏死界限清晰（绿箭头）
[引自：Charpentier KP, *et al*. *HPB* (*Oxford*), 2010, 12(5): 350]

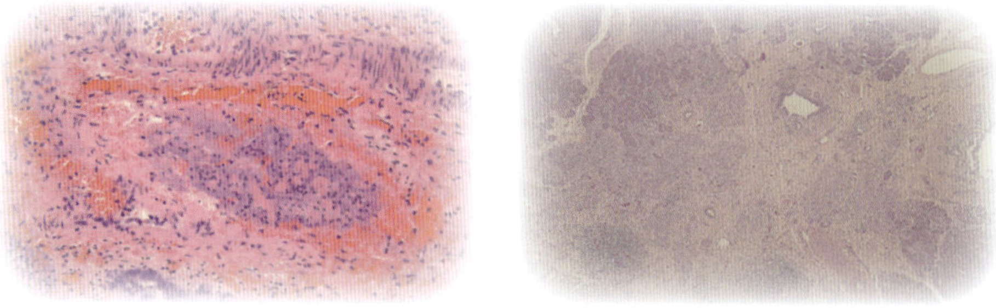

A B

图 2.3–2　IRE 术后胰腺消融区组织学图像

A—术后 48 小时消融区域组织坏死，血管和胰管保存；B—术后 2 周消融区域纤维化，但胰管仍保留完好
[引自：Charpentier KP, *et al*. *HPB* (*Oxford*), 2010, 12(5): 350]

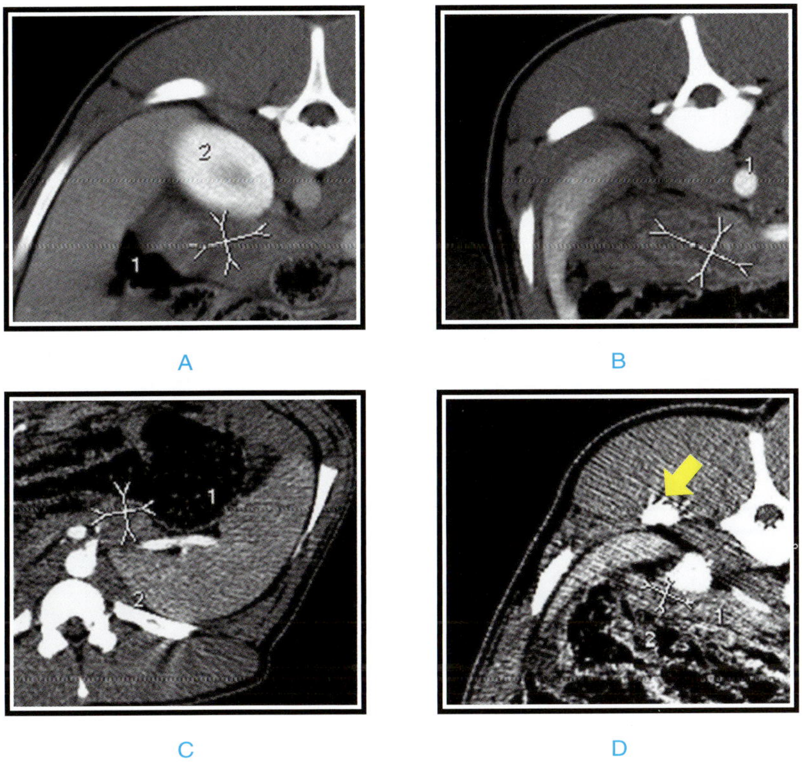

图 2.3–3　IRE 术后胰腺消融区 CT 影像

A—术后 15 分钟见低密度消融区域；B—术后 24 小时出现消融区水肿；C—术后 14 天病灶缩小；D—术后 28 天仅见消融后的瘢痕（箭头）

［引自：Wimmer T, *et al*. *J Vasc Interv Radiol*, 2013, 24(11): 1712］

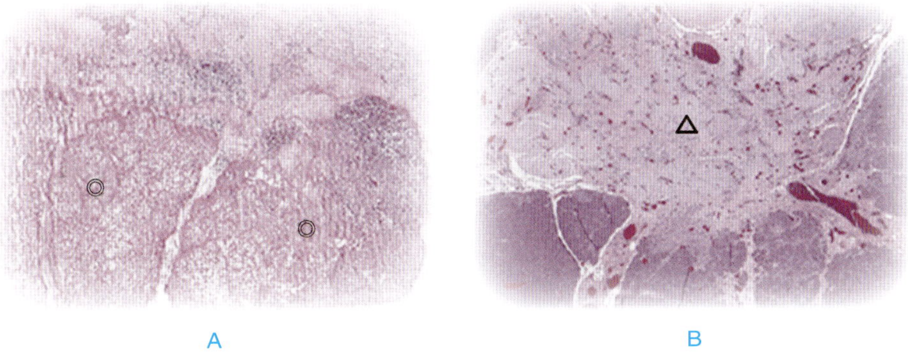

图 2.3–4　IRE 术后胰腺消融区病理图片

A—术后 1 天显示局部组织坏死、水肿（◎）；B—术后 14 天出现局部纤维化和腺体萎缩（△），消融区周围血管未见异常

［引自：Wimmer T, *et al*. *J Vasc Interv Radiol*, 2013, 24(11): 1715］

2012 年，Jose 等 [10] 研究了裸鼠胰腺移植瘤的 IRE 消融，进一步探索 IRE 对胰腺肿瘤治疗的安全性和可行性。他们把荧光素酶标记的人胰腺癌细胞株 BxPC-3 移植到裸鼠胰腺，4 ~ 5 周后，肿瘤直径达到 2 ~ 5 mm 时，将 40 只裸鼠分为 2 组，对照组 16 只，行开腹虚拟手术，未对胰腺移植瘤行任何治疗，治疗组 24 只，行开腹 IRE 胰腺移植瘤消融术（图 2.3–5），参数为电场强度 2500 V/cm，脉冲宽度 100 微秒，脉冲个数为 10。

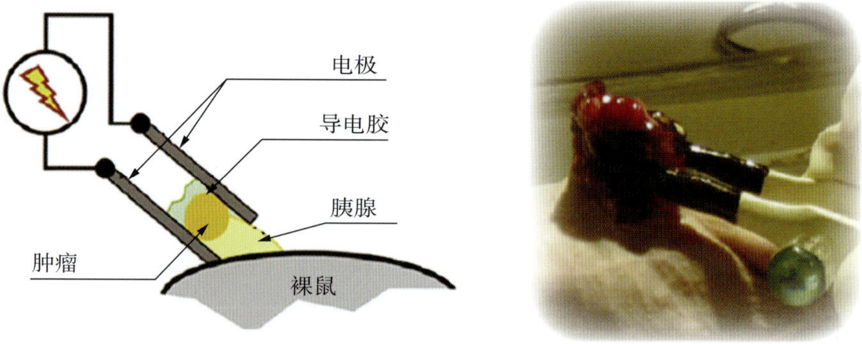

图 2.3–5　对裸鼠胰腺移植瘤行开腹 IRE 消融示意图

[引自：Jose A, *et al*. *Cancer Lett*, 2012, 317(1): 16]

消融后第 1、7、14 天分批处死裸鼠并检验。结果显示，对照组移植瘤体积增大，颜色明亮；治疗组移植瘤停止生长，第 1 天和第 7 天大体标本均呈褐色，第 14 天呈黄色，且与周围组织界限清晰（图 2.3–6）。治疗组移植瘤活性明显降低（44%）或消失（50%），30 天后有小部分（19%）治疗组移植瘤活性增加，此外，在实验结束时有 25% 的治疗组移植瘤消失。病理检查可见对照组移植瘤生长活跃；治疗组移植瘤出血、坏死和周围淋巴细胞浸润（图 2.3–7）。对照组移植瘤 Ki67 免疫反应性较强；治疗组中多数为阴性，少数检测到活性，提示消融不完全。治疗组移植瘤坏死区及其周围未检测到半胱天冬氨酸酶 3（Caspase-3），提示 IRE 消融未启动细胞凋亡（图 2.3–8）。CD31 检测结果示抗 CD31 在治疗组的移植瘤微血管中显示良好（图 2.3–9），表明移植瘤微血管已被破坏。对照组裸鼠中位生存期为 42 天，治疗组为 88 天。此外，血清 AST、ALT、淀粉酶、脂肪酶和血糖在术后 4 ~ 6 小时出现短暂性升高，但均在术后 24 小时内恢复正常。该研究为 IRE 消融胰腺肿瘤奠定了良好的实验基础。

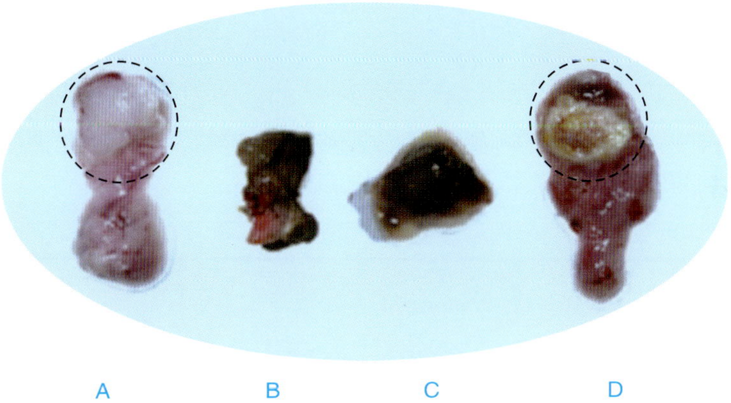

图 2.3-6　对照组和治疗组裸鼠胰腺肿瘤大体标本

A—对照组；B—治疗组术后 1 天；C—治疗组术后 7 天；D—治疗组术后 14 天
[引自：Jose A, *et al*. *Cancer Lett*, 2012, 317(1): 17]

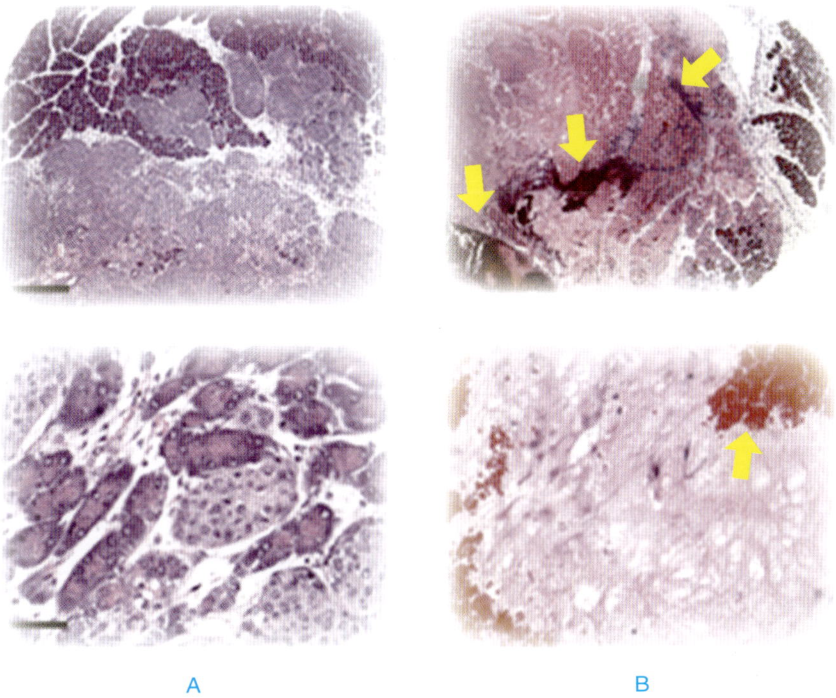

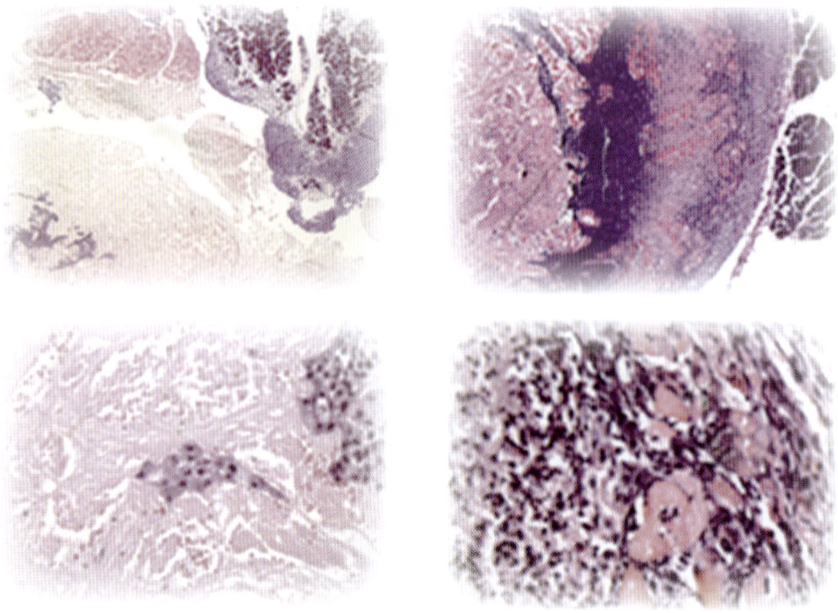

C D

图 2.3-7　组织病理学示意图（HE 染色）

A—对照组；B—治疗组术后当天；C—治疗组术后 7 天； D—治疗组术后 14 天
[引自：Jose A, *et al*. *Cancer Lett*, 2012, 317(1): 17]

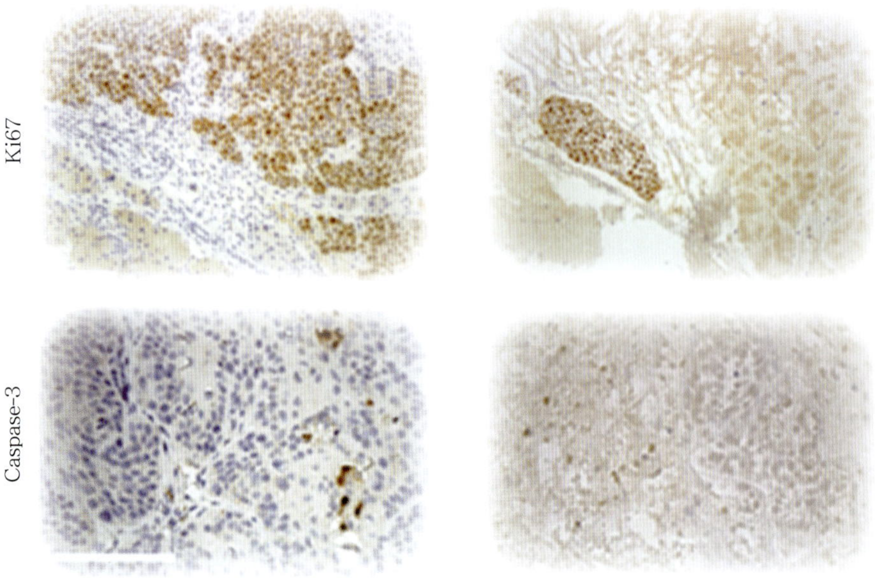

A B

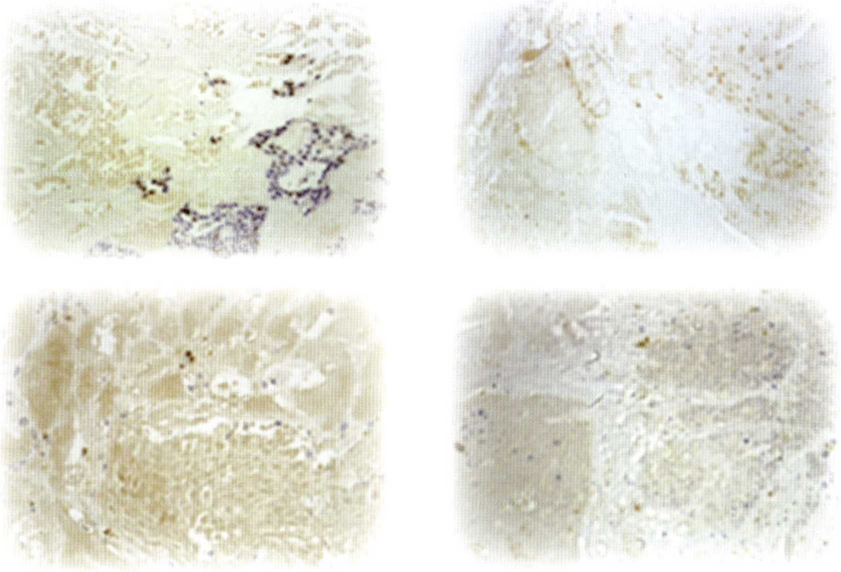

C　　D

图 2.3–8　对照组和治疗组 Ki67 与 Caspase-3 检验结果

A—对照组，移植瘤 Ki67 免疫反应性较强；B，C，D—治疗组，移植瘤 Ki67 免疫大多呈阴性，少数检测到活性；移植瘤坏死区及其周围未检测到 Caspase-3

［引自：Jose A, *et al*. *Cancer Lett*, 2012, 317(1): 18］

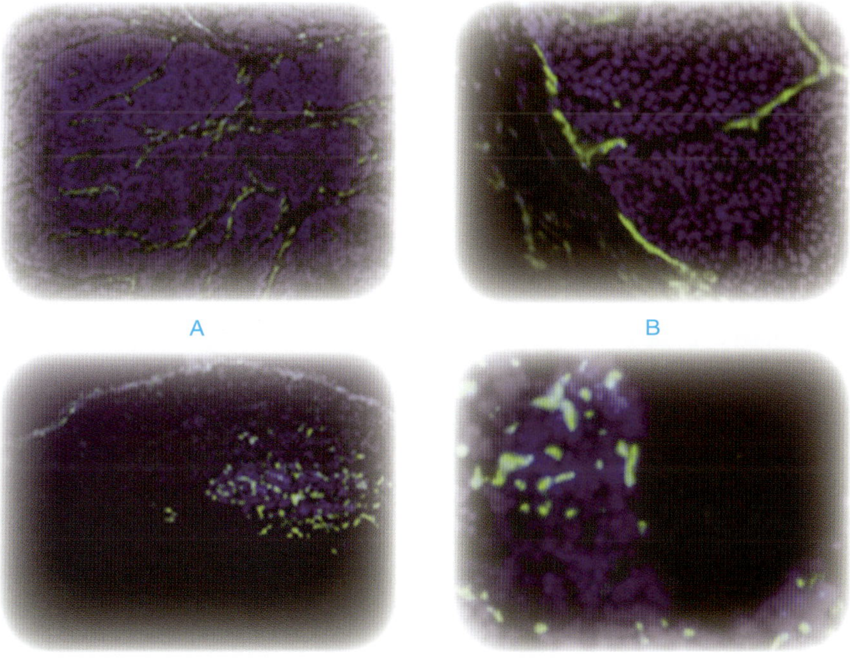

A　　B

C　　D

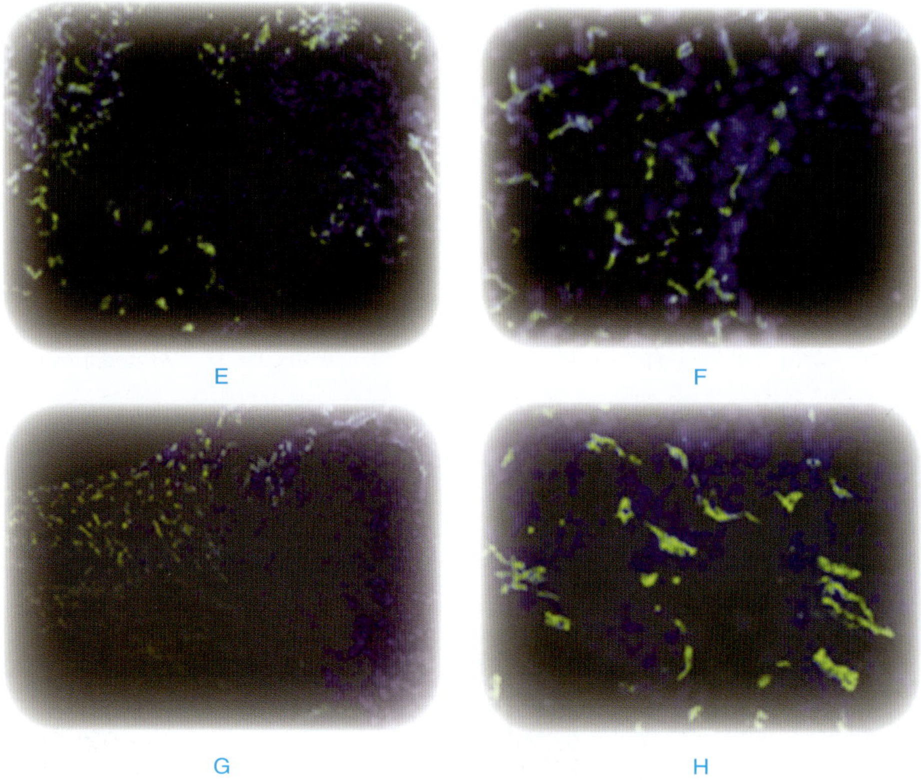

图 2.3-9　CD31 检验示意图

A，B—对照组；C~H—治疗组术后当天（C，D）、第 7 天（E，F）、第 14 天（G，H），抗 CD31 在移植瘤微血管中显示良好

[引自：Jose A, *et al*. *Cancer Lett*, 2012, 317(1): 19]

临床研究

动物实验已初步证实了 IRE 消融胰腺的安全性和有效性，并探讨了相关机制，因此该技术也逐步过渡到了临床研究。在临床上，IRE 消融胰腺癌大致可分为开腹术中 IRE 消融及经皮 IRE 消融。

开腹术的 IRE 消融

Martin [11~13] 在 2012 ~ 2013 年间陆续报道了其团队对不可切除的Ⅲ期胰腺癌进行开腹术中 IRE 消融的临床研究。先期入组 27 例患者，治疗参数为电场强度 1500 V/cm，脉冲宽度 100 微秒，结果 9 例患者共发生 17 例 / 次并发症，包括血液系统毒性（3 例）、肠梗阻（1 例）、胆汁渗漏（2 例）、门静脉血栓形成（2 例）、深静脉血栓形成（2 例）、肺炎（2 例）、肾功能衰竭（1 例）、腹水（1 例）及伤口感染（3 例），其中大部分并发症与开腹手术相关，仅 4 例患者的并发症与 IRE 消融相关。其中 1 例患者术后 70 天死于多器官功能衰竭，其余患者的并发症经对症处理后均消失。随访至术后 90 天，存活的 26 例患者 CT 复查均显示消融成功。随后更多的患者加入 Martin 的临床试验，随机分为 2 组，试验组 54 例患者接受 IRE 消融联合放化疗，IRE 治疗参数为电场强度 1500 V/cm，脉冲宽度 70 ~ 90 毫秒，脉冲个数为 90，对照组 85 例患者仅接受标准放化疗，结果试验组局部无进展生存期（14 个月 vs. 6 个月，$P = 0.01$），无远处转移生存期（15 个月 vs. 9 个月，$P = 0.02$），以及总生存期（20 个月 vs. 13 个月，$P = 0.03$）均显著优于对照组，且未发生严重的 IRE 相关并发症，这表明 IRE 消融联合放化疗对于不可切除的胰腺癌安全性较高，且与单纯标准放化疗相比，可显著延长患者生存期（图 2.3–10）。

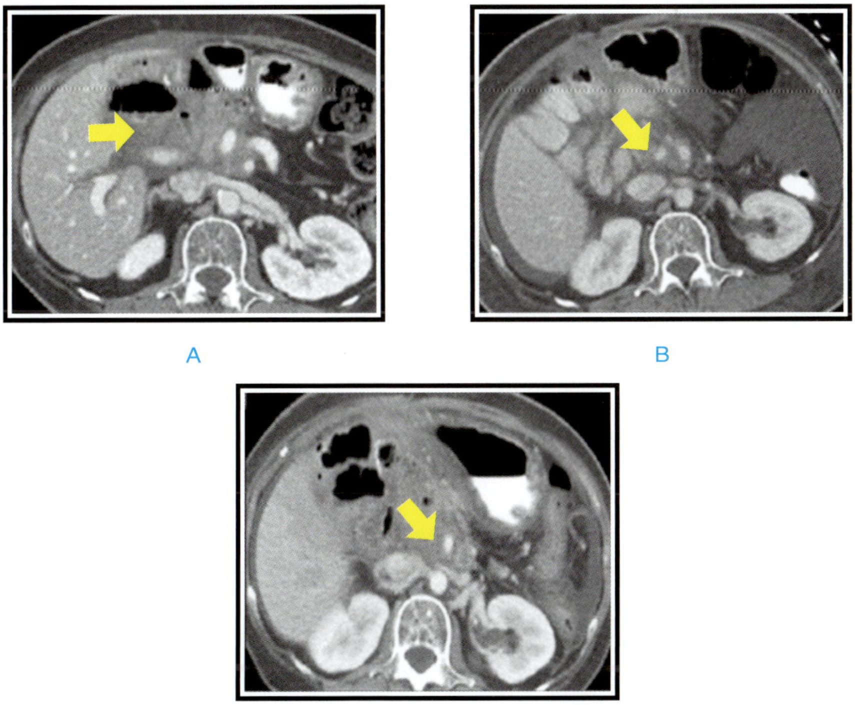

A　　B　　C

图 2.3–10　IRE 消融前后 CT 影像

A—IRE 术前病灶（黄箭头）；B—术后 7 天显示病灶水肿（黄箭头）；C—术后 3 月显示病灶无活性（黄箭头）

［引自：Martin RC. *J Gastrointest Surg*, 2013, 17(10): 1853］

按 Martin 提出的方法，开腹术的 IRE 消融的操作步骤为（图 2.3-11）：（1）气管插管全麻；（2）首选腹正中线切口；（3）探查有无转移，例如肝脏转移；（4）判断胰腺肿瘤是否可切除，不可切除则行 IRE 消融；（5）测量肿瘤的三维大小；（6）确定进针的位置与方向；（7）B 超引导并确定消融范围足够大；（8）确保治疗的安全性；（9）外科医师判断是否需要预防性胃空肠吻合术、胆管空肠吻合术。

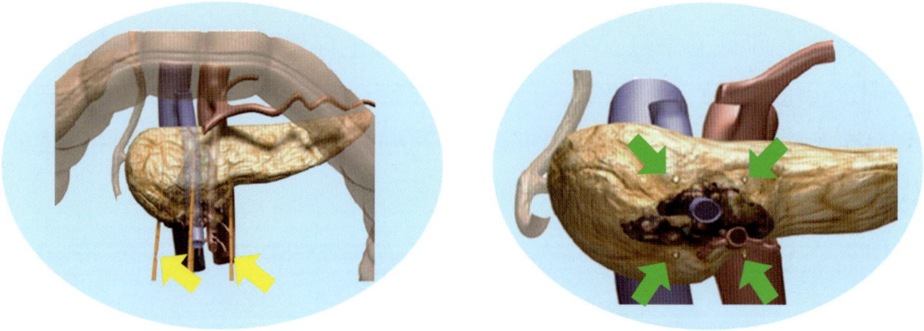

A　　B

图 2.3-11　IRE 消融胰腺四探针技术示意图

A—四探针技术的矢状面，局部进展的胰头癌及肠系膜上动脉完全被探针包绕（黄箭头）；B—四探针技术的冠状面，针避免穿过肿瘤（绿箭头），以免损伤血管

[引自：Martin RC. *J Gastrointest Surg*, 2013, 17(10): 1854]

操作注意事项

IRE 消融前必须取出胆道内金属支架，否则会导致消融不完全或因电流偏转导致的热损伤。胆道内金属支架移除后，可同时行 Roux-en-Y 胆管空肠吻合术。

经皮 IRE 消融

开腹术中行 IRE 消融创伤较大，其并发症多数与开腹手术相关。微创外科是目前外科领域重要的发展趋势，其优势在于创伤小，恢复快，其难点之一在于消融操作非直视下进行，需要 B 超、CT 等影像学设备引导。

Bagla[14] 报道 1 例经皮 IRE 消融治疗不可切除性Ⅲ期（T4N0M0）胰腺癌的病例报道，患者男性，78 岁，胰腺肿瘤直径 4.1 cm，包绕腹腔和肠系膜上动脉（图 2.3-12），给予两次经皮 IRE 消融治疗（图

2.3–13），术后 3 个月出现孤立肝转移灶，再行肝转移瘤射频消融术，随访至术后 6 个月，MRI 提示无残留病灶（图 2.3–14），血清 CA199 由 1500 U/mL 降至 236 U/mL。

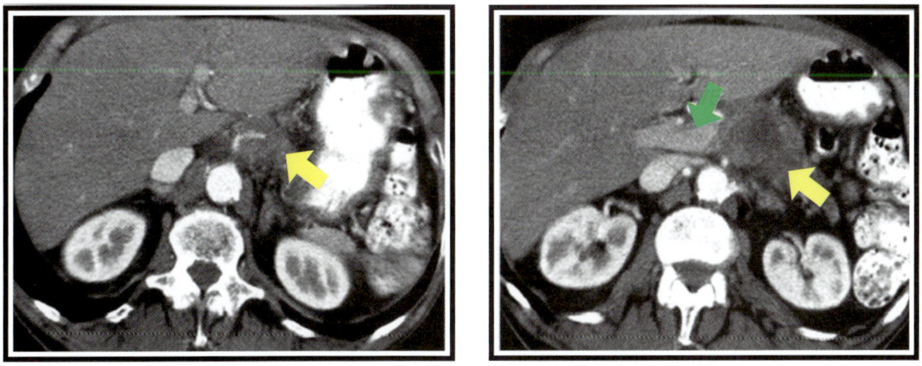

A　　　　B

图 2.3–12　IRE 术前胰腺 CT 影像

A—术前肿瘤包绕脾动脉（箭头）；B—术前肿瘤（箭头）与门静脉和肠系膜上动脉融合
［引自：Bagla S, *et al*. *J Vasc Interv Radiol*, 2012, 23(1): 143］

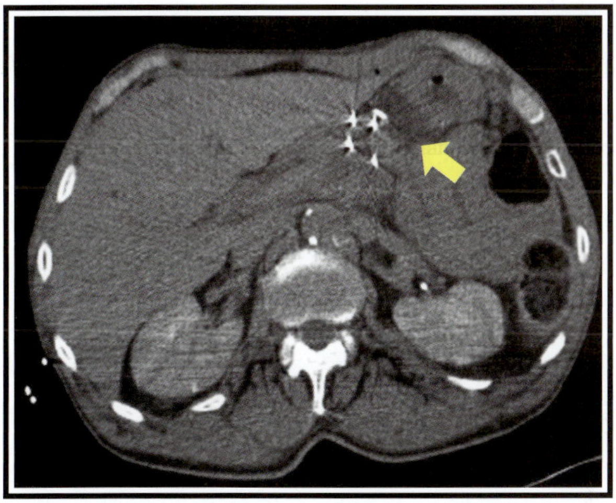

图 2.3–13　IRE 消融 CT 影像

箭头为电极的位置
［引自：Bagla S，*et al*. *J Vasc Interv Radiol*, 2012, 23(1): 143］

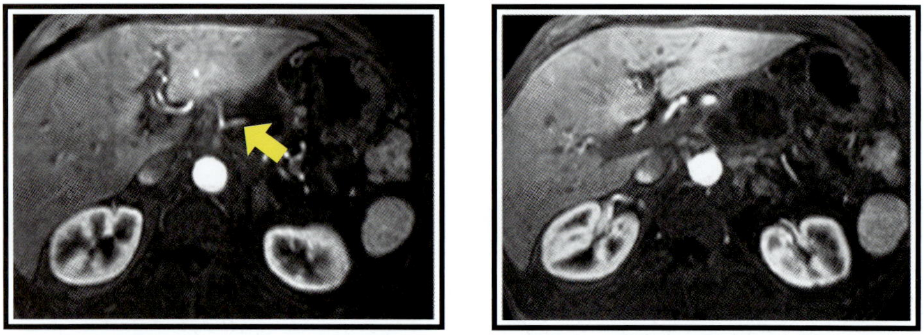

A　　　　　　　　　　B

图 2.3-14　IRE 消融术后胰腺 MRI 影像

A—术后 1 个月，肿瘤无残留，脾动脉（箭头）开放且保存完整；B—肠系膜上动脉水平的肿瘤坏死

［引自：Bagla S，*et al*. *J Vasc Interv Radiol*, 2012, 23(1): 144］

目前的临床报道并不仅局限于个案研究，一些学者还进行了多病例的临床回顾研究和临床试验。Narayanan [15] 采用经皮 IRE 消融治疗 14 例不可切除的晚期胰腺癌，其中Ⅲ期 11 例，Ⅳ期 3 例；肿瘤中位直径 3.3 cm（2.5 ~ 7 cm）；术前所有患者均接受了化疗或放化疗。治疗参数为电场强度 1500 ~ 3000 V/cm，脉冲宽度 70 毫秒，脉冲个数为 90。所有接受治疗的患者未发现消融区内或周围血管破坏（图 2.3-15，图 2.3-16，图 2.3-17），其中 2 例患者 IRE 消融后获得手术完整切除肿瘤的机会，术后无病生存期分别达 11 个月和 14 个月；并发症（含麻醉并发症）包括自发性气胸 1 例和胰腺炎 1 例，经对症处理后均完全恢复，无 IRE 消融相关死亡率，3 例Ⅳ期患者均死于其他转移灶的进展。

Mansson 等 [16] 报道了 B 超引导对不可切除胰腺癌经皮 IRE 消融的Ⅰ期临床试验，共 5 例失去手术机会的胰腺癌患者入组；手术在全身麻醉和肌肉松弛下进行。结果 30 天内无一例死亡，无严重并发症。其中 1 例胰头部肿瘤包绕门静脉，消融区直接包含门静脉，术后超声及 CT 检查显示门静脉无破坏，3 个月内肿瘤由术前 25 mm × 30 mm × 35 mm 缩小至 19 mm × 9 mm × 13 mm（图 2.3-18）；之后该患者接受胰腺癌根治术获得 R0 切除；另外 2 例患者 IRE 消融术后 6 个月行 CT 和 B 超检查未见复发迹象；1 例在术后 32 天死于肺炎；余 1 例因肿瘤进展死于术后

138 天。

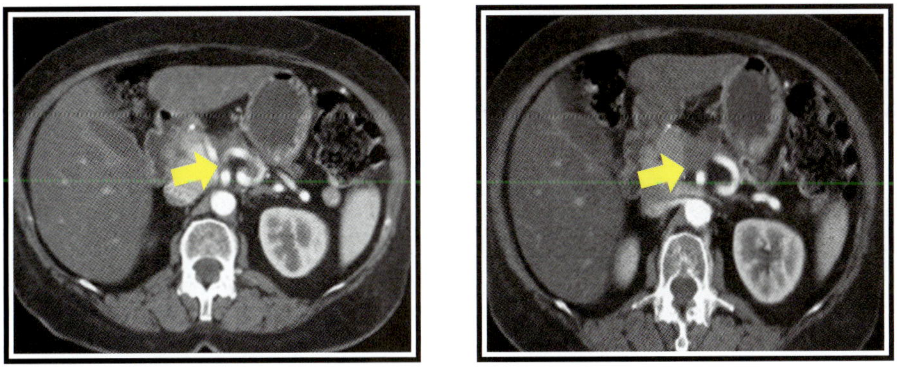

A　　B

图 2.3–15　术前胰腺增强 CT 影像

图像显示肿瘤包绕腹腔动脉（箭头）
[引自：Narayanan G, *et al*. *J Vasc Interv Radiol*, 2012, 23(12): 1615]

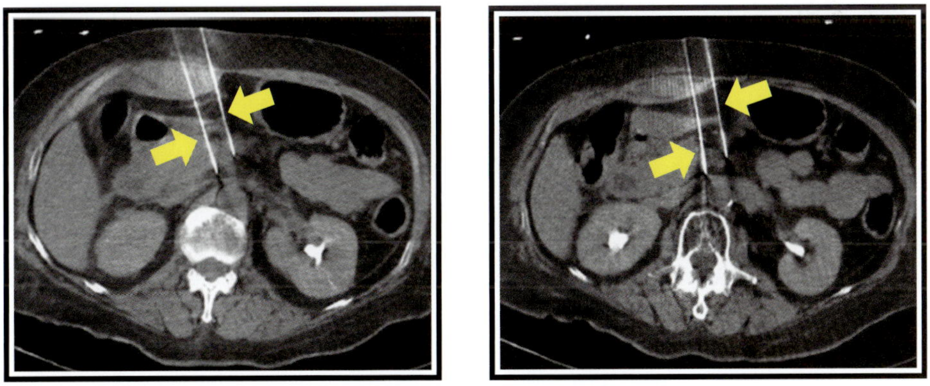

A　　B

图 2.3–16　CT 引导下 IRE 消融胰腺癌

A、B—均显示电极针（箭头）包围肿瘤区
[引自：Narayanan G, *et al*. *J Vasc Interv Radiol*, 2012, 23(12):1615]

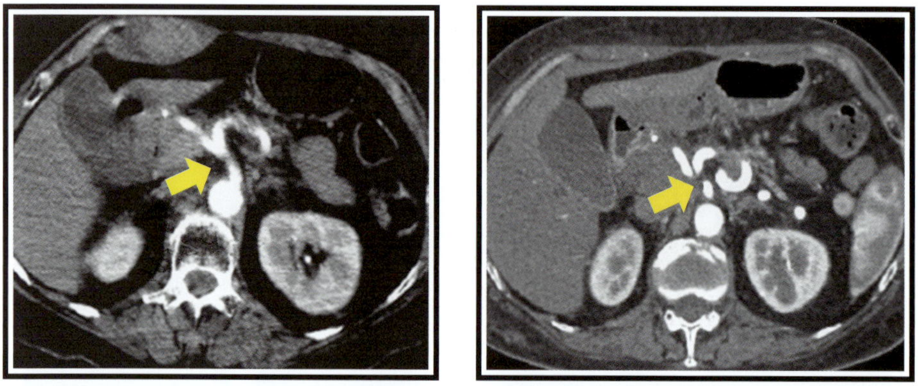

A　　　　B

图 2.3–17　IRE 消融后胰腺增强 CT 影像

A—IRE 消融后腹腔干开放（箭头）；B—肿瘤包绕血管情况改善（箭头）
[引自：Narayanan G, *et al*. *J Vasc Interv Radiol*, 2012, 23(12): 1616]

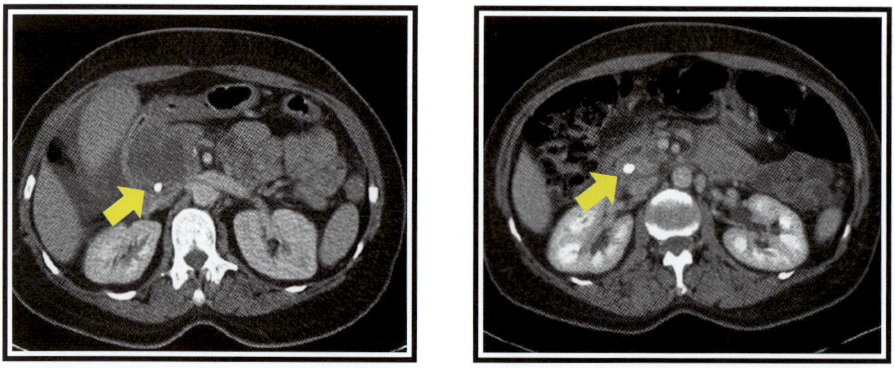

A　　　　B

图 2.3–18　IRE 消融前后增强 CT 影像

A—术前见胰头肿瘤包绕门静脉（箭头）；B—术后 3 个月见肿瘤明显缩小，门静脉保存完整（箭头）
[引自：Mansson C, *et al*. *Anticancer Res*, 2014, 34(1): 293]

经皮 IRE 消融操作方法

予患者全身麻醉，肌肉松弛，在 B 超和（或）CT 引导下完成。术前 CT 明确肿瘤位置，根据肿瘤大小决定电极的个数，采用双电极或多电极，电极位置应在肿瘤内及其周边，电极放置后以 CT 证实其位置合适与否，电极间距离通常不超过 2.2 cm，若肿瘤直径超过 2 cm，电极应回调反复消融，消融后通过 CT 确认消融是否完全及有无血管，胆、胰管损伤等。术后应在ICU观察至少4小时，术后第一天复查血常规，肝、肾功能，淀粉酶，脂肪酶以及增强CT。如无异常，可予进食，1个月后再次复查增强CT。

展望

对于胰腺癌消融，由于传统的射频、微波消融等方法学的限制，治疗时间长，并发症较多，尤其对靠近血管、胆管、胰管和神经等部位的肿瘤，难以实现安全、完全的消融。目前的研究已证实，胰腺癌的IRE消融技术对消融区内的血管、胰管、胆管及神经等结构无破坏，术后无胰腺炎、胆漏、出血、针道转移等不良反应，且使部分患者获得了手术机会，达到长期生存，其安全性和有效性均令人满意。

Martin等[13]对IRE治疗胰腺癌的适应证与禁忌证建议如下。

相对适应证　（1）经CT或MRI确认为不可切除的局部晚期胰腺癌，且无远处转移证据；（2）完成三四个月的诱导化疗或放化疗；（3）肿瘤的最大直径≤3.5 cm。

相对禁忌证　（1）化疗或放化疗后肿瘤的最大直径＞3.5 cm；（2）不能耐受气管全麻；（3）心房颤动；（4）KPS评分＜80分。

绝对禁忌证　（1）肿瘤最大直径＞5 cm；（2）有远处转移；（3）经诱导化疗或放化疗后肿瘤增大超过30%；（4）心肌缺血或心绞痛。

众所周知，目前胰腺癌的治疗总体疗效欠佳。尽管IRE消融胰腺癌的临床研究报道不多，但已初步显示了该技术在胰腺癌治疗方面的优势。虽然IRE技术的发展时间不长，从理论到实践尚有诸多不成熟；电脉冲治疗仪器的研制、治疗机制的完善、最佳参数的选择、残存肿瘤细胞的处理及安全性等均有待进一步探讨。相信把握好治疗的适应证与禁忌证，进一步开展更多的临床试验，IRE消融将成为胰腺癌又一个强有力的治疗手段。

（张志凯　牛立志）

参考文献

[1] Espey DK, Wu XC, Swan J, *et al*. Annual report to the nation on the status of cancer, 1975~2004, featuring cancer in American Indians and Alaska Natives. *Cancer*, 2007,110(10):

2119~2152

[2] Bilimoria KY, Bentrem DJ, Ko CY, *et al*. Validation of the 6th edition AJCC Pancreatic Cancer Staging System: report from the National Cancer Database. *Cancer*, 2007, 110(4): 738~744

[3] Chauffert B, Mornex F, Bonnetain F, *et al*. Phase Ⅲ trial comparing intensive induction chemoradiotherapy (60 Gy, infusional 5-FU and intermittent cisplatin) followed by maintenance gemcitabine with gemcitabine alone for locally advanced unresectable pancreatic cancer. Definitive results of the 2000–01 FFCD/SFRO study. *Ann Oncol,* 2008, 19(9): 1592~1599

[4] Wilkowski R, Boeck S, Ostermaier S, *et al*. Chemoradiotherapy with concurrent gemcitabine and cisplatin with or without sequential chemotherapy with gemcitabine/cisplatin vs chemoradiotherapy with concurrent 5-fluorouracil in patients with locally advanced pancreatic cancer—a multi-centre randomized phase Ⅱ study. *Br J Cancer*, 2009, 101(11): 1853~1859

[5] Pezzilli R, Serra C, Ricci C, *et al*. Radiofrequency ablation for advanced ductal pancreatic carcinoma: is this approach beneficial for our patients？ A systematic review. *Pancreas*, 2011, 40(1): 163~165

[6] Lygidakis NJ, Sharma SK, Papastratis P, *et al*. Microwave ablation in locally advanced pancreatic carcinoma—a new look. *Hepatogastroenterology*, 2007, 54(77): 1305~1310

[7] Li J, Chen X, Yang H, *et al*. Tumour cryoablation combined with palliative bypass surgery in the treatment of unresectable pancreatic cancer: a retrospective study of 142 patients. *Postgrad Med J*, 2011, 87(1024): 89~95

[8] Charpentier KP, Wolf F, Noble L, *et al*. Irreversible electroporation of the pancreas in swine: a pilot study[J]. *HPB (Oxford*), 2010, 12(5): 348~351

[9] Wimmer T, Srimathveeravalli G, Gutta N, *et al*. Comparison of simulation-based treatment planning with imaging and pathology outcomes for percutaneous CT-guided irreversible electroporation of the porcine pancreas: a pilot study. *J Vasc Interv Radiol*, 2013, 24(11): 1709~1718

[10] Jose A, Sobrevals L, Ivorra A, *et al*. Irreversible electroporation shows efficacy against pancreatic carcinoma without systemic toxicity in mouse models. *Cancer Lett*, 2012, 317(1): 16~23

[11] Martin RC 2nd, McFarland K, Ellis S, *et al*. Irreversible electroporation therapy in the management of locally advanced pancreatic adenocarcinoma. *J Am Coll Surg*, 2012, 215(3): 361~369

[12] Martin RC 2nd, McFarland K, Ellis S, *et al*. Irreversible electroporation in locally advanced pancreatic cancer: potential improved overall survival. *Ann Surg Oncol*, 2013,20 (Suppl 3): 443~449

[13] Martin RC. Irreversible electroporation of locally advanced pancreatic head adenocarcinoma. *J Gastrointest Surg*, 2013, 17(10): 1850~1856

[14] Bagla S, Papadouris D. Percutaneous irreversible electroporation of surgically unresectable pancreatic cancer: a case report. *J Vasc Interv Radiol*, 2012, 23(1): 142~145

[15] Narayanan G, Hosein PJ, Arora G, *et al*. Percutaneous irreversible electroporation for

downstaging and control of unresectable pancreatic adenocarcinoma. *J Vasc Interv Radiol*, 2012,23(12): 1613~1621

[16] Mansson C, Bergenfeldt M, Brahmstaedt R, *et al*. Safety and preliminary efficacy of ultrasound-guided percutaneous irreversible electroporation for treatment of localized pancreatic cancer. *Anticancer Res*, 2014, 34(1): 289~293

2.4 肾细胞癌

- ◎ 肾细胞癌是肾脏肿瘤中恶性度高的肿瘤，美国 FDA 已经批准射频消融、冷冻消融等多种方法对其进行治疗
- ◎ IRE 消融肾肿瘤的研究开展较早，多为开腹进行。目前该项技术已经比较成熟，为肾细胞癌的消融提供了新的选择，临床报道也较多

肾细胞癌（renal cell carcinoma, RCC）的发生率在全部肾脏肿瘤中占 80% ~ 90%，且恶性度高，预后差（5 年生存率约为 60%）[1]。肾切除手术使早期 RCC 患者（pT1a/pT1b）的 5 年存活率达到 87% ~ 97%，但晚期患者（pT4）的 5 年存活率仅为 20%[2]。长径 < 4 cm 的肿瘤，患者的 5 年和 10 年存活率分别为 92% 和 80%[3]。长径 < 3 cm 小肿瘤的情况尚不明确，以前被称为腺癌，随后被称为低转移性肾癌；这些小肿瘤的生长速度为每年 0 ~ 1.3 cm[4]，仅 < 4% 的病例会出现弥漫性生长[5]；随访研究发现，小肿瘤的转移率仅约 1%[6]。IRE 具有克服冷热消融缺点的多项能力，在动物实验中已获充分验证[7, 8]，如：（1）不受热吸除效应的影响，坏死区边缘整齐（血管周围亦如此）；（2）对纤维结缔组织无破坏作用，完好保存重要脏器的形态结构[8]；（3）坏死组织吸收较快，即便治疗肾脏中心区的肿瘤，也不会引起肾盂、肾盏的萎缩和坏死[9]。

动物实验

2011 年 Deodhar[10] 报道了对猪的肾脏进行 IRE 消融的研究 [共进行了 29 次消融手术（19 次快速消融、4 次中速消融、6 次缓慢消融）]。

快速和中速消融均能对肾脏皮质造成完全性坏死，而对周围正常细胞影响则非常小。消融部位肾盂上皮出现显著坏死；输尿管上皮出现蜕皮；肾盂部位结构则非常完整。缓慢消融出现明显的皮质纤维化和肾盂上皮再生。整个消融区均未见温度相关性损伤。

消融后短期内做 CT 检查发现消融区呈现低密度的非增强病灶，该

现象持续约 1 周。在 6 次缓慢消融，有 4 次的效果最佳，3 周后病灶完全消失。未发现全身损害的症状。

临床研究

2011 年 Pech[11] 首次报道，使用 IRE 消融肾细胞癌的临床研究。RCC 在发病早期（＜3 cm）就易被检测发现，手术治疗能尽可能多地保留肾实质。对于不能手术的患者，由于 RCC 通常对放、化疗均不敏感，因此这些治疗的效果也不理想。在冷、热消融治疗时，消融区域内较大血管中血液的流动会产生“热吸除效应”，尤其当肿瘤位于肾脏中部时[9, 12]，易造成肿瘤的复发。IRE 相比冷、热消融在肾细胞癌的治疗上具有临床优势，因而可选择作为 RCC 的治疗方法。

全部患者治疗时采用 15 cm 长的 IRE 双电极探针和 IRE 电穿孔仪，借助全身麻醉以诱导肌肉松弛，在心脏节律不应期的时段进行消融以避免心律不齐。治疗过程参见图 2.4-1，典型的超声影像参见图 2.4-2。

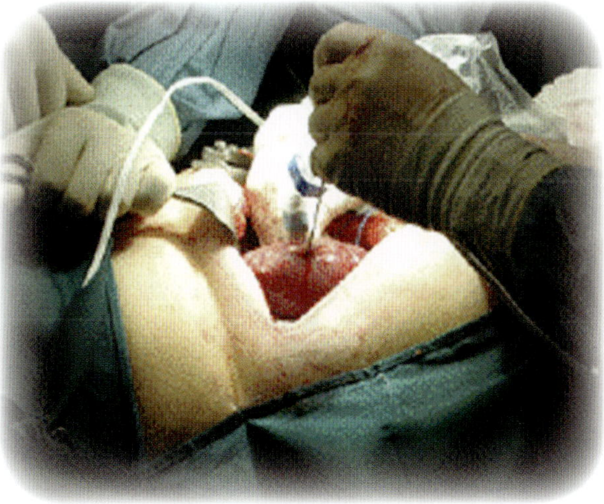

图 2.4-1　IRE 消融手术

双向电极在 B 超引导下夹住肿瘤
[引自 Pech M, *et al. Cardiovasc Intervent Radiol*, 2011. 34: 134]

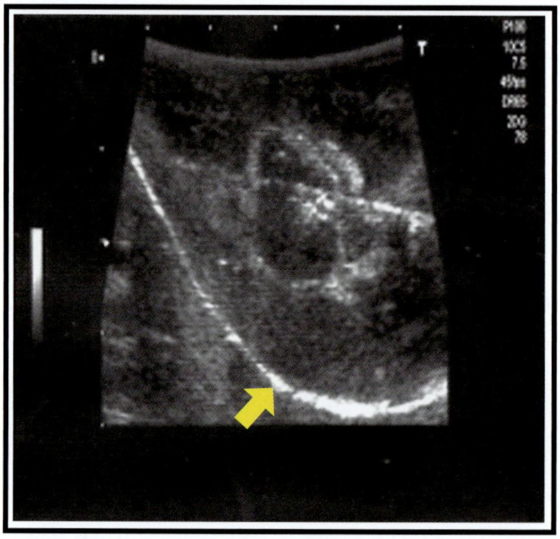

图 2.4-2 IRE 消融肿瘤时典型的超声影像

图中曲棍球棒样（箭头）的曲线为肾包膜，中央黑色团块为肿瘤，中央穿过的横线是电极
[引自 Pech M, *et al*. *Cardiovasc Intervent Radiol,* 2011, 34: 134]

6 例患者的基本情况与疾病特点参见表 2.4-1。根据肿瘤生长的形状及尺寸，需要 1 ~ 3 个位置插入电极进行消融。

表 2.4-1 6 例肾肿瘤患者特点小结

患者编号	性别	年龄（岁）	肿瘤长径（mm）	肾脏中肿瘤部位	肾脏消融范围	手术时间（分钟）	动脉闭塞时间（分钟）
1	男	50	25	中央	部分	168	–
2	女	60	24	中央	部分	226	45
3	女	43	35	上半部分	部分	201	30
4	男	73	29	中央	全部	205	–
5	女	53	39	中央	全部	156	–
6	男	69	20	上半部分	部分	202	24

在消融手术过程中需要时刻监测重要的心脏参数，结果参见表 2.4-2。患者之间的数据使用 Wilcoxon 检验进行对比，每例患者间的数据未见显著差别。

表 2.4–2　IRE 消融时患者心脏参数

参数	治疗 5 分钟前			治疗 5 分钟后		
	平均数	中位数	标准差	平均数	中位数	标准差
脉搏	49.7	49	7.1	49.5	49.5	5.75
平均动脉压 (mmHg)	82.9	82	8.9	81.5	81.5	7.56
中央静脉压 (mmHg)	16	16	4.1	15.7	15	3.78
ST II(mV)	0.42	0.45	0.21	0.4	0.4	0.25
ST aVL(mV)	–0.07	0	0.2	–0.1	–0.1	0.25
ST V5(mV)	0.28	0.3	0.18	0.28	0.25	0.15

消融时患者的氧饱和度和呼吸参数参见表 2.4–3。患者间的数据使用 Wilcoxon 检验进行对比，每例患者间的数据未见显著的差别。

表 2.4–3　IRE 消融时氧饱和度与呼吸参数

参数		治疗 5 分钟前			治疗 5 分钟后		
		平均数	中位数	标准差	平均数	中位数	标准差
动脉血	pH 值	7.4	7.4	0	7.4	7.4	0
	CO_2 分压 (mmHg)	38.17	38.5	2.64	37.5	38	2.8
	O_2 分压 (mmHg)	213.8	192.5	48.52	210.5	195	47.2
	HCO_3(mM)	24.3	24	1.74	24.4	24.5	1.61
	碱过剩 (mM)	0.15	0.4	2	–0.12	–0.25	1.87
	O_2 饱和度（%）	99.3	99.5	2.06	99.4	99.5	0.35
静脉血	pH 值	7.35	7.35	0.05	7.35	7.35	0.05
	CO_2 分压 (mmHg)	46.5	46.5	0.05	46.3	45.5	2.25
	O_2 分压 (mmHg)	47	47	3.35	46.3	47	3.56
	HCO_3(mM)	23.9	23.9	2.32	23.7	22.9	2.15
	碱过剩 (mM)	0.53	0.6	2.27	0.75	0.8	2
	O_2 饱和度（%）	79.9	80.2	9.7	79.2	79.1	3.96

在治疗过程中对患者各种临床数据的改变情况均进行了测量与对比，不同时间点的数据参见图 2.4–3，图 2.4–4，图 2.4–5。凝血功能未见任何改变，肌酸激酶 MB 与肌钙蛋白 T 显示无心肌梗死发生，血清乳酸盐和乳酸脱氢酶的稳定性测量表明心肌未发生缺血与细胞坏死。由于手术原因肌红蛋白与肌酸激酶 MM 的表达水平升高。尿素与肌酐

是肾功能的评价指标，该研究中患者数据的升高表明肾脏功能出现一定的损伤（图 2.4–3）。

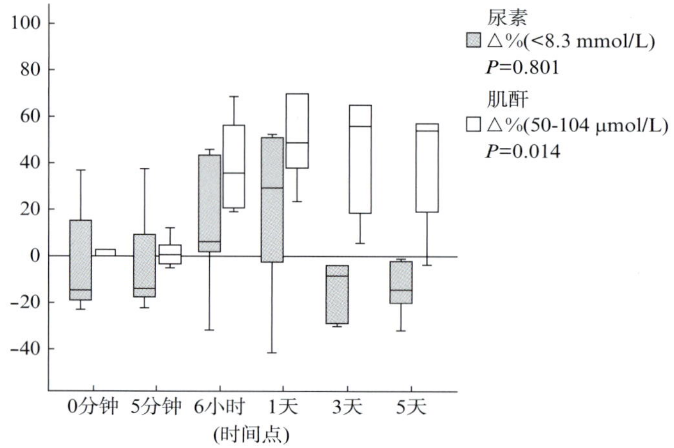

图 2.4–3　IRE 治疗前、后尿中代谢产物变化情况

使用传统的箱线图表示代谢产物水平变化，使用百分比偏差表示术后水平
［引自 Pech M, *et al*. *Cardiovasc Intervent Radiol*, 2011, 34: 136］

包括心肌在内的肌肉破坏将导致肌酸激酶 MM 水平的升高；心肌中肌酸激酶 MB 与肌钙蛋白的水平也有所增加。患者相应的数据参见图 2.4–4，图 2.5–5。

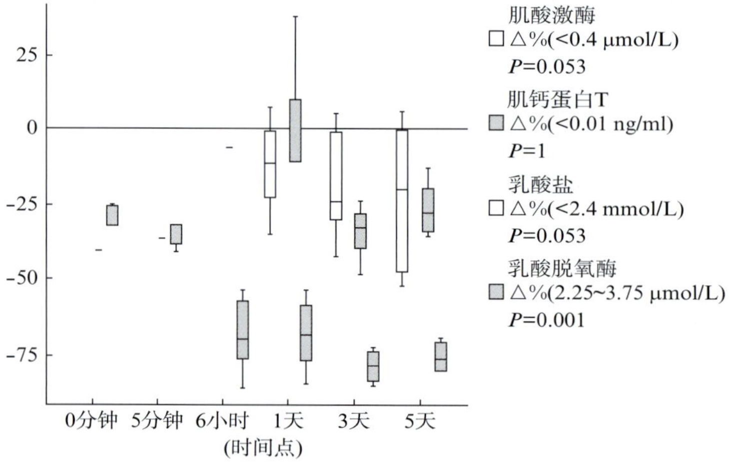

图 2.4–4　四种生物活性物质表达水平随时间变化情况

使用传统的箱线图表示活性物质水平随时间变化情况；使用百分比偏差表示术后水平
［引自 Pech M, *et al*. *Cardiovasc Intervent Radiol*, 2011, 34: 136］

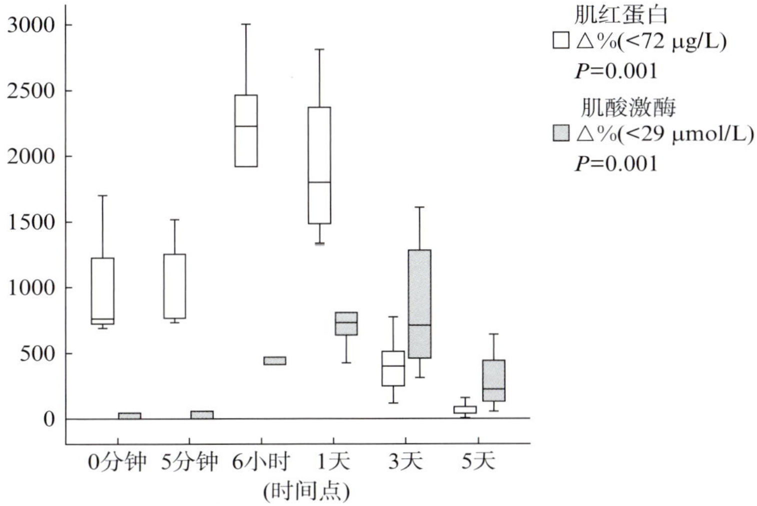

图 2.4–5 心肌蛋白随时间变化情况

使用传统的箱线图表示心肌蛋白随时间变化情况；使用百分比偏差表示术后水平
[引自 Pech M, *et al*. *Cardiovasc Intervent Radiol*, 2011, 34: 136]

肾脏在调节动脉血压的过程中起着重要作用。收缩与舒张压在手术过程中的相对改变参见图 2.4–6。在围手术期部分凝血活酶时间（*P*=0.015）、凝血酶时间（*P*=0.025）、凝血活酶时间（*P*=0.010）以及 D–二聚体（*P*< 0.001）数值均出现降低，术后 24 小时恢复正常。上述改变与标准的外科手术相一致，均由注射肝素诱导产生的（图 2.4–6）。由于消融术之后 C 反应蛋白与白细胞计数均未见异常，表明所有患者均未出现感染。无失血相关并发症（如红细胞计数降低）发生。在配对比较时，除手术时间外各数据均无统计学显著差异。病理组织学检查发现细胞开始膨胀但并未发生坏死。总之，在术中和治疗后短期内尚未发现任何安全性方面的问题。更重要的是，ECG 表明电脉冲的应用并未影响心脏参数。

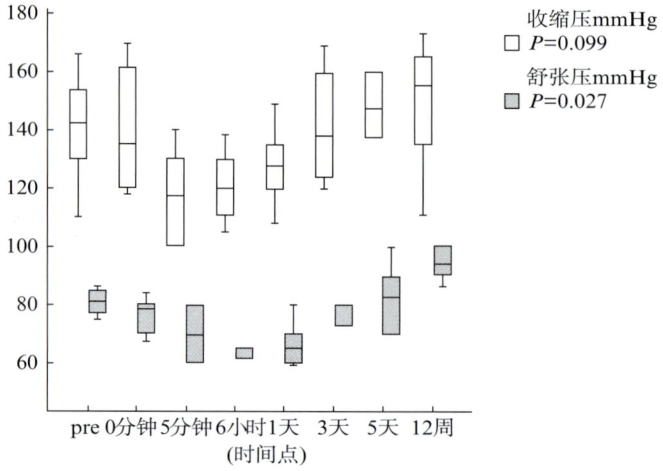

图 2.4–6 患者血压随时间改变

使用传统的箱线图表示血压改变情况；使用百分比偏差表示术后水平
[引自 Pech M, *et al*. *Cardiovasc Intervent Radiol*, 2011, 34: 137]

2011 年 Thomson 等[13] 报道 7 例 IRE 消融肾脏肿瘤的研究。1 例患者有输尿管的既往性损伤，需要在消融后安放支架（图 2.4–7）。其他 6 例患者虽然泌尿系统均在消融区域内，均未使用支架，未出现泌尿系统的问题（图 2.4–8）。2 例肾脏中部消融的患者在 24 小时内发现血尿。治疗 3 个月后 CT 检查发现 7 例患者中有 5 例肿瘤完全消失，2 例再次接受 IRE 消融治疗，活检显示消融区域均为凝固性坏死（图 2.4–9）。

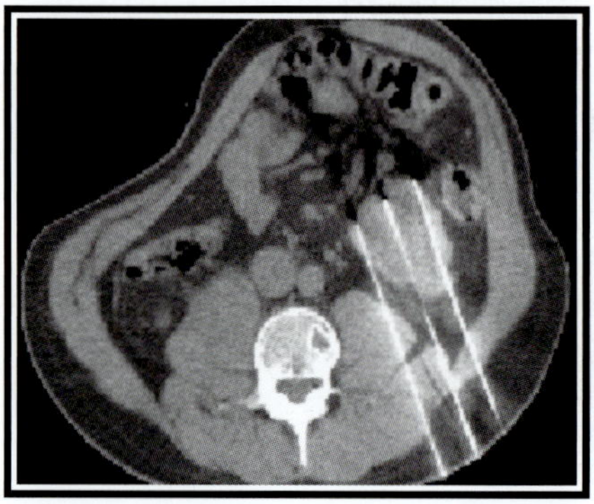

图 2.4–7 IRE 消融单个肾脏肉瘤时的 CT 影像

使用三根电极进行原位消融，可见电极在肾脏中的排列情况
[引自 Thomson KR, *et al. J Vasc Interv Radiol*, 2011, 22: 612]

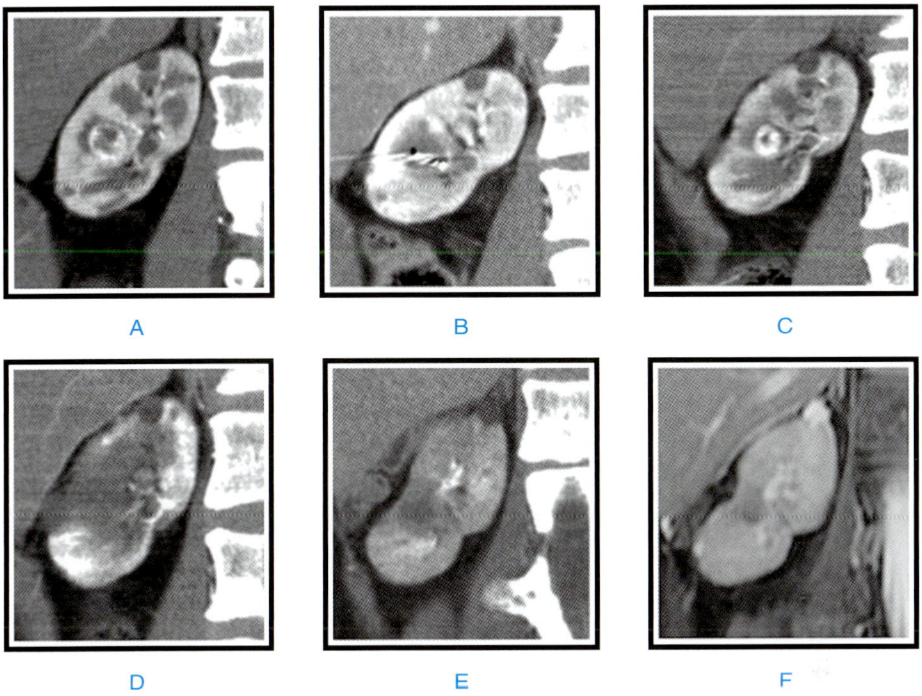

图 2.4-8　IRE 消融后复发性肿瘤患者的 MR 影像

A—肿瘤消融前影像（2009 年 8 月）；B—第一次消融后短期内肿瘤影像消失；C—2009 年 12 月肿瘤复发；D—第二次消融后短期内肿瘤影像消失；E—第二次 IRE 消融后（2010 年 10 月）肿瘤影像仍消失；F—4 个月后肿瘤影像仍完全消失

[引自 Thomson KR, *et al. J Vasc Interv Radiol*, 2011, 22: 614]

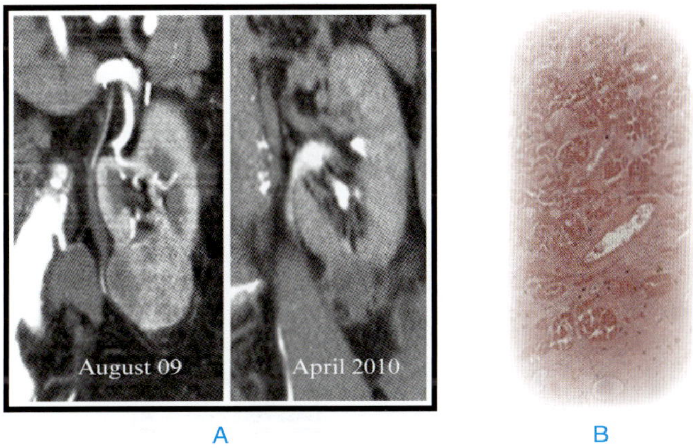

图 2.4-9　IRE 消融后肾脏的 CT 和病理检查结果

A—肾脏下极的肾细胞癌，共进行两次独立的消融，然后 CT 随访（2010 年 4 月），均未见增强的肿瘤影像；B—经皮活检结果，表现为凝固性坏死

[引自 Thomson KR, *et al. J Vasc Interv Radiol*, 2011, 22: 616]

学术评价

在冷、热消融时，术前借助选择性血管栓塞可避免富含血管的肿瘤引起的热吸除作用以及消融后肿瘤肿胀[14]。但肾脏周围的脂肪组织也会对消融区域造成影响。正常脂肪组织与纤维组织易引起隔热效应，减缓热量消散，进而增加肿瘤内的温度以及消融效果[15]。从技术角度看，IRE 在治疗不能手术的肾肿瘤方面拥有巨大的潜力，能保护输尿管、神经干及肾血管[8, 16]。

消融区内部正常组织的恢复也会经历一系列的变化：IRE 消融初期，毁损灶可以快速溶解，2 周内形成瘢痕[17]；这可能是因毁损灶内部微血管保护良好所致。与此相比，在冷、热消融时坏死灶均是从外向内溶解[8]。因此，使用 IRE 消融肿瘤时并发症的发生率低于冷、热消融。

另一个与冷、热消融相关的问题是对组织的非选择性破坏。IRE 可破坏组织中的细胞成分，但并不影响胶原网络的构成，使组织的基本结构得以保存。随后，有再生能力的组织（如输尿管）会逐渐长出黏膜细胞。冷、热消融会引起消融区域内的正常组织发生并发症，但 IRE 消融肝脏后其胆管结构保存完整；相似的结果在前列腺、尿道以及前列腺周围神经的试验中均被验证[8]。

展望

目前多个临床试验的结果均证实，IRE 可能是一种消融肾肿瘤的安全有效的方法。该治疗的进一步发展将是进行长期的随访，考察长期的安全性，评估控制肿瘤的长期效果。

（陈继冰）

参考文献

[1] Ljungberg B, Hanbury DC, Kuczyk MA, *et al*. Renal cell carcinoma guideline. *Eur Urol*, 2007, 51: 1502~1510

[2] Frank I, Blute ML, Leibovich BC, *et al*. Independent validation of the 2002 American Joint Committee on cancer primary tumor classification for renal cell carcinoma using a large, single institution cohort. *J Urol*, 2005, 173: 1889~1892

[3] Hafez KS, Fergany AF, Novick AC. Nephron sparing surgery for localized renal cell carcinoma: impact of tumor size on patient survival, tumor recurrence and TNM staging. *J Urol*, 1999, 162: 1930~1933

[4] Bosniak MA. Observation of small incidentally detected renal masses. *Semin Urol Oncol*, 1995, 13: 267~272

[5] Nissenkorn I, Bernheim J. Multicentricity in renal cell carcinoma. *J Urol*, 1995, 153: 620~622

[6] Chawla SN, Crispen PL, Hanlon AL, *et al*. The natural history of observed enhancing renal masses: meta–analysis and review of the world literature. *J Urol*, 2006, 175: 425~431

[7] Al-Sakere B, Andre F, Bernat C, *et al*. Tumor ablation with irreversible electroporation. *PLoS One*, 2007, 2: e1135

[8] Onik G, Mikus P, Rubinsky B. Irreversible electroporation: implications for prostate ablation. *Technol Cancer Res Treat*, 2007, 6: 295~300

[9] Hines-Peralta A, Goldberg SN. Review of radiofrequency ablation for renal cell carcinoma. *Clin Cancer Res*, 2004, 10: 6328S~6334S

[10] Deodhar A, Monette S, Single GW Jr, *et al*. Renal tissue ablation with irreversible electroporation: preliminary results in a porcine model. *Urology*, 2011, 77: 754~760

[11] Pech M, Janitzky A, Wendler JJ, *et al*. Irreversible electroporation of renal cell carcinoma: a first-in-man phase I clinical study. *Cardiovasc Intervent Radiol*, 2011, 34: 132~138

[12] Yoon SK, Choi JC, Cho JH, *et al*. Radiofrequency ablation of renal VX2 tumors with and without renal artery occlusion in a rabbit model: feasibility, therapeutic efficacy, and safety. *Cardiovasc Intervent Radiol*, 2009, 32: 1241~1246

[13] Thomson KR, Cheung W, Ellis SJ, *et al*. Investigation of the safety of irreversible electroporation in humans. *J Vasc Interv Radiol*, 2011, 22: 611~621

[14] Tacke J, Mahnken A, Bucker A, *et al*. Nephron-sparing percutaneous ablation of a 5 cm renal cell carcinoma by superselective embolization and percutaneous RF-ablation. *Rofo*, 2001, 173: 980~983

[15] Gervais DA, McGovern FJ, Arellano RS, *et al*. Renal cell carcinoma: clinical experience and technical success with radio-frequency ablation of 42 tumors. *Radiology*, 2003, 226: 417~424

[16] Maor E, Ivorra A, Leor J, *et al*. The effect of irreversible electroporation on blood vessels. *Technol Cancer Res Treat*, 2007, 6: 307~312

[17] Rubinsky B, Onik G, Mikus P. Irreversible electroporation: a new ablation modality-clinical implications. *Technol Cancer Res Treat*, 2007, 6: 37~48

2.5 前列腺癌

- ◎ 前列腺及其周边的直肠、尿道、神经与血管均为温度敏感区域，消融或放射治疗经常会造成永久性的损伤
- ◎ 虽然手术与冷冻消融已被美国 FDA 批准作为前列腺癌治疗的标准疗法，但常易出现前列腺周围严重的并发症，故有学者将注意力集中到新的消融治疗仪器上
- ◎ IRE 可通过高电压与低电流的方法损伤癌变的腺体，并对神经、血管与纤维成分损伤较小且可恢复，为降低前列腺消融时并发症的发生率带来了曙光
- ◎ 目前该领域的研究报道还主要集中在动物实验阶段，仅有少量的临床病例报道

前列腺及其周边的直肠、尿道、神经与血管均为温度敏感区域，消融或放射治疗经常会造成永久性的损伤。由于位置深入体内，直接手术切除常难以施行。使用 IRE 治疗前列腺癌最早由 Onik 和 Rubinsky 在 2009 年报道。借助 IRE 技术，即便尿道、膀胱和神经血管束都包含在治疗区域内，亦不会造成永久性的损伤。无论对于局部还是整个前列腺，IRE 与其他现有方法相比都具有优越性。尽管美国 FDA 已批准该方法临床使用，但尚未见大样本多中心的研究成果报道。

动物实验

IRE 消融前列腺癌的临床研究目前尚少报道，最新的相关研究均集中在动物实验上。2007 年 Onik [1] 借助猎犬模型首次开展了 IRE 消融前列腺的研究。

Onik 等使用 6 条雄性小猎犬进行研究：在全麻状态下给小猎犬注射 0.1 mg/kg 的巴夫龙以保持肌肉松弛，随后低剂量维持直至实验结束。借助经直肠超声，将 1 ~ 4 根电极插入 5 条犬前列腺的右叶中，将一对电极插入第六条犬的前列腺周围的敏感部位，其间

包含尿道、直肠及神经、血管束等结构。消融时采用 1000 V/cm、8 个脉冲，脉冲长度 100 微秒。

消融后 6 条犬全部存活，但均出现不同程度的肌肉萎缩。肌肉萎缩的程度与麻醉药、肌肉松弛药的给药水平及脉冲电压强度相关，电压较大时萎缩比较明显。虽然研究中使用的动物数量以及参数的种类不多，但对不同的电压、脉冲频率和组织学改变进行了对比。在治疗后第一天，消融病灶呈非常明显的出血状态（图 2.5–1）。

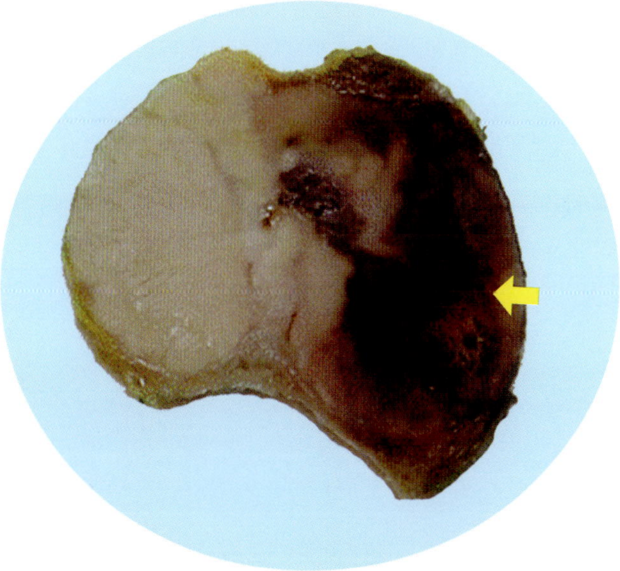

图 2.5–1　IRE 消融犬的正常前列腺（24 小时后）的大体标本

黄箭头示腺体右侧有明显出血现象
[引自 Onik G, *et al*. *Technol Cancer Res Treat*, 2007, 6: 297]

对消融区进行病理检查显示，IRE 消融区域内有弥散性坏死的腺体组织，未见明显的腺体组织（图 2.5–2）。

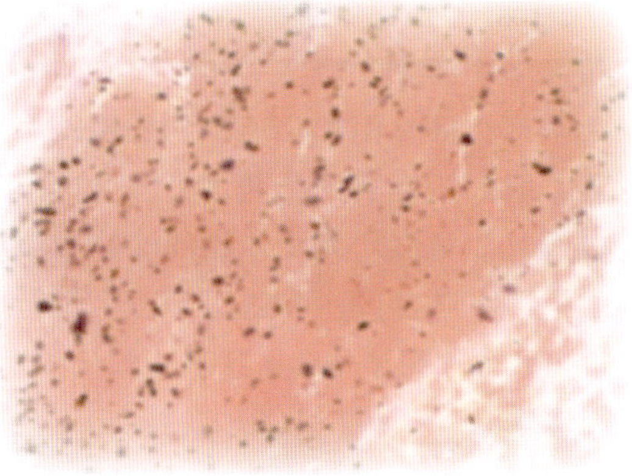

图 2.5-2 IRE 消融犬的正常前列腺（24 小时后）的病理图像

在图像中未见到明显的腺体成分
[引自 Onik G, *et al*. *Technol Cancer Res Treat*, 2007, 6: 297]

IRE 消融后的短期内，病理切片上见到坏死组织与周围正常组织界限明显（图 2.5-3）。

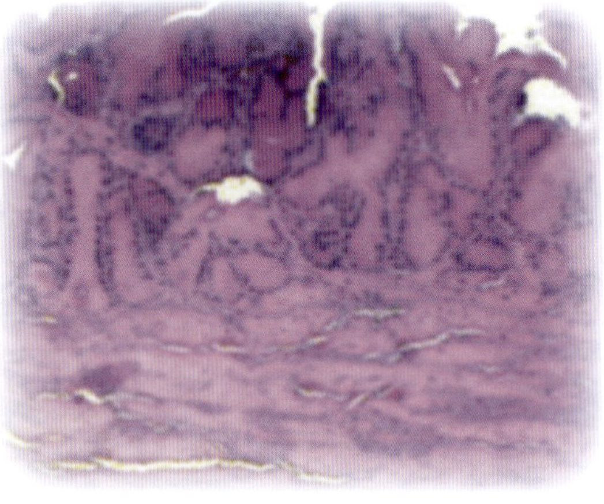

图 2.5-3 IRE 消融区边缘的病理图像

在图像中可见正常与坏死组织间界限非常清晰
[引自 Onik G, *et al*. *Technol Cancer Res Treat*, 2007, 6: 297]

在坏死腺体组织临近尿道的部位，尿道的结构仍保持完整，未见黏膜下坏死的证据（图 2.5-4）；即使在直接消融区内的尿道结构仍然保持完整。

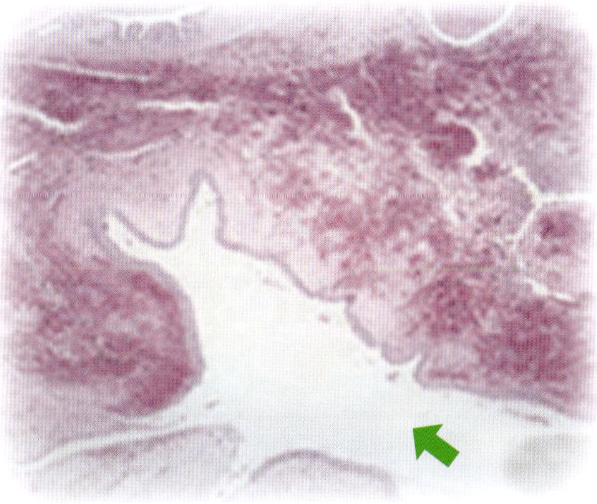

图 2.5-4　IRE 消融（24 小时后）中央尿道的病理图

图像显示在黏膜下出血现象非常严重，但尿道（箭头）结构仍然完整
[引自 Onik G, *et al*. *Technol Cancer Res Treat*, 2007, 6: 297]

在 IRE 消融过的神经、血管束区域内，血管有不同程度的内皮脱失，被散在的红细胞、中性粒细胞及水肿区包围，表现为轻度的出血。在一些区域，血管壁呈强嗜酸性，表现为纤维素样坏死。血管腔隙保持正常，无血栓形成（图 2.5-5）。

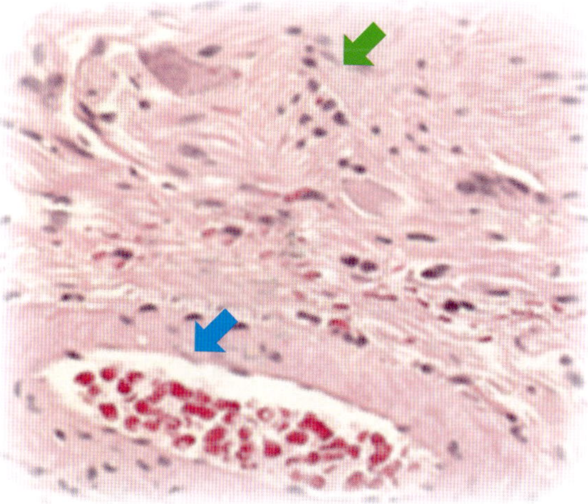

图 2.5-5　IRE 消融 2 周后，消融区域内神经、血管束的病理图

图像显示血管（蓝箭头）和神经束（绿箭头）都未出现坏死
[引自 Onik G, *et al*. *Technol Cancer Res Treat*, 2007, 6: 297]

血管周围表现为完全坏死，未观察到热吸除效应。神经、血管束中的神经结构完整，未受影响（图 2.5–6）。神经节细胞也未表现出坏死征象。就所有冷、热消融方法而言，大血管周围的热吸除效应是不容忽视的严重问题，该效应会保护大血管周围的肿瘤细胞而极易导致肿瘤复发。与之相比，IRE 消融灶的病理学研究表明：大血管周围的细胞在短期内均发生了完全坏死，提示不会出现热吸除效应。

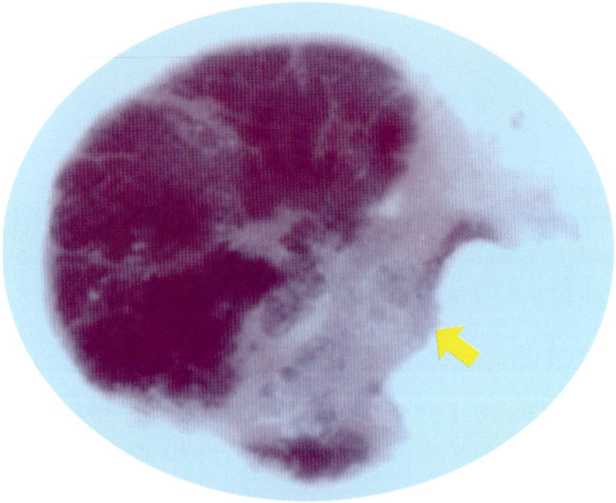

图 2.5–6　前列腺全组织包埋的病理图

右侧腺体（黄箭头）在 IRE 消融 2 周后，染色发现腺体出现明显萎缩，并由纤维结缔组织所取代
[引自 Onik G, *et al*. *Technol Cancer Res Treat*, 2007, 6: 297]

IRE 消融 2 周后，在消融的淋巴引流区域内，出现明显的多处引流淋巴结肿大。从免疫学上看，在消融灶周边发现明显的引流淋巴结肿大，表明 IRE 消融并未引起蛋白质的变性，但会产生与冷冻消融类似的免疫反应 [2]。对肿瘤消融来讲，这个现象将会增加局部或全身肿瘤特异性免疫反应的可能性，对预防肿瘤局部复发起到一定作用。

临床研究

2009 年 Onik 和 Rubinsky [3] 报道了 16 例经直肠超声引导下使用 IRE 消融前列腺癌的结果。所有病例均能很好地耐受治疗。15 例接受术后活检，均未见癌肿证据，1 例拒绝术后活检，但前列腺特异抗原 (PSA)

水平已恢复正常。治疗区血管及前列腺周围的尿道、膀胱和神经束结构均保持完整。

学术评价

动物实验发现：IRE 消融后，前列腺髓质中充满红细胞、嗜酸性粒细胞、中性粒细胞和巨噬细胞，皮质周围区域肿胀并充满淋巴细胞，少数淋巴滤泡含有反应性生发中心。2 周后消融组织内的出血性改变完全溶解，前列腺体积明显缩小。消融区周边的结肠全层均出现损伤，但未形成穿孔。可见与冷、热消融相比，IRE 具有多项明确的优势。IRE 消融组织的机制与射频消融等引起的凝固性坏死不同，与冷冻消融引起的微血管破坏也有差别。当细胞被置于脉冲性电场中时，通过精确地调控参数可以在胞膜上打很多永久性的孔道。对前列腺癌采用传统的冷冻治疗常易引起尿路刺激症状，甚至造成严重的排尿问题；而采用 IRE 消融，其消融区肿胀的快速消退将会迅速缓解前述症状，且长期效果稳定。病理检测结果显示：IRE 消融可以在前列腺上造成边界清晰的完全坏死区。由于电脉冲发射仅需数微秒的时间，对消融灶内的血流不会造成任何影响，所以引起坏死的机制也不会由于血流变化而有所改变。冷冻消融灶的周边由于凋亡细胞延迟发生坏死而形成二次坏死[4]，与 IRE 消融形成了强烈的对比。

展望

由于前列腺是一个被许多重要结构包围的器官，对肿瘤的消融非常容易伤到周围的直肠、尿道、神经以及血管，而这恰恰是最易产生并发症的部位；目前临床研究表明 IRE 可以很好地解决这个问题，但例数尚不足，仍需要进行更大样本的研究以进一步证实这一治疗设想。

（陈继冰）

参考文献

[1] Onik G, Mikus P, Rubinsky B. Irreversible electroporation: implications for prostate ablation. *Technol Cancer Res Treat*, 2007, 6: 295~300

[2] Tanaka S. Immunological aspects of cryosurgery in general surgery. *Cryobiology*, 1982, 19:

247~262

[3] Onik G， Rubinsky B. Irreversible electroporation: first patient experience focal therapy of prostate cancer. *Series in Biomedical Engineering*, 2009, 235~247

[4] Forest V, Peoc'h M, Campos L, *et al*. Effects of cryotherapy or chemotherapy on apoptosis in a non-small-cell lung cancer xenografted into SCID mice. *Cryobiology*, 2005, 50: 29~37

2.6 软组织肉瘤

- ◎ 大部分不可手术切除软组织肉瘤患者对化疗相对不敏感且生存率低
- ◎ 迄今未见 IRE 治疗软组织肉瘤的临床报道，但学者们通过动物实验已对其安全性与有效性进行了初步探索
- ◎ 动物实验结果表明：IRE 可导致软组织肉瘤明确坏死，且肿瘤周边血管损伤较少
- ◎ 对外科切除困难、相邻结构风险大、术后复发以及对化疗药具有耐药性的软组织肉瘤，可通过 IRE 术进行消融
- ◎ IRE 消融软组织肉瘤，具有较大程度地保留周边正常组织功能、减少癌痛以及提高患者生存质量的可能，从而对扩展临床治疗带来新的希望

软组织肉瘤简介及治疗现状

软组织肿瘤是不同组织成分形成的间叶源性肿瘤，约占所有恶性肿瘤的 1%。美国软组织肉瘤的发病率呈逐年上升趋势[1]，2007 年的发病人数为 9220 例，死亡 3560 例，2012 年的发病人数为 11 280 例，死亡 3900 例。目前，软组织肉瘤有超过 50 种以上的组织亚型，其中最常见的是恶性纤维组织细胞瘤（28%）、平滑肌肉瘤（12%）、脂肪肉瘤（15%）、滑膜肉瘤（10%）与恶性周围神经鞘瘤（6%）[2]。尽管软组织肉瘤具有不同的组织亚型，但均表现一些共同的特征，如大部分肿瘤的临床习性与部位、组织学分级与肿瘤大小相关，然而，不同的预后取决于肿瘤的生物学侵袭行为。

大多数软组织肉瘤主要的治疗方法是外科手术（争取 R0 切除）[2]，但对于手术 R0 切除困难者，根据病理及患者的具体情况，选择合适的放化疗方案是 NCCN 与欧洲治疗指南的主要内容之一，但大部分肉瘤对化疗相对不敏感，所有分期肉瘤的 5 年生存率为 50% ~ 60%；根据肉瘤的分型[3]，有多达 50% 发生远端转移的患者的 5 年总生存率低于

10%；进展性与转移性患者的中位生存期在过去 20 年间一直维持在约 12 个月[4]，仅少数转移性患者可以长期生存。放、化疗亦带来许多并发症：如骨髓抑制、重复感染与恶心。

介入消融技术治疗软组织肉瘤现状

与放、化疗相比，局部消融治疗具有独特的优势（如术程短、靶向目标明确），且因患者的适应性好以及住院时间短，故使术后机体、功能等恢复更为迅速。对不能耐受手术治疗或已经用尽了所有其他外科治疗方法的患者，适合采用介入消融技术实现对局部肿瘤的控制。迄今，最受欢迎的局部消融方法包括微波消融（MWA）、射频消融（RFA）、激光热消融（LTA）、超声消融（UA）与冷冻消融等，现多见采用射频消融与冷冻消融软组织肉瘤的报道。

Palussiere[5] 报道用射频消融术治疗 29 例肉瘤肺转移，1 年与 3 年的生存率分别为 92.2% 与 65.2%（95%CI 0.42 ~ 0.81），无病生存期为 7 个月（95%CI 3.5 ~ 10）。

Yamakado 等[6] 采用经皮射频消融治疗 52 例复发性骨肉瘤与软组织肉瘤。1 年生存期为 73.4%（95 %CI 0. 61 ~ 0.86）；3 年生存期为 39.3%（95 %CI 0.24 ~ 0.55）；5 年生存期为 34.3%（95 %CI 0.18 ~ 0.51）。

Ahlmann 等[7] 回顾性分析 38 例在接受冷冻术后行广泛切除的软组织肉瘤，结果发现：仅 3 例局部复发；有 16 例肿瘤坏死率超过 95%；有 11 例达到 100% 组织学坏死。肿瘤坏死率超过 95% 的 2 年生存率为 94%；5 年生存率为 86%；而肿瘤坏死率不到 95% 的患者的 2 年生存率为 53%，5 年生存率为 34%。作者认为冷冻消融可安全及有效地杀灭软组织肉瘤的肿瘤细胞。

牛立志等[8] 采用氩氦消融系统治疗 36 例软组织恶性肿瘤，36 例中 22 例以局部疼痛为主要症状；18 例患者（81.8%）经冷冻治疗后疼痛消失或改善；8 例（36.4%）在冷冻的过程中疼痛便中止，由肿瘤引起的肢体水肿也往往改善；28 例（77.7%）经治疗后瘤体逐步缩小；3 例（8.3%）肿块完全消失；11 例（30.5%）已生存 12 个月，生存期最长 1 例已生存 16 个月。

宋谦等[9] 对 32 例软组织肉瘤患者进行了经皮穿刺氩氦刀治疗 3 个

月后，胸、腹部与四肢的 CT 复查结果显示：52 个肿瘤病灶明显缩小，冷冻区出现突变；12 个月时冷冻区阴影几乎消失。

Cornelis F 等 [10] 最近报道一个用反复冷冻疗法治疗多个腹外硬纤维瘤的加德纳综合征女性患者，发现该患者的疗效与耐受性很好，且未见消融部位以外的肿瘤进展。

IRE 消融软组织肉瘤的进展

虽然上述消融方法均具有治疗软组织肉瘤的独特优势，但对相邻结构风险大的软组织肿瘤以及希望能最大程度地保留正常组织功能，探索、寻求更理想的肿瘤微创治疗方法是临床及患者追求的目标；IRE 技术在近年被证明是一个更精确、更有发展前景的肿瘤消融新方法。虽然迄今未见 IRE 治疗软组织肉瘤的临床报道，但学者们 [11~12] 通过动物实验已对 IRE 消融软组织肉瘤的安全性与有效性进行了初步探索。

IRE 消融小鼠皮下植入的肉瘤

Al Sakerc B 等 [11] 对 6 ~ 8 周龄 C57Bl/6 雌性小鼠左侧腹壁皮下接种 1×10^6 个甲基胆蒽诱导 C57Bl/ 6 小鼠肉瘤细胞，待 9 天后肿瘤直径长至 4 ~ 5 mm 时采用 IRE 消融。首先，用赛拉嗪 12.5 mg/kg 和氯胺酮 125 mg/kg 复合麻醉小鼠后，在肿瘤旁侧皮肤开一切口，提起肿瘤上的皮瓣，小心避免伤及肿瘤周边主要供养血管，然后，用两块不锈钢电极板直接将肿瘤夹在中间，使电极间距 3 ~ 5 mm 并根据肿瘤直径进行调整，最后根据电极间距由脉冲发生器设定输出电压，从而产生穿过肿瘤的设计电场。该实验由电穿孔电源 Cliniporator™（Igea，Carpi，Italy）或 GHT 1287（Jouan，St Herblain，France）提供电脉冲（electric pulses，EP），输出脉冲频率为 0.3 Hz。为获得 0.03 Hz 的应用脉冲频率，每 33 秒人工输出一次脉冲。在输出 EP 后，用金属夹关闭皮肤切口，将小鼠关回笼子，并隔天测量皮肤肿瘤的大小，设计小鼠的不同生存期（1~72 小时之间），吸入 CO_2 处死小鼠，摘下肿瘤进行苏木精 – 伊红 – 藏红花（haematoxylin-eosin-saffron，H-E-S）染色详见图 1.2–1 及 TUNEL 免疫组化法染色分析参见图 1.2–2。

通过 H-E-S 染色切片可在术后立即可观察到血管充血；利用内皮细胞特异性标记物抗 CD31 抗体可对肿瘤血管变化进行分析（图 1.2–3）。

IRE 消融犬的大型软组织肉瘤

Neal RE, 2nd 等[12]采用 IRE 消融拉布拉多犬（7 岁龄）髋关节局部组织肉瘤。后续检查发现，癌痛获得长期缓解，下肢功能得以保留，治疗后 6 个月见肿瘤退化，提示疗效良好。

术前检查：该患犬有 5 年退行性关节疾病并导致双下肢残废病史。左下肢跛行致不能支撑体重，药物治疗无效。检查发现姿势反应异常与坐骨神经病变有关联，有巨大肿块侵及髋骨左侧与大腿近端。通过活组织切片检查判定为组织细胞肉瘤（CD1、CD11c、CD18 和 MHC Ⅱ免疫反应阳性）。通过摄片与全身 CT 扫描未见转移，被诊断为典型的双侧髋骨退行性关节病变，不建议下肢切除。

术前计划：首先对骨盆与下肢进行 CT 扫描，观察发现肿瘤局部包围股骨并与坐骨神经及股动脉相邻（图 2.6–1A~C），然后建立三维立体图[13, 14]，图示肿瘤体积为 136 cm^3（图 2.6–1D）。术中采用 1 mm 直径的双探针和 1.65 mm 直径的单探针。为获得既能保护与肿瘤相邻的坐骨神经和股动脉、又能保留肢体功能并减轻疼痛与跛行的治疗目的，治疗区域计划分三个区域进针（图 2.6–1E，F 示各个治疗区域）。

手术步骤：（1）麻醉：诱导麻醉用异丙酚，维持麻醉用异氟烷，硬膜外麻醉用吗啡和布比卡因，静脉给药阿曲库铵；（2）插针：根据治疗计划，在 CT 引导下插入探针（图 2.6–1G~I）；（3）输出脉冲：用 IRE 系统（Angio Dynamics、Queensbury，NY）输出脉冲（表 2.6–1）。在最深定点部位输出脉冲后，在给予下一次输出脉冲前撤出探针，以防消融区的重叠，减少插针次数并防止可能沿着针道重插。术中监测探针温度最大变化值为 2.43 ℃，而温度在 3 分钟内回到基线水平。

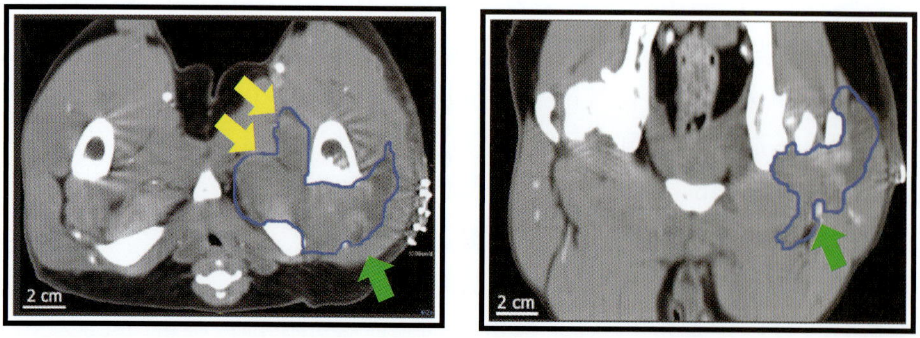

A　　B

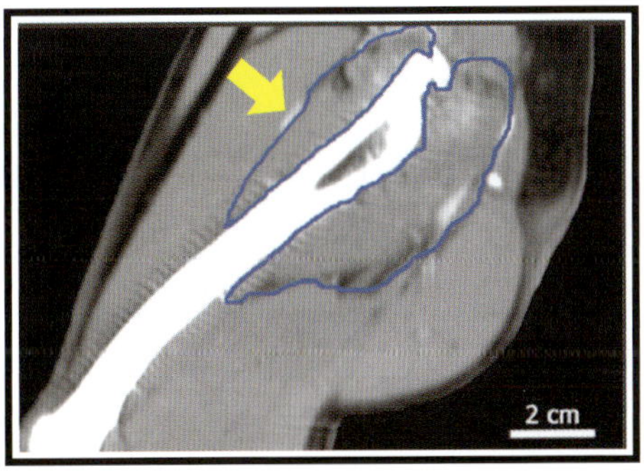

C

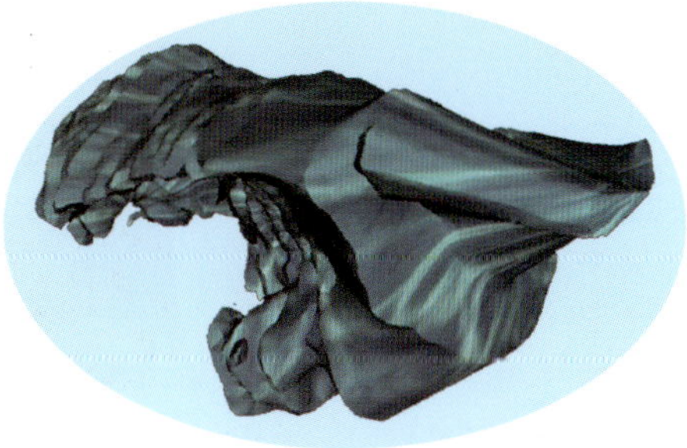

D

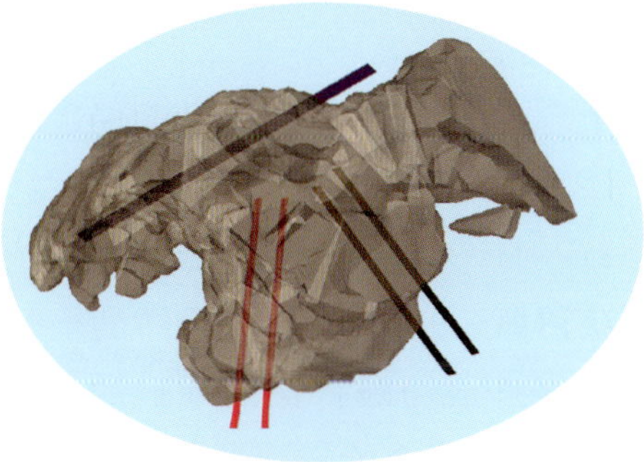

E

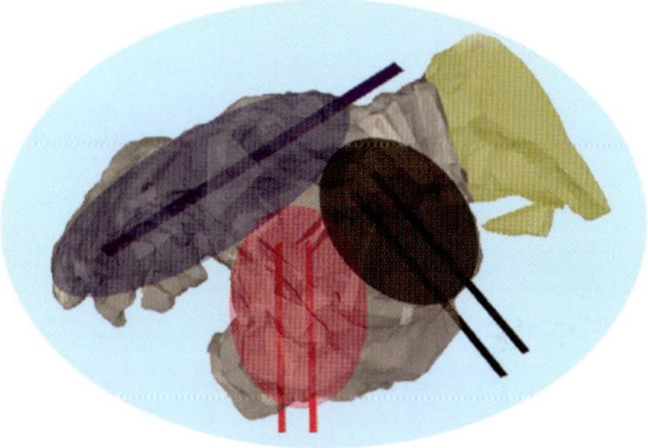

F

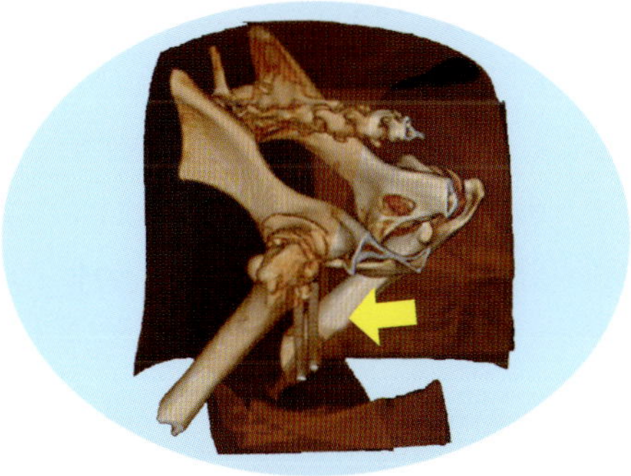

G

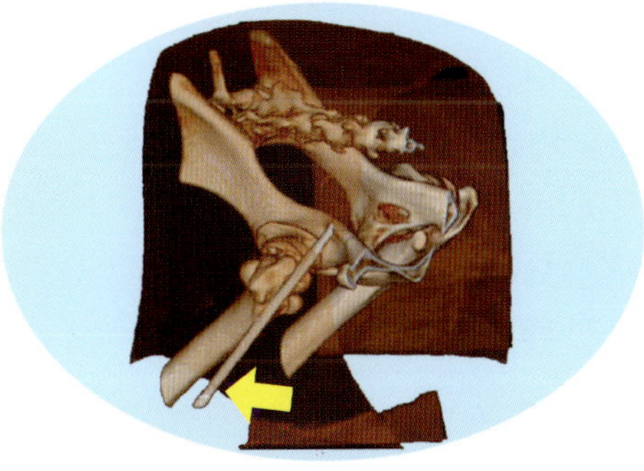

H

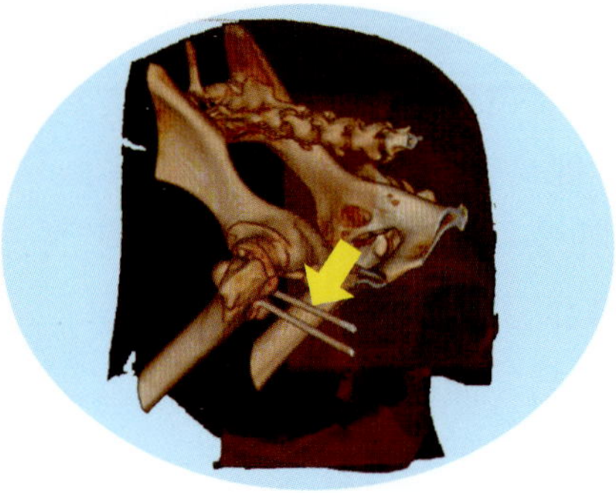

I

图 2.6–1　CT 扫描示肿瘤位置及 3D 成像探针分布图

A~C—CT 图上的肿瘤位置（黄箭头示动脉，绿箭头示坐骨神经）；D—肿瘤的 3D 成像图；E~F—术前探针分布及消融区示意图；G~I—术中进针示意图

[引自 Neal RE, 2nd, *et al*. *J Clin Oncol*, 2011, 29: 373]

表 2.6–1　IRE 消融犬大型软组织肉瘤的物理参数和脉冲参数设置

脉冲应用程序设置	插入点	电极类型（探针）	电极距离（cm）	深度（cm）	电压（V）	重复频率（脉冲 / min）
1/1	1	双针	1	6.5	1000	90
1/2	1	双针	1	5	1250	90
1/3	2	单针	0.8	11	1000	90
1/4	2	单针	0.8	8	1200	90
1/5	2	单针	0.8	6	800	90
1/6	3	双针	1	1.4	1500	90
1/7	3	双针	1	0.9	1000	90
2/1	4	双针	1.5	4.1	1150	ECG
2/2	5	双针	1.5	4.1	1150	ECG

[引自 Neal RE 2nd, *et al*. *J Clin Oncol*, 2011, 29: 374]

结果：术前先对左侧坐骨神经的电生理学变化进行评估，在术后立即采用现代电诊断系统（Nicolet Viking IV；Nicolet Instruments，Madison，WI）进行评估。与术前相比，远端复合肌肉动作电位振幅小幅度下降，表明存在轻微的传导阻滞（图 2.6–2A，B；表 2.6–2）。患犬术后留院 24 小时并给予羟吗啡酮，IRE 术后急性电生理学变化的临床症状不明显，手术 24 小时后跛行的程度与坐骨

神经功能障碍未见变化。术后 24 小时活检显示肿瘤凝固坏死，患犬出院后继续使用德拉昔布和曲马多治疗；术后 8 天复查时，据犬主人叙述：该犬不再出现荷重式跛行，故在术后 4 天即停止使用曲马多，第 8 天 CT 检查显示肿瘤体积为 65 cm^3，比治疗前体积减少 52%。另外，在 CT 下观察到 IRE 消融区域外骨盆内淋巴结肿大及股骨近端区域的转移性肿瘤，因而制定了用洛莫司汀（65 mg/m^2，口服 21 天）的化疗方案。

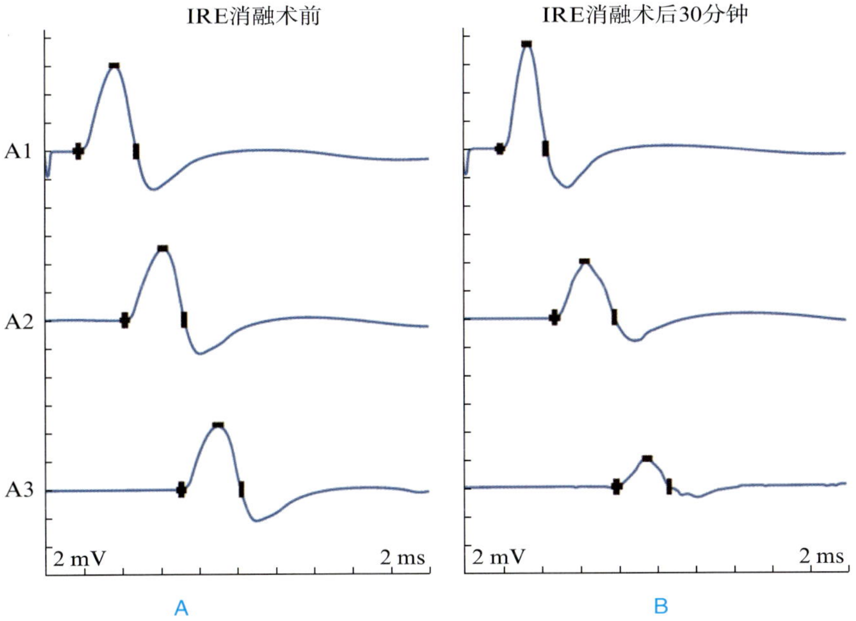

图 2.6-2　IRE 消融前后远端复合肌肉动作电位振幅改变

［引自 Neal RE, 2nd, *et al*. *J Clin Oncol*, 2011, 29: e374］

IRE 消融后肿瘤直径变化与时间的关系详见图 2.6-3，消融 2 周后，患犬跛行有所改善。与右下肢相比，几乎难以发现左下肢步态的缺陷。重新评估左侧坐骨神经电生理学变化后发现已恢复到术前水平（表 2.6-2）。所有镇痛药物在术后 2 个月后终止使用。术后 13 周，整个原目标肿瘤区域与淋巴结转移已完全消失。

表 2.6–2　左侧坐骨神经运动传导研究

评估时间	IRE 术前				IRE 术后 30 分钟				IRE 术后 2 周			
左髋部胫骨神经	肘关节	后膝关节	臀部		肘关节	后膝关节	臀部		肘关节	后膝关节	臀部	
延迟时间 (ms)	1.8	4.2	7.1		1.9	4.6	8		1.7	4	6.9	
振幅	6.1	5.1	4.6		7.6	4.1	2.2		7.4	5.3	4.8	
神经段	前臂骨间肌至肘关节	肘关节至后膝关节	后膝关节至臀部	肘关节至臀部	前臂骨间肌至肘关节	肘关节至后膝关节	后膝关节至臀部	肘关节至臀部	前臂骨间肌至肘关节	肘关节至后膝关节	后膝关节至臀部	肘关节至臀部
延迟时间差 (ms)	1.8	2.4	2.9	5.3	1.9	2.7	3.4	6.1	1.7	2.3	2.9	5.2
距离 (cm)	30	150	185	335	30	150	185	335	30	150	185	335
传导速率 (m/s)	17	63	64	63	16	56	54	55	18	65	64	64

[引自 Neal RE, 2nd, *et al*. *J Clin Oncol*, 2011, 29: 374]

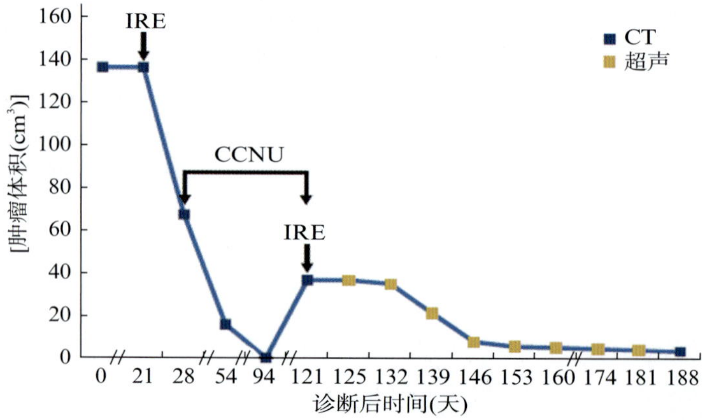

图 2.6–3　治疗后不同时间点肿瘤大小的变化

[引自 Neal RE, 2nd, *et al*. *J Clin Oncol*, 2011, 29: 375]

复诊：4 个月后，CT 与超声复检发现：在原治疗区域外，左髋骨内侧有一体积为 36 cm^3 的复发肿瘤（图 2.6–4A~C，箭头所指与方框包围）。提示患犬对洛莫司汀产生耐药。随即用一组平行的三针电极排列进行第二次 IRE 消融以治疗复发肿瘤。本次手术用超声引导探针进针（图 2.6–4D），术后 6 周超声示肿瘤缩小（图 2.6–4E），CT 扫描未发现肿瘤（图 2.6–4F，G）。两种脉冲应用程序详见表 2.6–1。在患犬心律的 R 波峰后将脉冲同步到 500 微秒。

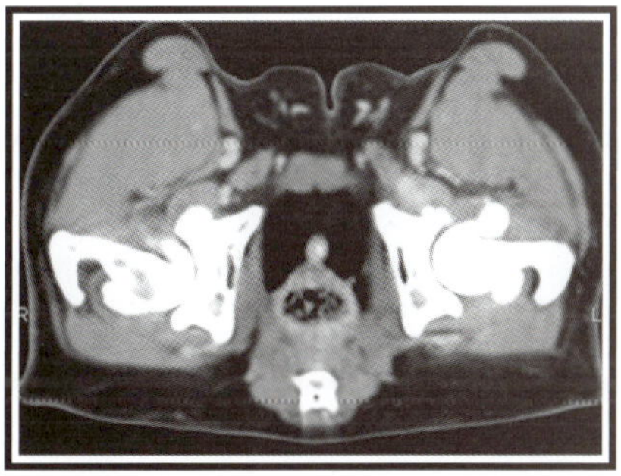

A

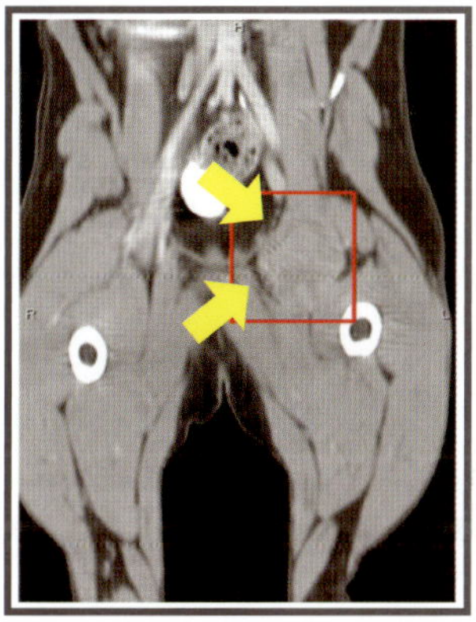

B

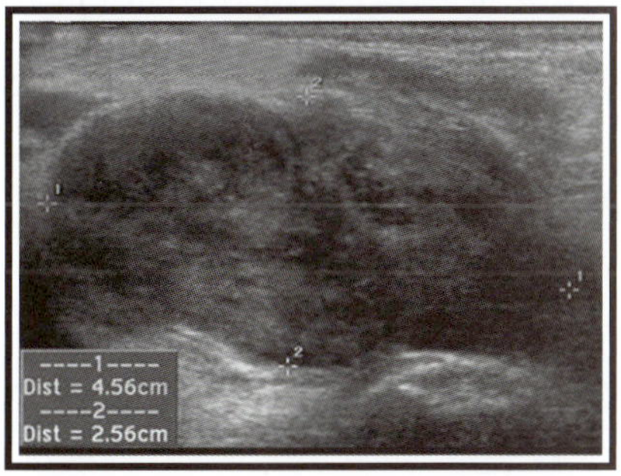

C

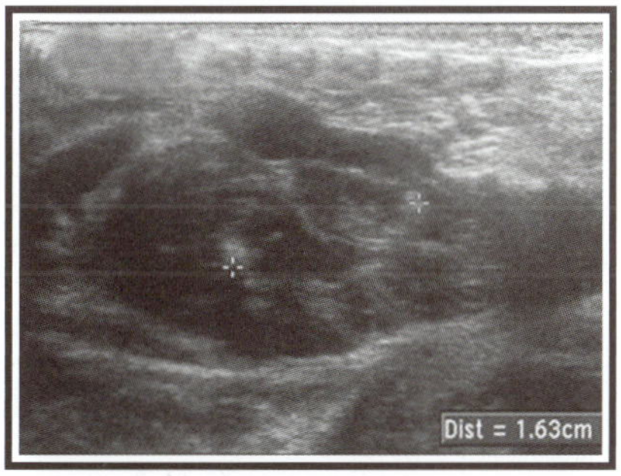

D

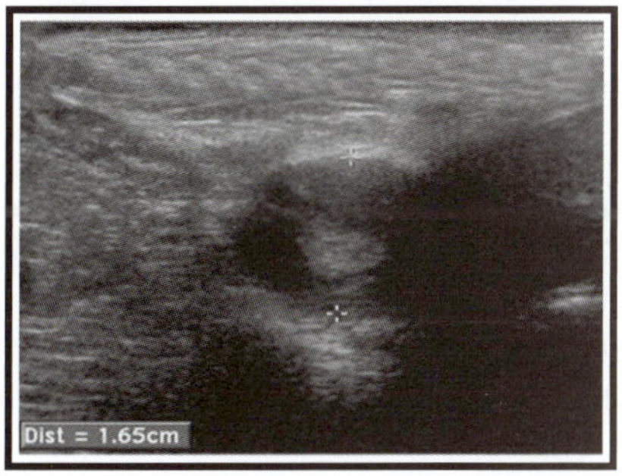

E

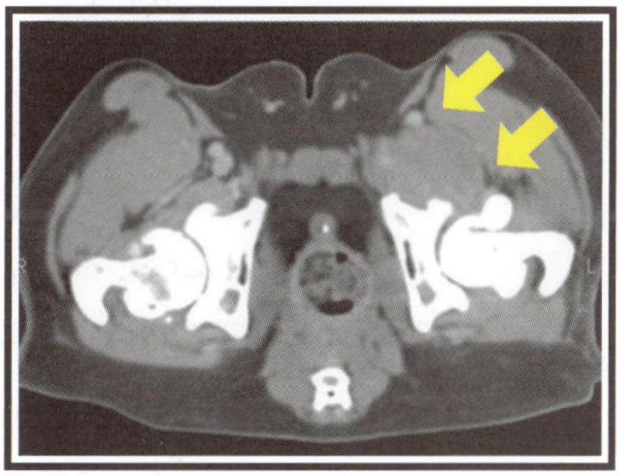

F

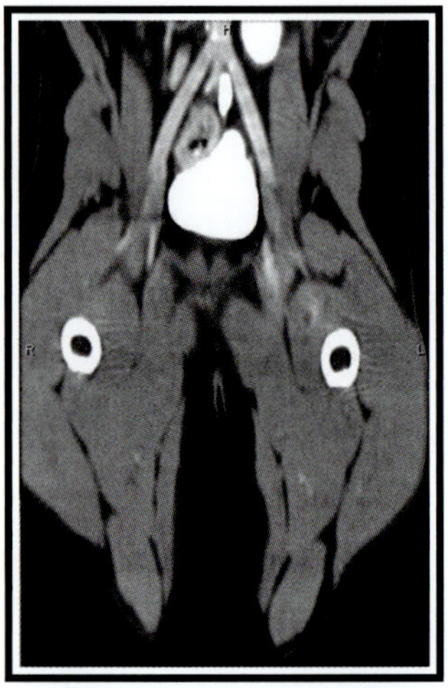

G

图 2.6–4　第二次 IRE 术前、术中与术后 CT 及超声检查图像

A—术前 CT 示复发肿瘤位置； B—术前 CT 示肿瘤体积为 36 cm^3（黄箭头）；C—超声示肿瘤大小；D—超声引导探针进针；E—术后 6 周超声示肿瘤缩小；F—CT 扫描未发现肿瘤；G—CT 扫描未发现肿瘤

[引自 Neal RE, 2nd, *et al*. *J Clin Oncol*, 2011, 29: 375]

上述两次 IRE 消融均在术后 24 小时至 48 小时获得肿瘤进行性凝固性坏死的结果（图 2.6–5A~F，苏木精和伊红染色）；肿瘤边缘大部分骨骼肌仍具有活性（图 2.6–5A~C）；不可逆性电穿孔消融导致治疗区域的显著多种炎性细胞浸润，包括中性粒细胞及巨噬细胞，主要是 CD3+ 淋巴细胞（图 2.6–5G~I）。

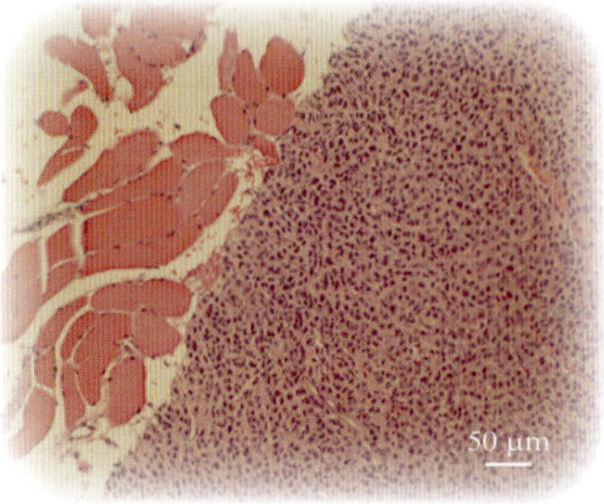

A

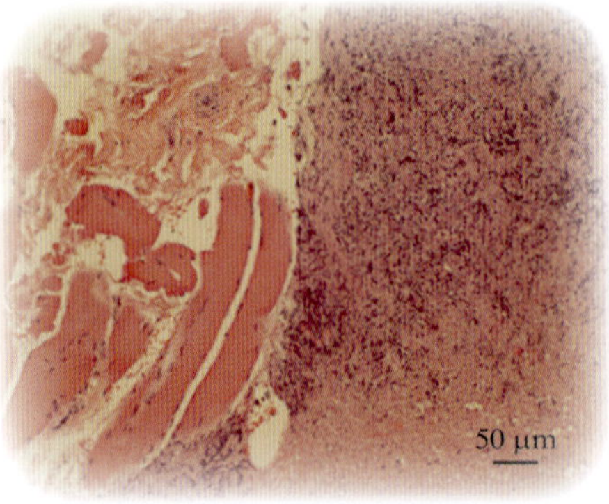

B

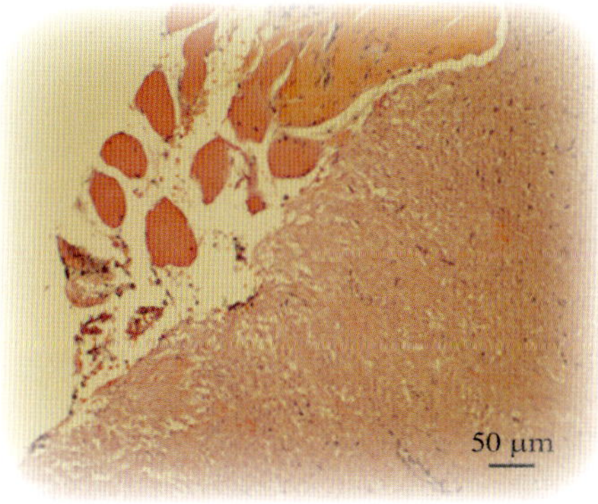

C

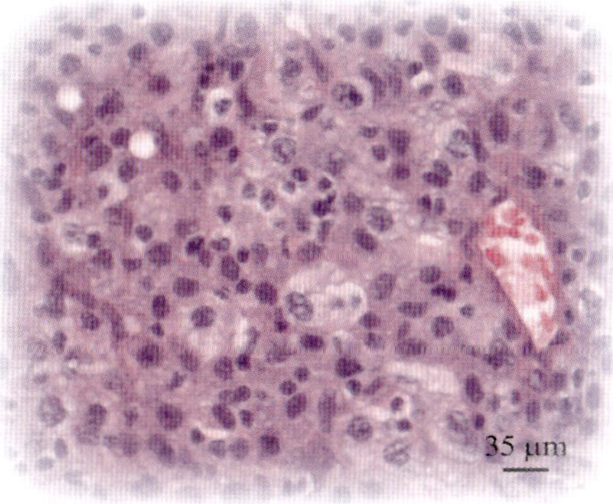

D

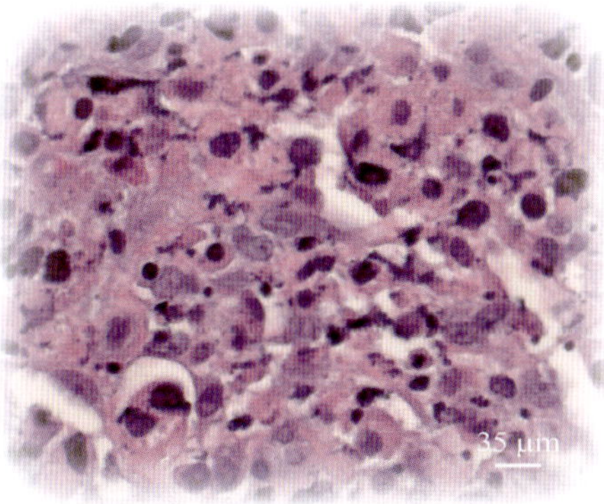

E

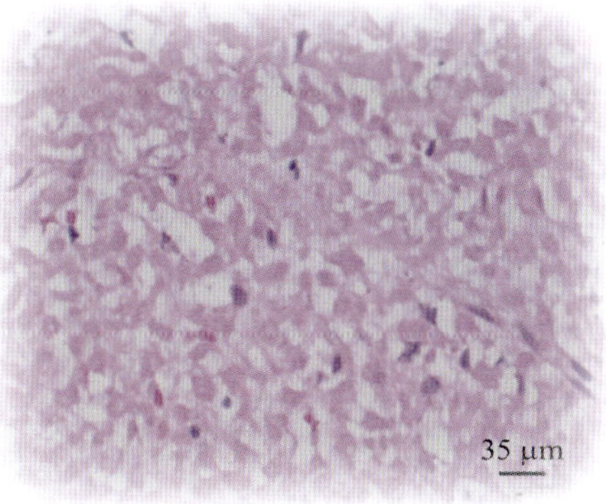

F

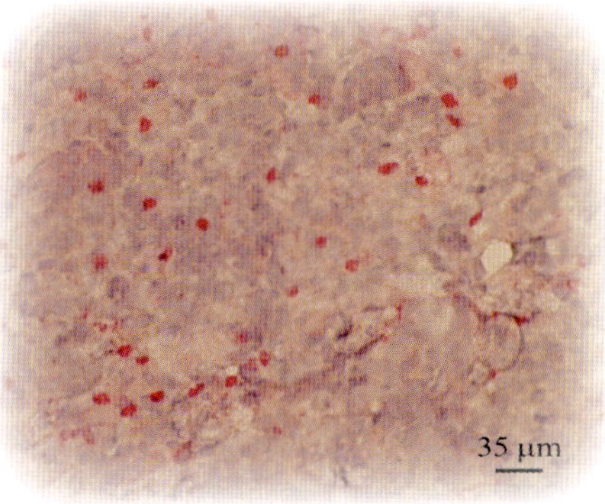

G

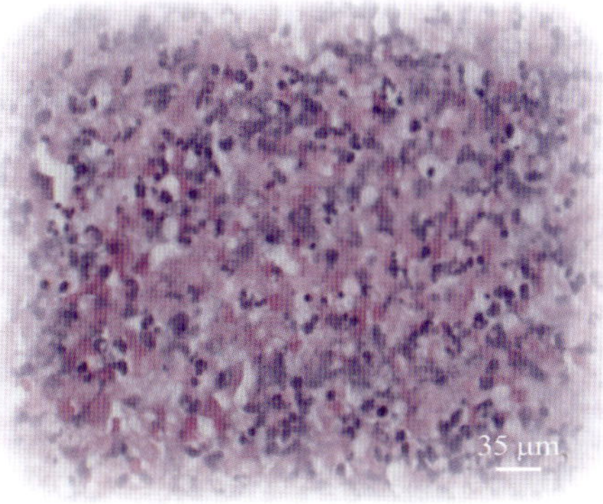

H

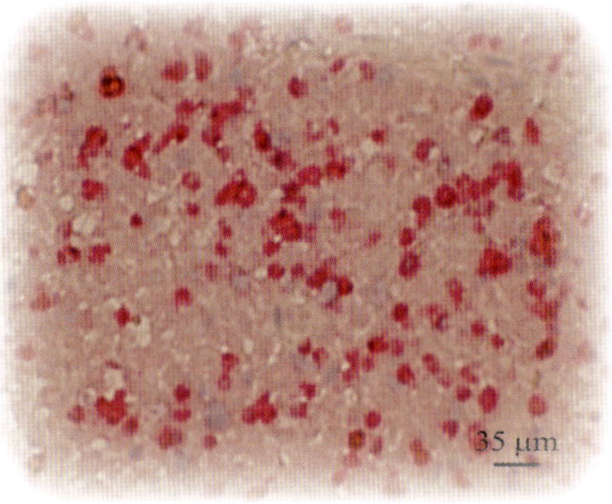

I

图 2.6–5　IRE 消融软组织肉瘤前后的病理学改变

A—术前肿瘤边缘骨骼肌；B—术后 24 小时肿瘤边缘骨骼肌；C—术后 48 小时肿瘤边缘大部分骨骼肌仍具有活性；D—术前肿瘤组织学表现；E—术后 24 小时肿瘤细胞核固缩；F—术后 48 小时肿瘤组织坏死，细胞核消失；G—术前治疗区域仅有少量 CD3+ 淋巴细胞（核固红衬染）；H—术后 24 小时治疗区域多种炎性细胞浸润；I—术后 48 小时大量 CD3+ 淋巴细胞浸润

[引自 Neal RE, 2nd, *et al*. *J Clin Oncol*, 2011, 29: e376]

IRE 术后几周肿瘤体积缩小（图 2.6–3），坏死组织被免疫系统再吸收，局部组织发生愈合与重建。术后 6 个月复检，根据临床及 CT 检查：该犬可见的肿瘤病变完全消失，表现为轻微的双下肢对称跛行，属退行性关节病，但具备进行低强度锻炼的能力（如散步、游泳），跛行无进一步加重且无需给予辅助镇痛。CT 扫描未发现肿瘤（图 2.6–4F~G），并经组织学活检证实。

展望

根据上述令人鼓舞的结果，表明具有非产热机制的 IRE 消融术可治疗外科切除困难、相邻结构风险大、术后复发以及对化疗药具有耐药性的软组织肿瘤，并有较大程度地保留正常组织功能、减少癌痛以及提高病患生存质量的可能，这是一种具有效性与安全性的微创疗法，可以期望该疗法对软组织肉瘤的临床治疗有巨大的应用前景。

（曾健滢　牛立志）

参考文献

[1] 傅红，黄恺．美国 NCCN 软组织肿瘤诊治指南（2012）要点及解析．中国实用外科杂志，

2013, 33: 99~105

[2] 王春萌，师英强．软组织肿瘤靶向治疗进展．中国实用外科杂志．2013, 33: 159~166

[3] Van Glabbeke M, van Oosterom AT, Oosterhuis JW, *et al*. Prognostic factors for the outcome of chemotherapy in advanced soft tissue sarcoma: an analysis of 2185 patients treated with anthracycline-containing first-line regimens—A European Organization for Research and Treatment of Cancer Soft Tissue and Bone Sarcoma Group Study. *J Clin Oncol*, 1999, 17: 150~157

[4] Blay JY, van Glabbeke M, Verweij J, *et al*. Advanced soft-tissue sarcoma: a disease that is potentially curable for a subset of patients treated with chemotherapy. *Eur J Cancer*, 2003, 39: 64~69

[5] Palussiere J, Italiano A, Descat E,*et al*. Sarcoma lung metastases treated with percutaneous radiofrequency ablation: results from 29 patients. *Ann Surg Oncol*, 2011, 18: 3771~3777

[6] Yamakado K, Matsumine A, Nakamura T, *et al*. Radiofrequency ablation for the treatment of recurrent bone and soft-tissue sarcomas in non-surgical candidates. *Int J Clin Oncol*, 2013,Doi: 10.1007/S10147-013-0640-8

[7] Ahlmann ER, Falkinstein Y, Fedenko AN, *et al*. Cryoablation and resection influences patient survival for soft tissue sarcomas: impact on survivorship and local recurrence. *Clin Orthop Relat Res*, 2007, 459: 174~181

[8] 牛立志，何卫兵，郭子倩等．冷消融治疗恶性软组织肿瘤：36 例随访结果，第一届国际肿瘤靶向治疗大会论文集．广州，2006，53~54

[9] Song Q, Zhan Y, Li LJ. [Clinical application of CT-guided percutaneous targeted argon-helium cryoablation for soft tissue sarcoma]. *Nan Fang Yi Ke Da Xue Xue Bao*, 2006, 26: 229~230

[10] Cornelis F, Italiano A, Al-Ammari S, *et al*. Successful iterative percutaneous cryoablation of multiple extraabdominal desmoid tumors in a patient with Gardner syndrome. *J Vasc Interv Radiol*, 2012, 23: 1101~1103

[11] Al-Sakere B, Andre F, Bernat C, *et al*. Tumor ablation with irreversible electroporation. *PLoS One*, 2007, 2: 1135

[12] Neal RE, 2nd, Rossmeisl JH Jr, Garcia PA, *et al*. Successful treatment of a large soft tissue sarcoma with irreversible electroporation. *J Clin Oncol*, 2011, 29: 372~377

[13] Neal RE, Garcia PA, Rossmeisl JH, *et al*. A study using irreversible electroporation to treat large, irregular tumors in a canine patient. *Conf Proc IEEE Eng Med Biol Soc*. 2010, 2747~2750

[14] Garcia PA, Rossmeisl JH Jr, Neal RE, 2nd,*et al*. Intracranial nonthermal irreversible electroporation: in vivo analysis. *J Membr Biol*, 2010, 236: 127~136

3 附　录

3.1 不可逆性电穿孔消融兔近胆囊侧肝脏的实验

- ◎ IRE 消融技术具有消融范围明确、时间短以及能保护神经与血管等优点
- ◎ IRE 在治疗近胆囊处的肝脏肿瘤时，会损伤胆囊，但尚未发现胆瘘
- ◎ 对靠近胆囊的肝脏肿瘤，IRE 消融可能是一种相对安全有效的选择

近年，微创外科与肿瘤局部治疗的兴起为肝癌的治疗开辟了新的方向。对靠近膈膜穹顶、第一肝门与邻近胆囊部位的肝脏肿瘤消融，因可能会引发严重的并发症，故一直是经皮穿刺消融肝脏肿瘤的难点，甚至是禁忌。由于 IRE 技术具有消融范围明确、时间短，对神经与血管具有保护作用的优点，因此在肝脏肝门和胆囊等关键部位的消融治疗上可能具有一定优势。该研究利用国内首次引入的 IRE 设备，在白兔肝脏靠近胆囊处 0.5 cm 处进行 IRE 消融实验，观察消融 7 天后的肝脏情况以及胆囊的病理损伤，由此探讨靠近胆囊的肝脏肿瘤采用 IRE 消融的安全性与有效性。

实验方法

选用新西兰白兔 3 只作为实验动物，麻醉后开腹，暴露肝左上叶，直视下将 IRE 电探针 1（P+）和探针 2（P−）垂直插入肝脏面 0.5 cm，两针距离 1.5 cm，探针与胆囊壁距离为 0.5 cm，设置探针有效距离为 0.5 cm，起始电压为 2250 V/cm、脉冲长度 70 毫秒和数字脉冲

90 Hz 后启动系统，消融术程约 1 分钟，电击结束后拔出探针即完成 IRE 术。术中观察进行消融时肝脏及胆囊表面形态的变化，用游标卡尺测量并记录组织表面消融区域的最大半径。术后第 7 天取实验动物的组织标本进行常规 HE 染色，观察肝脏与胆囊消融区域及周边脏器的形态变化。

实验结果

术中肝脏及胆囊的形态变化

消融时未见肝脏与胆囊表面有显著变化（图附 -1A）。拔针后，肝脏消融区颜色变深，边缘不清晰，穿刺部位有少量出血（图附 -1B）；胆囊则未见明显变化。

术后 7 天肝脏消融区及周边脏器的形态变化

消融 7 天后肝脏膈面见 8 字形黄色坏死灶，表面平均最大径为 3.00 cm ± 0.50 cm；病灶区与周围组织分界明显（图附 -1C）。肝脏脏面形成一个类圆形黄色坏死灶（图附 -1D），表面平均最大径为 1.67 cm ± 1.15 cm。将坏死灶以最大径作连线，垂直肝叶剖开，可见坏死灶全层贯穿左肝叶，靠近肝消融区一侧胆囊壁颜色变浅、发白。实验兔腹壁（2 只）、肝叶（1 只）和膈肌（1 只）与肝脏膈面消融区出现小片段轻度粘连。胆囊损伤区则与肠系膜（2 只）发生严重粘连。

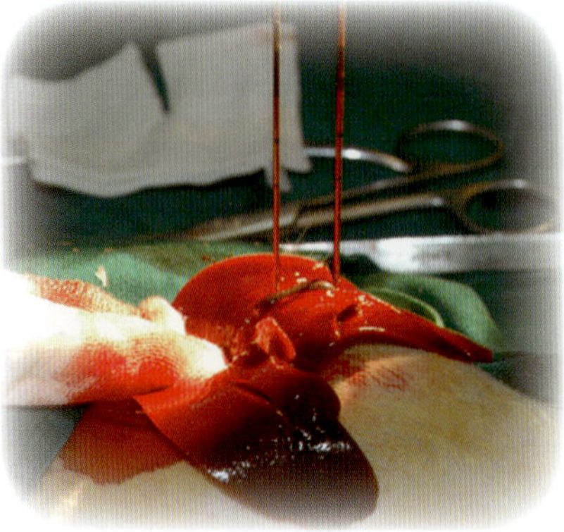

A

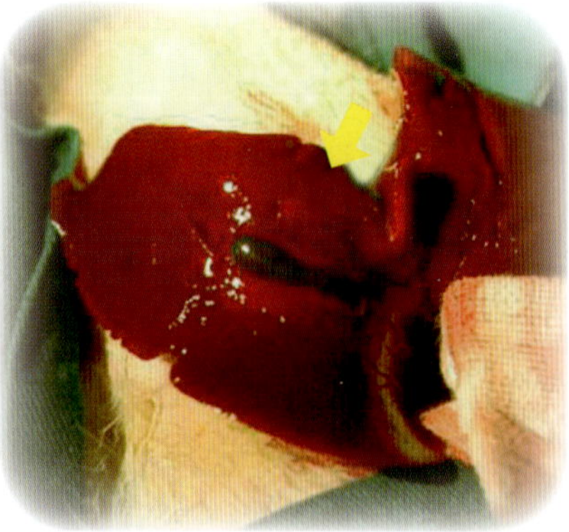

B

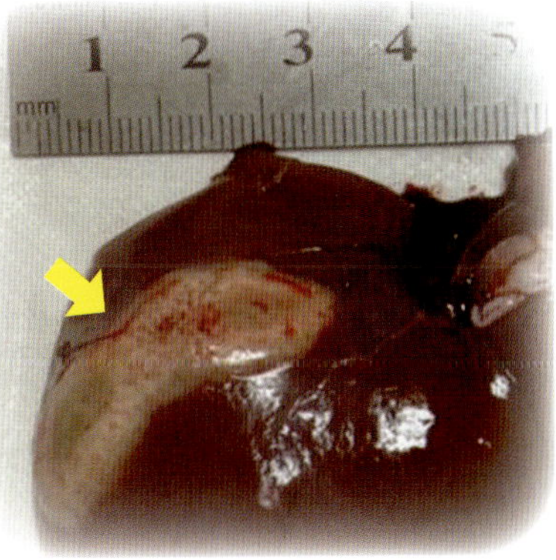

C

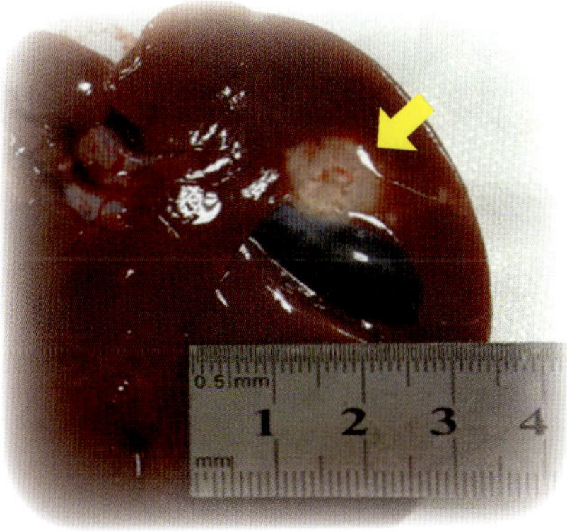

D

图附 –1　兔肝 IRE 消融术中、术后大体标本观察

A—距胆囊边缘 0.5 cm 插入 IRE 探针；B—术后当天未见明显消融区边缘（箭头）；C—大体图，消融 7 天后见肝脏膈面坏死灶（箭头）；D—消融 7 天后肝脏脏面坏死灶（箭头）

肝脏消融区（7 天后）组织学观察

光镜下可见肝组织大片坏死消失，仅有部分凝固性坏死肝组织轮廓残留，外围有少量斑点状钙化、炎性肉芽组织和残留胆小管显著增生（图附 –2）。

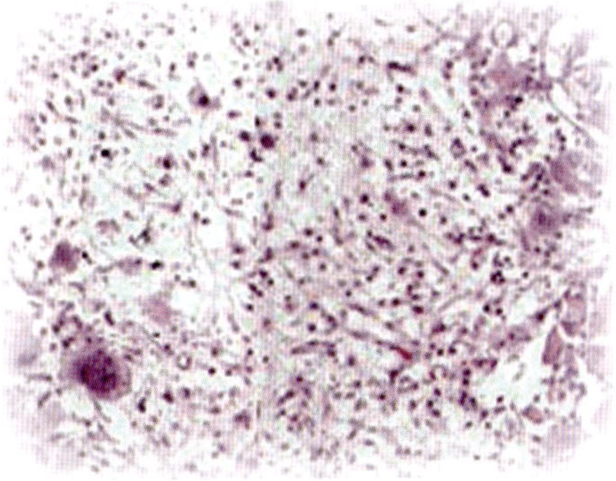

A

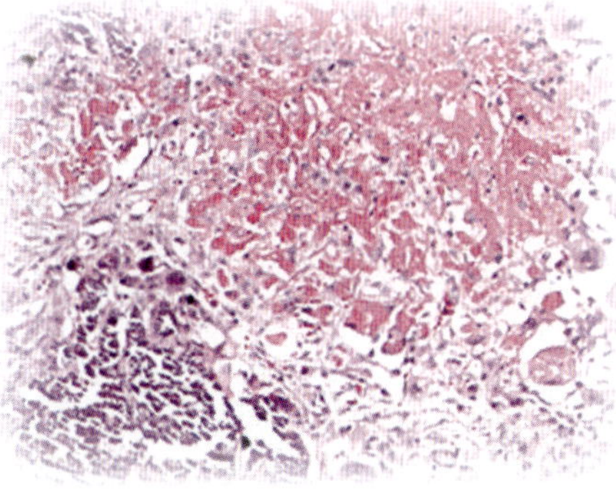

B

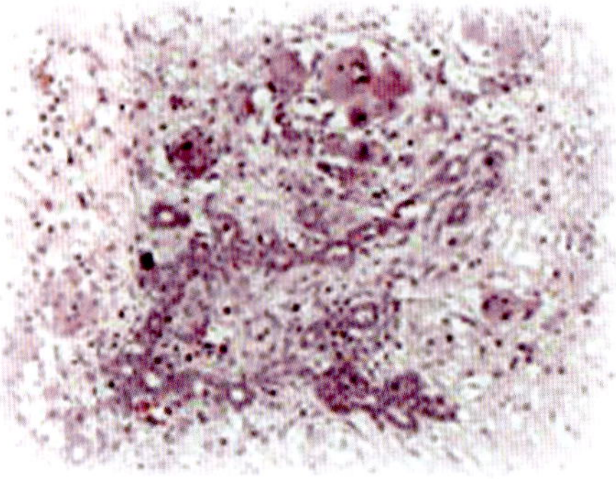

C

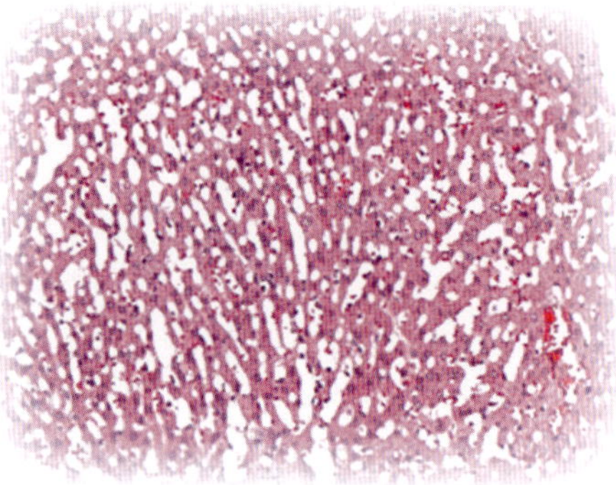

D

图附 -2　IRE 消融 7 天后兔肝脏的组织学观察 (HE 染色，400×)

A—肉芽组织增生；B—肝组织坏死区可见凝固性坏死组织；C—小胆管显著增生；D—正常肝组织

肝脏门静脉、胆囊和胆总管消融（7 天后）组织学观察

（1）肝脏门静脉的血管平滑肌损伤不明显，小范围纤维素样变性；（2）胆囊黏膜层上皮大部分坏死脱落，小部分仍存在；肌层损伤不明显，胆囊浆膜层充血水肿，少量炎细胞浸润；（3）胆总管部分黏膜上皮坏死，部分上皮仍存在，浆膜层充血水肿，少量炎细胞浸润（图附 -3）。

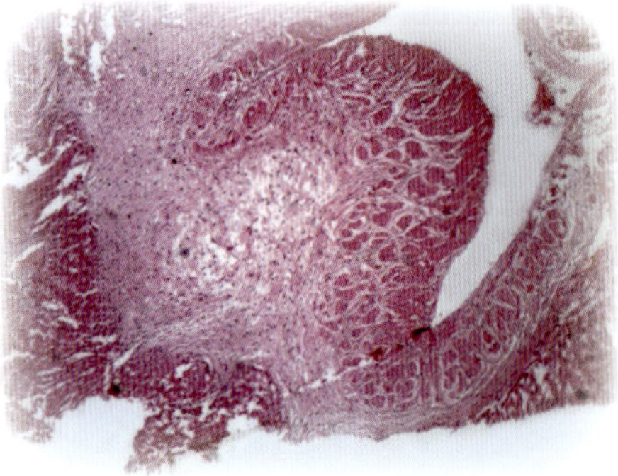

A

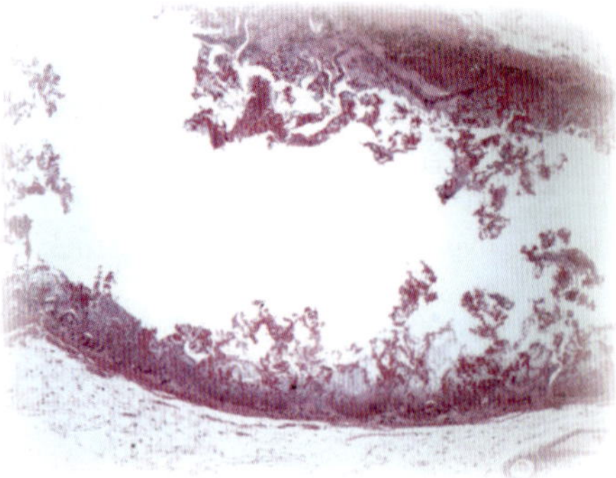

B

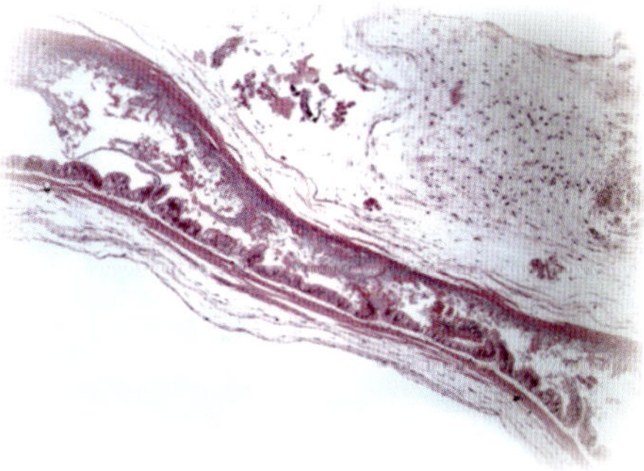

C

图附 -3　IRE 消融（7 天后）兔的肝门静脉、胆囊壁与胆总管的病理学观察 (HE 染色，40×)

A—肝脏门静脉小范围纤维素样变性；B—胆囊浆膜层充血水肿，少量炎性细胞浸润；C—胆总管浆膜层充血水肿，少量炎性细胞浸润

展望

不可逆性电穿孔技术是美国 FDA 于 2012 年 4 月批准可应用于治疗软组织肿瘤的一项新消融技术。它具有下列特点：（1）通过诱导肿瘤细胞凋亡从而导致组织坏死[1, 2]；（2）IRE 技术无须热能，它通过改变胞膜的通透性导致组织坏死，且不受热吸除效应影响；（3）治疗时间短，IRE 消融术可在数分钟内有效导致组织坏死；（4）对神经与大血管有保护作用[3, 4]，上述优点使 IRE 技术可用于消融生长在靠近大血管或者神经的肿瘤，同时显示出非常广阔的应用前景[5, 6]。该研究结果还发现，采用 IRE 在靠近胆囊 0.5 cm 处消融肝脏，肝脏组织坏死明确，坏死灶与周边组织分界清晰，胆囊有损伤，但无胆漏发生。因此，对靠近胆囊的肝癌患者，IRE 消融技术可能是一种新的安全有效的治疗手段，但目前国外临床资料甚少，国内引进该设备并进行的实验尚属首例，故还需对该技术进行深入研究，以便进一步明确不可逆性电穿孔技术的临床应用价值。

（曾健滢　梁　冰　牛立志）

参考文献

[1] Xiao D, Yao C, Liu H, *et al*. Irreversible electroporation and apoptosis in human liver cancer

cells induced by nanosecond electric pulses. *Bioelectromagnetics*, 2013, 34(7): 512~520

[2] Lee YJ, Lu DS, Osuagwu F, *et al*. Irreversible electroporation in porcine liver: acute computed tomography appearance of ablation zone with histopathologic correlation. *J Comput Assist Tomogr*, 2013, 37(2): 154~158

[3] Lee YJ, Lu DS, Osuagwu F, *et al*. Irreversible electroporation in porcine liver: short-and long-term effect on the hepatic veins and adjacent tissue by CT with pathological correlation. *Invest Radiol*, 2012, 47(11): 671~675

[4] Kingham TP, Karkar AM, D'Angelica MI, *et al*. Ablation of perivascular hepatic malignant tumors with irreversible electroporation. *J Am Coll Surg*, 2012, 215(3): 379~387

[5] Charpentier KP. Irreversible electroporation for the ablation of liver tumors: are we there yet ? *Arch Surg*, 2012, 147(11): 1053~1061

[6] Narayanan G. Irreversible electroporation for treatment of liver cancer. *Gastroenterol Hepatol (N Y)*, 2011, 7(5): 313~316

3.2 缩　略　语

英文缩写	英文全称	中文全称
	B	
BMI	body mass index	人体质量指数
	C	
CEUS	contrast-enhanced ultrasonography	对比－增强超声成像
CHO cell	chinese hamster ovary cell	中国仓鼠卵巢细胞
CTGF	connective tissue growth factor	结缔组织生长因子
	D	
DWI	diffusion weighted imaging	弥散加权成像
	E	
EB	ethidium bromide	溴化乙啶
ECG	electrocardiogram	心电图
ECT	electrochemotherapy	电化学疗法
EP	electric pulses	电脉冲
ESG	elastography	超声弹性成像
ETHD-1	ethidium bromide homodimer-1	溴乙啡啶同二聚体 –1
	F	
FDA	Food and Drug Administration	食品及药物管理局
FEM	finite element model	有限元模型

G

Gd-DOTA	gadoterate meglumine	钆特酸葡胺
GRE	gradient recalled echo	梯度回波

H

HCC	hepatocellular carcinoma	肝细胞癌
HeLa cell	human cervical carcinoma cell	海拉细胞（人宫颈腺癌细胞）
H-E-S	haematoxylin-eosin-saffron	苏木精－伊红－藏红花
HSP-70	70 kilodalton heat shock proteins	热休克蛋白 70

I

ICC	intrahepatic cholangiocarcinoma	肝内胆管细胞癌
IRE	irreversible electroporation	不可逆性电穿孔

L

LTA	laser thermal ablation	激光热消融

M

MWA	microwave ablation	微波消融

N

nsPEF	nanosecond pulsed electric field	纳秒波脉冲电场
NTIRE	non thermal irreversible electroporation	非热性不可逆性电穿孔

O

OVA	ovalbumin	鸡卵白蛋白

P

PD	proton density	质子密度
PEF	pulsed electric field	脉冲电场
PI	propidium iodide	碘化丙啶
PIE	percutaneous electroporation	经皮电穿孔
PSA	prostate specific antigen	前列腺特异抗原

R

RCC	renal cell carcinoma	肾细胞癌
RFA	radiofrequency ablation	射频消融

S

SFI	sciatic functional index	坐骨神经功能指数
SNR	signal-to-noise ratio	信噪比
SPAIR	spectral attenuated inversion recovery	光谱衰减反转恢复
SPEF	steep pulsed electric field	陡脉冲电场

T

TNF	tumor necrosis factor	肿瘤坏死因子
Treg	regulatory T lymphocyte	调节性 T 细胞

U

UA	ultrasound ablation	超声消融

V

VEGFR	vascular endothelial growth factor receptor	血管内皮生长因子受体
VSMC	vascular smooth muscle cell	血管平滑肌细胞
vWF	von Willebrand's factor	血管性血友病因子

图书在版编目(CIP)数据

肿瘤消融新技术 不可逆性电穿孔/徐克成主编.
—上海：上海科学技术文献出版社，2014.8
ISBN 978-7-5439-6318-4

Ⅰ.①肿… Ⅱ.①徐… Ⅲ.①肿瘤—显微外科手术 Ⅳ.①R730.56

中国版本图书馆 CIP 数据核字(2014)第146915号

肿瘤消融新技术 不可逆性电穿孔

主　　编：徐克成
副 主 编：牛立志
特邀编审：蔡　平
责任编辑：忻静芬
封面设计：汤世梁
版式设计：蔡　平

出版发行：上海科学技术文献出版社
(上海市长乐路 746 号　邮政编码 200040)
网　　址：www.sstlp.com
经　　销：全国新华书店
印　　刷：上海中华印刷有限公司
开　　本：787×1092　1/16
印　　张：13
插　　页：4
版　　次：2014 年 8 月第 1 版
印　　次：2014 年 8 月第 1 次印刷
书　　号：ISBN 978-7-5439-6318-4
定　　价：188.00元

ISBN 978-7-5439-6318-4
9 787543 963184